Manfred Vasold

Grippe, Pest und Cholera

Manfred Vasold

Grippe, Pest und Cholera

Eine Geschichte der Seuchen in Europa

Franz Steiner Verlag 2008

Bibliografische Information der Deutschen Nationalbibliothek
Die Deutsche Nationalbibliothek verzeichnet diese
Publikation in der Deutschen Nationalbibliografie;
detaillierte bibliografische Daten sind im Internet über
<http://dnb.d-nb.de> abrufbar.
ISBN 978-3-515-09220-3

© 2008 Franz Steiner Verlag, Stuttgart
Einbandgestaltung: deblik, Berlin
Gedruckt auf säurefreiem, alterungsbeständigem Papier.
Druck: AZ Druck und Datentechnik, Kempten
Printed in Germany

Inhalt

Einleitung

Die Geschichte als Wissenschaft erforscht und schildert das in der Vergangenheit Geschehene. Aber natürlich kann Geschichte nicht von allem einstigen Geschehen berichten. Trotzdem ist es unverzichtbar, auf die großen Seuchen einzugehen, denn dass diese Einfluss auf das Auf und Ab einer Population und das soziale Verhalten hatten, ist unbestreitbar. Epidemisch auftretende Infektionskrankheiten, die sich rasch ausbreiten, Seuchen also, treiben die Sterblichkeit in die Höhe, sie haben weitreichende Auswirkungen auf Gesellschaft und Wirtschaft. Seuchen rufen Angst hervor, was sich nicht zuletzt im religiösen Verhalten zeigt.

Seuchen haben in der Geschichte eine verhängnisvolle Rolle gespielt: Dass die deutsche Bevölkerung zwischen dem 14. und dem 17. Jahrhundert stagnierte, ist in erster Linie ihnen zuzuschreiben, ebenso wie die Bevölkerungsverluste während des Dreißigjährigen Krieges, die erst um die Mitte des 18. Jahrhunderts wieder behoben waren, eine Folge von Epidemien waren. Noch im 19. Jahrhundert haben Seuchen die Deutschen in schwere Not gebracht, als ganz neue, unbekannte Infektionskrankheiten auftraten, so die Cholera asiatica, die erstmals 1831 in Mitteleuropa ausbrach. Man hatte ihr Heranrücken aus dem fernen Indien jahrelang beobachtet, ohne ihr Einhalt gebieten zu können. Heute werden neue Infektionskrankheiten in der Regel binnen weniger Jahre entschlüsselt; aber im 19. Jahrhundert dauerte es 50 Jahre, bevor Robert Koch den Choleraerreger entdeckte. Inzwischen waren in Mitteleuropa Hunderttausende an dieser neuen Krankheit gestorben. Wo es um die Geschichte von Gesellschaft, Wirtschaft oder Mentalität geht, müssen die Seuchen behandelt werden.

Nicht von ungefähr traten gerade an den »Wendepunkten deutscher Geschichte« (Carola Stern / Heinrich A. Winkler) – also 1813/15, 1848, 1866, 1870/71, 1918/19 – Seuchen in Erscheinung.

Über ihre Herkunft haben die Menschen in der Vergangenheit immer wieder gerätselt. Woher kam die Seuche? Hatten die Betroffenen sich gegen Gott versündigt? Oder vielleicht einfach etwas Falsches gegessen? Welchen Einfluss übte die Luft aus? Vielerlei Erklärungen wurden im Lauf der Jahrhunderte angeboten.

Seuchen werden von lebenden Mikroorganismen hervorgerufen, sie sind also auch ökologisch bedingte Krankheiten. Man darf den Begriff »ökologisch« nicht missverstehen – er bedeutet keineswegs »umweltfreundlich« oder etwas Ähnliches, auch wenn die englischsprachigen Völker ihn gern in diesem Sinne verwenden. Die biologische Teildisziplin Ökologie studiert die Beziehungen zwischen einem Lebewesen und seiner Umwelt, der belebten wie der unbelebten, in diesem Sinne hat der deutsche Arzt und Biologe Ernst Haeckel (1834–1919) 1866 das Wort erstmals verwendet. Aufgabe der Ökologie ist es, die Wechselwirkungen zwischen den Lebewesen und die Beziehungen der Organismen zu ihrer abiotischen Umwelt zu untersuchen.

Vermutlich blieben Seuchen in den deutschen Geschichtsbüchern bislang weitgehend unberücksichtigt, weil die Autoren eher eine geisteswissenschaftliche Ausbildung durchlaufen haben. Bei den Erregern der Infektionskrankheiten, also auch der Seuchen, handelt es sich aber um Produkte der Natur, nämlich um belebte Mikroorganismen, die ganz eigenen Gesetzmäßigkeiten folgen und die man kennen muss, um sie zu verstehen. Viele dieser Erreger werden überdies von belebten Vektoren übertragen – das Fleckfieber beispielsweise am häufigsten von Kleiderläusen, die Beulenpest von Rattenflöhen, die Malaria von der Anophelesmücke – und auch diese tierischen Überträger folgen ihren eigenen Gesetzen. Seuchen treten zu unterschiedlichen Jahreszeiten auf, weil ihre Erreger bestimmte Temperaturen und andere ökologische Umstände benötigen. Wenn irgendwo eine Fleckfieberepidemie auftritt, muss der Historiker wissen, dass in dieser Bevölkerung massenhaft Ungeziefer vorhanden war. Ohne Kleiderläuse oder Flöhe kein Fleckfieber.

Infektionskrankheiten kann man nur in ihrem großen ökologischen Zusammenhang verstehen, denn eine Vielzahl von Faktoren muss erfüllt sein, ehe sie auftreten können. Dies trifft für die Gegenwart ebenso zu wie für die Vergangenheit. Man konnte und kann sich in der Vergangenheit wie auch heute überall auf der Welt an jedem beliebigen Tag ein Bein brechen oder einen Herzinfarkt erleiden, aber man kann nicht überall einfach jederzeit und überall an Cholera oder Pest erkranken. Hierfür sind Bedingungen zu erfüllen: Die Erreger dieser Krankheiten sind Lebewesen, die an ihre Umwelt bezüglich ihrer Ernährung, Durchschnittstemperaturen, Luftfeuchtigkeit usw. gewisse Anforderungen stellen. Diese Bedingungen muss man kennen, um das Wirken der Seuchen zu begreifen. Die zeitlichen Epochen spielen dabei keine Rolle, wohl aber die diversen Biome und Klimata, in denen Seuchen auftraten und auftreten.

Warum sollte sich die Geschichtswissenschaft nur mit dem von Menschen verursachten Geschehen befassen und nicht auch mit jenem, das auf die anonymen Kräfte der Natur zurückgeht? Deutsche Geschichtsbücher verfahren diesbezüglich bislang unterschiedlich. Zum Beispiel werden einige Vulkanausbrüche, wie der des Vesuv im Jahr 79 n. Chr., erwähnt, andere nicht. Dabei ist es fraglich, ob der Ausbruch des Vesuv einen größeren Einfluss auf die Gesellschaften Europas hatte als der des Tambora im Jahr 1815, der im weiteren Umkreis an die 100 000 Menschen tötete und dessen Folgen bis nach Europa und Nordamerika zu spüren waren. Nach diesem Naturereignis im fernen Indonesien hatten weite Teile der nördlichen Hemisphäre, auch Europa, »ein Jahr ohne Sommer«, eigentlich sogar zwei sehr schlechte Jahre mit schlechten Ernten, denen eine Hungersnot folgte. Die Kräfte der Natur wirkten zu allen Zeiten auf die Gesellschaft ein.

Dieses Buch versteht sich als eine Ergänzung zu herkömmlichen Geschichtsbüchern. Es behandelt die Jahre 1813 bis 1815, ohne nach den militärischen Koalitionen oder den auf dem Wiener Kongress

ausgehandelten Kompromissen und den folgenden Gebietsver-
schiebungen zu fragen, stattdessen schildert es die tödliche Fleckfieberepidemie dieser Jahre. Es beleuchtet die Ereignisse von 1848 und
1866, und zwar nicht die Revolution beziehungsweise das Kampfge-
schehen des preußisch-österreichischen Krieges, sondern die Choleraepidemien, die diese Ereignisse begleiteten. Es betrachtet das
Jahr 1870/71, aber nicht den Krieg gegen Frankreich und die ihm folgende Reichsgründung in Versailles, sondern die Pockenepidemie,
die bis 1873 wütete und Deutschland viermal so viele Leben kostete wie dieser Krieg. Es behandelt für den Zeitraum 1918/19 nicht
das Ende des Weltkriegs und die deutsche Revolution, sondern die
Grippepandemie, wie sie sich in Mitteleuropa zeigte.

Wie ist dieses Buch aufgebaut, wie soll man es lesen? Jedes Kapitel behandelt eine Seuche, jedes Kapitel ist in sich abgeschlossen und
in sich verständlich. Dies trifft selbst für die ersten beiden Kapitel
zu, die viel stärker in einem inneren Zusammenhang miteinander
stehen als die anderen: Das erste Kapitel behandelt die Pest in Indien kurz vor dem Jahr 1900, denn von dieser Pestseuche wissen wir
mehr als von jedem anderen Pestausbruch davor oder danach. Wir
wissen mit Gewissheit, dass es sich um die Pest handelte, um die
von dem Bakterium *Yersinia pestis* verursachte Infektionskrankheit.
Beim »Schwarzen Tod«, jener Seuche, die Europa in der Mitte des
14. Jahrhunderts heimsuchte, wissen wir dies nicht mit Sicherheit.

Zur Pest wird der Leser vielleicht ein Fallbeispiel aus dem Mittelalter erwarten, denn diese schwere Seuche trat im 14. und 15. Jahrhundert häufig in Erscheinung. Die Pest wurde aber, wie die meisten
dieser Krankheiten, erst im 19. Jahrhundert von der Medizin wirklich durchschaut, der Erreger wurde kurz vor, der Übertragungsmodus kurz nach dem Jahr 1900 entdeckt. Aus diesem Grund wird die
Beulenpest am Beispiel Indiens dargestellt, weil wir von dieser Epidemie zuverlässig sagen können, dass es sich um die Pest handelte.

Ein gewissenhafter Arzt möchte heute, um eine Diagnose zu
stellen, gewöhnlich einen Kranken selbst untersucht haben, und
falls eine Infektionskrankheit vorliegt, wünscht er sich überdies einen bakteriologischen Befund. Medizinhistoriker dürfen so genaue
Informationen nicht erwarten, sie müssen sich auf Quellen stützen,
die aus der fernen Vergangenheit stammen und zumeist von Men-

schen verfasst wurden, die gar nicht wussten, worauf sie zu achten haben, und die nicht selten, statt einfach die beobachteten Symptome zu schildern, auf Beschreibungen anderer zurückgegriffen haben. Das erschwert die historische Diagnose ungemein und macht es schwierig, über das Auftreten einer Seuche wie der Pest zu einem bestimmten Zeitpunkt an einem bestimmten Ort in der fernen Vergangenheit eine klare Aussage zu machen.

In diesem Buch wird in jedem Kapitel eine der wichtigeren epidemisch auftretenden Infektionskrankheiten samt ihren Symptomen und ihrem Erreger skizziert und anschließend an einem charakteristischen, gut erforschten Fallbeispiel ihr Auftreten in der deutschen Bevölkerung erläutert. Viele dieser Infektionskrankheiten hatten einen zeitlichen Höhepunkt ihrer Virulenz und Verbreitung, für die Pocken war das beispielsweise das 18. Jahrhundert, als fast jedermann sich im Laufe seines Lebens dieses Übel zuzog und viele Menschen daran starben. Die Pocken grassierten im 18. Jahrhundert fast ständig, und gerade in den letzten, unruhigen Jahren, kurz vor dem Untergang des Alten Reiches anno 1806, verwüsteten sie das Land regelrecht. Trotzdem wurde hier ein anderes Beispiel gewählt, die schwere Pandemie der Jahre 1871/73 – weil sie so spät auftrat, weil sie am wenigsten bekannt und dennoch am besten erforscht ist, außerdem war es wohl die verlustreichste Pockenepidemie, die Zentraleuropa jemals heimsuchte.

Am besten und gründlichsten erforscht sind die Epidemien des 19. Jahrhunderts. Einige Infektionskrankheiten lagen damals zwar schon in den letzten Zügen, hatten aber noch einmal einen starken Auftritt. In diesem Saeculum kommt eine Seuche ganz neu in Regionen unserer Breiten, die Cholera asiatica; andere, ältere Seuchen wie Pocken und Fleckfieber finden ihren Abschluss in einer weitläufigen, tödlichen Epidemie.

Ein Wort wird hier auch zu sagen sein über Seuchen, die heute in der sogenannten Dritten Welt Verheerungen anrichten. Heute treten gefährliche Infektionskrankheiten vor allem außerhalb Europas auf. Es erscheint nicht angebracht, exotische Krankheiten, die ausschließlich in den Tropen auftreten, hier darzustellen, wichtiger sind jene Seuchen, die in der Vergangenheit Europa heimsuchten. Aber man sollte nicht vergessen, dass die Erreger gefährlicher Infektionskrankheiten heute leicht und sehr rasch – auf dem Luftweg nämlich, mit dem Flugzeug – zu uns kommen, daher werden im vorletzten Kapitel dieses Buches die wichtigsten »Killer« von heute knapp skizziert.

Sofern Archivalien für die Forschungsergebnisse, die hier präsentiert werden, herangezogen wurden, stammen sie zum größten Teil aus süddeutschen Archiven, da der Schreiber dieser Zeilen in Süddeutschland lebt. Der Verfasser war stets bemüht, allgemein verständlich zu schreiben, wollte aber nicht darauf verzichten, die Quelle anzugeben, aus der er geschöpft hatte, beispielsweise bei einem Zitat oder bei einem Verweis auf einen Fundort in einem Archiv. Aus diesem Grund findet der Leser da und dort im Text Hochzahlen, am Ende des Buches sind dann die jeweiligen Fundorte genannt. Aber niemand sollte sich von diesen kleinen Zahlen verunsichern lassen oder sich bei der Lektüre gestört fühlen, man kann sie einfach übergehen.

Die Pest in Asien und Afrika

Am Ende des 18. Jahrhunderts führte der französische Feldherr Napoleon Bonaparte ein Heer nach Ägypten. Die Franzosen erfuhren hier von einer Seuche, die im westlichen Europa seit geraumer Zeit nicht mehr aufgetreten war: von der Beulenpest. Die französische Armee traf im Juli 1798 in Ägypten ein, wenige Monate später begann die Pest sich von Alexandria über das Nildelta auszubreiten. Die Einheimischen berichteten den Franzosen, dass diese Krankheit alljährlich vom Herbst bis zur ersten Sommerhitze an der gesamten ägyptischen Mittelmeerküste herrschte. Die Ärzte im französischen Expeditionsheer suchten den Namen »Pest« zu vermeiden, um ihre Soldaten nicht zu erschrecken, sie bezeichneten die Krankheit als »Beulenfieber« oder »pestartiges Fieber«.

Im folgenden Winter, 1798/99, grassierte die Seuche in der Mittelmeerstadt Alexandria. Die Franzosen verhängten eine Quarantäne und führten Absperrungen ein, um einer Ausbreitung vorzubeugen. Kairo, das keine 200 Kilometer entfernt ist, blieb lange Zeit verschont. Erst im Februar 1801 kam die Pest in die Stadt. Im April 1801 starben in Kairo aus einer Bevölkerung von etwa 30 000 Personen fast 3 000 an der Pest. Weiter südlich, in Oberägypten, in der Stadt Assiut, soll zu diesem Zeitpunkt vor allem die Lungenpest gewütet haben, an ihr sollen täglich bis zu 600 Personen gestorben sein.[1]

Der gesamte Orient, auch Ägypten, war seit Langem mit der Pest vertraut. Ägypten, am Übergang zwischen Afrika und Asien gelegen, führte diese beiden Kontinente zusammen, in denen so viele Infektionskrankheiten ihren Ursprung nahmen. Das Land am Nil gehörte damals seit fast 300 Jahren dem Osmanischen Reich an, das den größten Teil des östlichen Mittelmeeres umfasste und dessen Besitzungen weit in den Osten reichten. Die osmanischen Türken kamen selbst aus dem Kernland Asiens, und von dort waren immer wieder Seuchen nach Westen gezogen.

Je weiter man ins Innere Asiens vordrang, desto größer wurde die Gefahr, der Pest und anderen alten Seuchen zu begegnen. Ein englischer Arzt, Patrick Russell, hat im 18. Jahrhundert die Pest aufmerksam studiert. Russell wusste über diese Krankheit hervorragend Bescheid: In seinen Schriften schilderte er das Auftreten der Pest in verschiedenen Klimazonen und die Sterblichkeit unter den verschiedenen Ethnien eines Reiches. Russells Abhandlung über die Pest ist so aufschlussreich, weil ihr Verfasser die Erfahrungen mit Pestkranken zu unterschiedlichen Zeiten und an mehreren Orten miteinander vergleicht. Russell beobachtete auch, dass das medizinische Hilfspersonal nur selten angesteckt wurde. Er zitiert den russischen Arzt und Gelehrten Daniel Samoilowitz, der von einem Pestspital in Moskau mit 80 Wärtern berichtet, in dem sich kein einziger die Krankheit zuzog. »Die Frage, ob die Pest eine ansteckende Krankheit sey, ist in den vergangenen Zeiten oft aufgeworfen worden«, schreibt Russell. Er erwähnt weiter einen englischen Gelehrten, der es für offensichtlich hielt, dass die Luft das Hauptwerkzeug der Fortpflanzung, aber auch des Verschwindens der Pest bildet. Russell teilte diese Auffassung. Selbst wenn man die Pest »von einer belebten Ursache, z. B. von unsichtbaren Insekten«, herleitet, schreibt er, »so muß die Konstitution der Luft ihrer Fortpflanzung [doch] günstig seyn.«

Russell konnte nicht ahnen, wie nahe er mit diesen Worten dem tatsächlichen Sachverhalt kam. Was er etwas allgemein als eine ›belebte Ursache‹ bezeichnet, würde man besser das Pestbakterium nennen; und was er ›unsichtbare Insekten!‹ nennt, das sind die

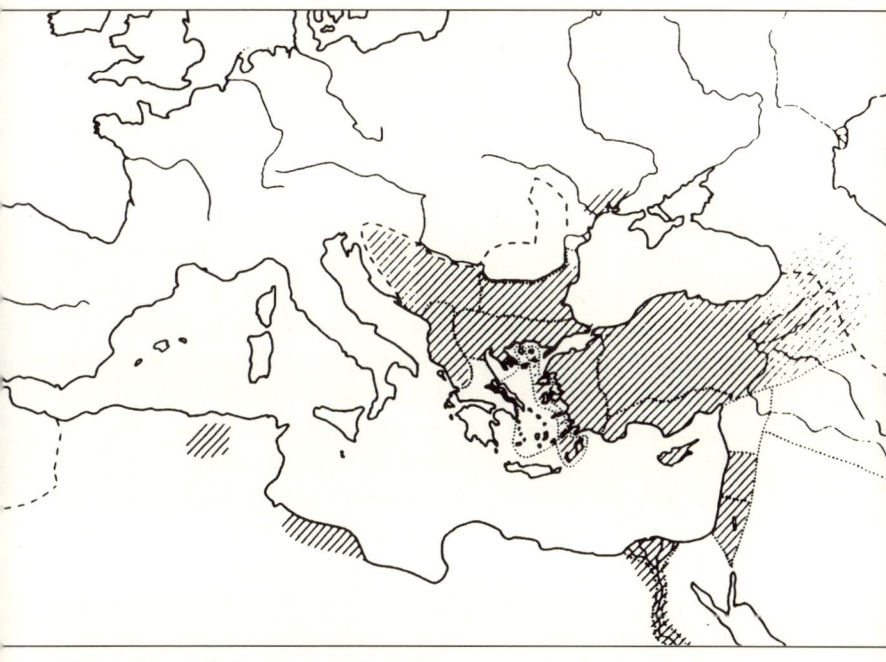

Die westlichen Teile Eurasiens und Nordafrika, ca. 1835–1838.
Schraffiert = pestverseuchte Gebiete

Überträger des Bakteriums, die Pestflöhe. So ganz neu war die Vermutung einer belebten Ursache selbst im 18. Jahrhundert nicht, Theorien von Mikroorganismen hatte schon im 17. Jahrhundert der gelehrte Athanasius Kircher (1602–1680) geäußert, er will solche »Lebewesen« – »animalcules« nannte er sie – unter seinem einfachen
Mikroskop gesehen haben. Die Mikroskope dieser Zeit erlaubten
nur eine geringe Vergrößerung, trotzdem wäre es nicht undenkbar,
dass er tatsächlich Bakterien erblickt hat.

Russell betrachtete auch das spontane Erlöschen einer Epidemie, ja, dies interessierte ihn kaum weniger als der Beginn. »Das
erste und merkwürdigste Zeichen der Veränderung der Luft ist das
plötzliche Stocken der Pest am Johannistage«, schreibt er. »Diesem
Grundsatze [d.h. dem muslimischen Prädestinationsglauben] getreu bringen sie sogleich nach dem Johannistage auf den Marktplatz
die Kleidungsstücke von den vielen Tausenden, welche an der dieß-

maligen Pest gestorben sind. All diese Kleidungsstücke saugen die feuchte Abend- und Morgenluft ein; sie werden in die Hände genommen, gekauft, angezogen und getragen, ohne daß man eine Gefahr besorgt; und ob sie gleich aus Pelzwerk, Baumwolle, Seide und Wolle bestehen, worin das Pestgift am längsten zu bleiben pflegt, so widerfährt doch denen, welche sie zuversichtlich tragen, nichts schlimmes.«

Warum hörte die Seuche am Johannistag in Kairo auf? Russell wusste darauf keine rechte Antwort, er glaubte, dass die Ursache in der Atmosphäre oder im »Wesen« der Pest zu suchen sei. »Inzwischen geben alle zu, daß um den vier und zwanzigsten Junius in Kairo eine merkwürdige schnelle Aenderung in der ansteckenden Natur der Pest sowohl als in der Bösartigkeit der Seuche selbst vorgeht, von welcher Ursache selbige auch herrühren mag.«

In anderen Breiten nahm sie Ende Juni noch kein Ende, das wusste er aus seinen Studien über die Pest von Marseille anno 1720. Er glaubte den Unterschied in der »Verschiedenheit der Lage und des Himmelsstrichs« zu finden. Allerdings bezweifelte er auch, dass die Orientalen spätere Pestfälle tatsächlich zuverlässig anzeigten. »Indessen scheint in der Levante die Pest zuweilen schneller aufzuhören, als [dies] in der That geschieht, weil die Eingebohrnen die Pestfälle zu verheimlichen suchen, wenn sie selten werden.«[2]

Konstantinopel

In den 1820er Jahren unternahm der österreichische Edelmann Anton Ritter von Prokesch eine Orientreise, die ihn zunächst in die Hauptstadt des Osmanischen Reiches führte. Hier begegnete er der Pest. Neugierig beobachtete er, wie sich die Einheimischen in Zeiten dieser Seuche verhielten. In einem Brief vom 16. November 1824 schrieb er, dass die meisten Reisenden aus dem Westen die Furcht vor der Pest ein bisschen zu weit trieben, die Orientalen seien da deutlich mutiger. »In Konstantinopel ist Jahr aus Jahr ein diese Geißel Gottes thätig – und nichts desto weniger fällt es Niemanden ein, sich deßhalb von seinen Geschäften abhalten zu lassen. Es versteht sich, daß die Europäer die Vorsicht da nicht aus dem Auge lassen. [...] ›Berühren Sie Niemand!‹ bekommt man als Mitgabe und erste Regel zu jedem Gange auf den Weg, und muß nun in engen volkerfüllten Straßen über diese Besorgniß ängstlich wachen.«

Prokesch schilderte ausführlich, wie sich die Türken verhielten, wenn bei ihnen die Pest regierte. Es gab feststehende Regeln, die auch von den Reisenden beachtet wurden. Wenn man ausgehe, um etwas einzukaufen, schreibt er, »pflegt man nichts zu kaufen, ohne sich an den gedrängten Buden zu beeilen – ohne mit Zängelchen langsam und ungeschickt die Sache zu fassen und umzuwenden. Bei aller Vorsicht geschieht es doch jeden Tag, daß wenn auch Du an Niemand stoßest, die Andern an Dich stoßen, und Du hast nun den Genuß, in Bangen und Zweifel zu harren, ob irgend ein Zeichen der Verpestung sich kund gebe. Kaum kommt man nach Hause, so muß man berührt oder nicht, sich umkleiden.«

Zu Zeiten der Pest war die öffentliche Stimmung gedrückt. »Ich bin in mehrere Häuser gegangen, worin Pestkranke sich befanden; ich trieb mich unter Leuten herum, von denen man wußte, daß darunter täglich bei einigen die Pest sich erklärt; ja der Spaziergang von Pera führt unter den Fenstern des Pestspitals vorüber; Du siehst also, daß die Ansteckung nicht so häufig ist, und daß man sich um ihretwillen nicht vergräbt, aber man trägt die Furcht vor ihr wie einen Dornengürtel, der bei jedem Schritte sich fühlen macht. Die geringste Uebelkeit, die man empfindet, versetzt in Angst.«[3]

Über die wahren Ursachen der Pest wusste man noch nichts. Natürlich wurde beobachtet, dass sich die Seuche ausbreitete, aber niemand konnte einen Grund dafür nennen. Man machte meist die atmosphärischen Bedingungen für einen Ausbruch von Seuchen verantwortlich. Nicht wenige Ärzte, die den Orient kannten, bestritten, dass die Seuche ansteckend war. Der französische Arzt Antoine-Bartolème Clot, der sich seit Mitte der 1820er Jahre in Ägypten aufhielt, berichtete von einer schrecklichen Epidemie im Jahr 1824, als in Kairo mehr als 30 000 Menschen an der Pest starben, derweil Alexandria nur einige wenige Krankheitsfälle und nur ein paar Pesttote zu beklagen hatte. Dabei verlief der Verkehr zwischen den beiden Städten gänzlich unbehindert.

Das waren alte Erfahrungen aus dem Orient: Der eine Stadtteil war von der Seuche betroffen, während der benachbarte frei blieb. Pestkranke Mütter stillten ihre Kinder bis zu ihrem Tod – ohne dass

der Säugling an ihrer Brust erkrankte. Ärzte legten Zeugnis davon
ab, dass in ein und demselben Spital in dem einen Zimmer Pestkranke lagen, im Nachbarzimmer andere Kranke, und doch gelangte
die Krankheit nicht von einem Raum zum andern.[4] Man verstand
den Modus der Übertragung nicht, und viele Ärzte bezweifelten,
dass eine Übertragung überhaupt möglich war. Prokesch berichtete von einem deutschen Arzt namens Rosenfeld, der die kühnsten
Versuche unternahm, um die Ansteckungstheorie zu widerlegen –
der allerdings dann selbst ein Opfer seiner eigenwilligen Versuche
wurde und an der Pest starb.[5]

Die Pest im Reich der Mitte

Im 19. Jahrhundert, als der Verkehr zwischen den Staaten sprunghaft zuzunehmen begann, grassierte die Pest noch immer in weiten
Teilen Asiens, auch im Kaiserreich China und bald auch in Britisch-
Indien. Nach Auffassung vieler Sinologen war die Pest im Chine-
sischen Reich in der Vergangenheit immer wieder einmal aufgetreten, irgendwo in diesem großen Reich, die Chinesen waren also
seit Langem vertraut mit der Seuche. Möglicherweise hatte sogar
die große Pestpandemie, die in der Mitte des 14. Jahrhunderts auch
Westeuropa erreichte, ihren Ursprung im Reich der Mitte.[6]

Es ist fraglich, wie lange das Chinesische Kaiserreich unmittelbar
davor pestfrei gewesen war; in jedem Fall war China dies seit dem
ausgehenden 18. Jahrhundert nicht mehr. In den Jahren nach 1770
brach im Süden des großen Reiches, in der Küstenprovinz Jünnan,
die Pest aus. In den folgenden Jahrzehnten schob sie sich langsam
nach Westen vor. Einzelne Provinzen Chinas waren während des
gesamten 19. Jahrhunderts von diesem Übel betroffen.

Im Süden Chinas herrschen tropische Temperaturen. Dank des
warmen Klimas gedeiht eine Vielzahl von Insekten. Neben der Pest
bestanden hier Herde von Malaria und Schistosomiasis, wie sie auch
Ägypten plagten. In Jünnan grassierte die Pest, anders als in Unter-
ägypten, während des gesamten Jahres. Neue Ausbrüche begannen
dort stets im Sommer, die Peststerblichkeit erreichte im Spätsommer ihren Höhepunkt.

Im Reich der Mitte war bekannt, dass in den von der Pest berührten Regionen die Ratten massenhaft umkamen, bevor das Sterben unter den Menschen einsetzte. In China herrschte eine eigentümliche Art von Ratten vor: die gelbbrüstige Ratte *(Rattus flavipectus)*. Sie lebt während der Erntezeiten in der Nähe der Felder und frisst dort das reife Getreide; zu anderen Zeiten hält sie sich am liebsten in der Nähe menschlicher Siedlungen auf. Diese Ratten werden selbst von Ektoparasiten gequält, von Rattenflöhen *(Xenopsylla cheopis)*. Das von der Pest verursachte Rattensterben heißt in China »shuyi«, was wörtlich »Rattenepidemie« bedeutet.[7]

Gegen Mitte des 19. Jahrhunderts setzten in China politische und soziale Entwicklungen ein, welche die Ausbreitung der Seuche begünstigten. In den späten 1830er Jahren begannen europäische Mächte, allen voran Großbritannien, China gegenüber immer fordernder aufzutreten. England führte zweimal Krieg gegen das Chinesische Reich, man spricht von den Opiumkriegen. In den 1850er Jahren gesellte sich diesen Kämpfen noch eine Rebellion im Innern hinzu, die Taiping-Rebellion, ein Aufstand gegen die chinesische Zentralregierung. Sie berührte fast alle Provinzen des Reiches, dauerte 15 Jahre, bis 1864, und kostete an die 30 Millionen Menschenleben, die an der Pest Verstorbenen einbezogen.[8] Bürgerkriege dieser Art, wie auch Kriege nach außen, haben in der Vergangenheit mörderische Seuchen stets begünstigt, weil die umherziehenden Heere für die Ausbreitung der Krankheitskeime sorgten, während die Zivilbevölkerung in solchen Notzeiten die Hygiene vernachlässigte. Die hohen demographischen Verluste drosselten das chinesische Bevölkerungswachstum merklich.

Alexandre Yersin

Im Jahr 1894 begann der junge Tropenarzt Alexandre Yersin (1863–1943), ein Schweizer, in einem Labor in Hongkong nach dem Erreger der Pest zu suchen. Ihm gelang es bald, ihn zu identifizieren. Es handelte sich um ein längliches, plumpes, unbewegliches und unbegeißeltes 1–2 μm langes und 0,5–0,7 μm breites Stäbchen, das keine Sporen bildet, ein Bakterium. Das Pestbakterium lässt sich nach der von dem dänischen Bakteriologen Christian Gram (1853–1938) entwickelten Färbemethode nicht anfärben, es ist gramnegativ.[9]

Yersin, der eine Zeitlang in Marburg und später in Paris studiert hatte und gute Beziehungen zu dem bald nach Louis Pasteur (1820–1895) benannten bakteriologischen Institut pflegte, blieb im französischen Kolonialreich. Er ließ sich in Französisch-Indochina, in Annam, nieder, an der Küste des Südchinesischen Meeres, wo das Institut Pasteur später eine Außenstelle einrichtete, und zwar in der Stadt Nha Trang.

Es ist seither viel darüber diskutiert worden, wer als erster das Pestbakterium gefunden und beschrieben hat: Alexandre Yersin, nach dem der Pesterreger und eine ganze Gattung von Bakterien, die Yersinien, benannt sind – bis in die 1970er Jahre trug der Pesterreger *(Yersinia pestis)* offiziell den Namen *Pasteurella pestis* –, oder der japanische Bakteriologe Shibasaburo Kitasato (1853–1931), der seine Ausbildung in Berlin bei Robert Koch erhalten hatte. In vielen wissenschaftlichen Publikationen steht zu lesen, die beiden Forscher hätten etwa zeitgleich und unabhängig voneinander das Pestbakterium gefunden.[10] Richtig ist, dass Yersin den Pesterreger entdeckte, ein *gramnegatives* Bakterium; Kitasato fand einen ganz anderen Keim, nämlich ein *grampositives* Bakterium, das nicht der Pesterreger war.[11]

Die Pest breitete sich weiter aus, vor allem entlang der Küsten nach Westen, in Richtung Indien und südwärts nach Südostasien. Singapur und Bombay (Mumbai) waren seit 1896 von dem Übel befallen. Von dort reiste die Pest mit britischen Dampfschiffen weiter rund um den Erdball. Es dauerte nur wenige Jahre, bis sie sämtliche Kontinente erreichte und vor allem große Hafenstädte wie Sydney, Honolulu, San Francisco, Vera Cruz, Lima, Asuncion, Buenos Aires, Rio de Janeiro, Alexandria, Kapstadt, Porto und Glasgow terrorisierte oder zumindest mit einzelnen Fällen plagte.[12]

Die Pest in Britisch-Indien

Am heftigsten traf die Pest Britisch-Indien, und hier wiederum die Präsidentschaft Bombay, sehr viel weniger Kalkutta und die östlichen Landesteile. Die naturräumlichen Faktoren waren wie für die Pest geschaffen: Die indische Bevölkerung saß, vor allem in den großen Städten, ziemlich eng aufeinander, dies erleichtert die Ausbreitung dieser Seuche. Die indische Bevölkerung war außerordentlich tolerant gegenüber Ratten, und die Ratten sind der erste und beliebteste Wirt des Pesterregers und Überträgers, des Rattenflohs. Indien hat ferner hohe Durchschnittstemperaturen und, vor allem entlang der Küsten, eine hohe Luftfeuchtigkeit, was die Fortpflanzung und die Beweglichkeit der Pestüberträger – Flöhe – stark begünstigt. England verhalf dem indischen Subkontinent zu neuen Verkehrsmitteln: Indien war das erste Land in Asien, das eine Eisenbahn errichtete, das Eisenbahnzeitalter begann hier bereits 1853. Auf dem Subkontinent waren ständig Pilger in großer Zahl zu den vielen heiligen Stätten unterwegs. Indien hatte aber auch sehr früh etwas von dem Elend erfahren, das dann herrscht, wenn Völker sich auf den Weg der Industrialisierung begeben. Die Wohnbedingungen der breiten Massen waren erbärmlich. Während der Hungersnot von 1877 stieg die allgemeine Sterblichkeit in Bombay auf 40 Promille an, unter den Ärmsten der Armen sprang sie auf einen jährlichen Durchschnittswert von über 90 Promille. Einer von elf Armen starb im Verlauf dieser Hungersnot.

In Indien hatte es zwar in den Jahrhunderten davor immer wieder Pestepidemien gegeben, aber einzelne Regionen, auch die Stadt Bombay, waren vor 1896 lange Zeit pestfrei geblieben. Die ersten Fälle von Pest traten in Bombay im September 1896 auf, bei Speicherarbeitern, die in Getreidelagern tätig waren, also an einem Lieblingsort von Ratten. 1896 starben in Bombay 2 000 Menschen an der Pest, im Jahr darauf zählte man 11 000 und 1898 fast 17 000 Pesttote.

Die Seuche wütete schon seit mehreren Monaten in Indien, als die deutsche Reichsregierung eine wissenschaftliche Kommission dorthin entsandte, um die näheren Umstände zu studieren. An die Spitze dieser wissenschaftlichen Forschergruppe sollte Robert Koch (1843–1910) treten, der bedeutendste Bakteriologe Deutschlands. Koch kannte Indien von einem früheren Besuch, er hatte 1883 in Kalkutta den Choleraerreger entdeckt. Nach seiner Rückkehr aus Indien hatte er den Berliner Lehrstuhl für Hygiene übernommen und die Leitung des Kaiserlichen Gesundheitsamtes aufgegeben. Nachfolger wurde sein Schüler Georg Gaffky (1850–1918), der nun auch in Indien mit dabei war.

Als die deutsche Regierung im März 1897 die wissenschaftliche

Kommission ernannte, befand sich Robert Koch mit seiner Frau gerade im südlichen Afrika, wo er die Rinderpest erforschte, die – wie auch Schweinepest oder Geflügelpest – mit der wirklichen Pest nur den Namen gemein hat; in Wahrheit handelt es sich um eine von einem Virus verursachte Krankheit. Gaffky sollte Koch zunächst in Indien vertreten. Koch wurde gebeten, sich von Südostafrika so schnell wie möglich auf direktem Wege nach Indien zu begeben. So einfach war das aber nicht, denn die Schiffsverbindung zwischen Südafrika und der indischen Westküste war infolge der Seuche eingestellt, weil Bombay unter Quarantäne stand.

Den großen wissenschaftlichen Bericht, den die Kommission nach ihrer Tätigkeit in Indien erstellte, verfasste in weiten Teilen Gaffky. Als weitere Autoren dieses Berichts zeichneten ihn Richard Pfeiffer (1858–1945) vom Berliner Institut für Infektionskrankheiten, der Privatdozent Georg Sticker (1860–1960) von der Universität Gießen und Adolf Dieudonné (1864–1944) vom Kaiserlichen Gesundheitsamt in Berlin. Sticker zog sich als Einziger aus diesem Kreis die Pest zu, überlebte sie aber.

Die Pest in Bombay

In der großen alten Hafenstadt Bombay gab es inzwischen viele Opfer der Seuche. Die von der Pest heimgesuchten Häuser waren leicht zu erkennen: Wo es Pesttodesfälle gegeben hatte, waren zur Kennzeichnung einfache Kreise aufgemalt worden, Todesfälle mit anderen oder unklaren Ursachen wurden mit einem Kreis und einem Kreuz kenntlich gemacht. So war es von den Behörden angeordnet worden. »Da sah man denn nicht selten einzelne Häuser mit 20, 30 und mehr Kreisen als wahre Pestherde gekennzeichnet, während unmittelbar daneben gelegene Häuser oft nicht ein einziges der ominösen Zeichen aufwiesen. Das Wohnen in derartig von der Seuche bevorzugten Gebäuden war offenbar überaus gefährlich«, heißt es in dem Bericht der deutschen Pestkommission. Wenn man die Bewohner solcher Häuser in provisorisch errichtete Hütten verlegte, dann pflegte die Pest in diesem Personenkreis rasch abzunehmen oder ganz zu erlöschen. Wenn sie aber in ihren Wohnungen blieben, waren sie mehr gefährdet als in einem Pestspital. Die Pest, so formulierte es der Bericht, »haftete in ausgesprochenem Maße an der Lokalität«.[13]

Den europäischen Forschern konnte nicht entgehen, dass die Krankheit in den meisten Straßen Bombays von Haus zu Haus vorrückte. Sie konnten anfangs nur mutmaßen, warum dies in dieser Form geschah und warum sie sich nicht etwa sehr rasch über weitere Teile der Stadt ausbreitete. »Physikalische Vorgänge, welche sich im Boden abspielen, können es nicht sein, da sich diese Erscheinung auf Boden von der verschiedensten Beschaffenheit wiederholt«, schrieb ein Mitglied der deutschen Pestkommission. »Das Einzige, was vorläufig abgesehen von der Art des menschlichen Verkehrs zur Erklärung dienen kann, sind die eigenthümlichen Beziehungen zu Ratten und ähnlichen Ungeziefers zur menschlichen Pest. Aus vielen Orten ist berichtet, dass dem Ausbruch der Pest eine seuchenartige Krankheit und massenhaftes Sterben der Ratten voranging.«[14]

Das Bild der Pestkranken

Welches Bild boten die Pestkranken? Deutsche Pestforscher haben sich diese Frage gestellt, zusammenfassend heißt es: Die Krankheit setzte nach einem kurzen, uncharakteristischen Prodromalstadium massiv ein, mit heftigen Reizerscheinungen an Magen und Darm, mit starkem Erbrechen, seltener unter Entleerung schwärzlicher Stuhlmassen. »Das allgemeine Krankheitsbild der Pest ist ein plötzliches fieberhaftes Allgemeinleiden von dreitägiger Dauer unter höchster Entkräftung und besonderem Ergriffensein des Zirkulationsapparates.« Das Fieber stieg bei den Kranken rasch an, kontinuierlich oder staffelförmig, und blieb dann ziemlich hoch. Anfangs litten die Kranken unter Schüttelfrost oder Frösteln. Weiterhin zeigten sich bei Frauen Blutharnen und Blutungen aus den Genitalien. Eine Pestbeule entstand – bei den Indern viel häufiger in der Leiste als in der Achselhöhle – und begann zu schmerzen. In Indien machten die Forscher die Erfahrung, dass die Pestkranken nicht selten sogar mehr als nur eine Pestbeule hatten – das sollte ein Hinweis darauf sein, dass die Kranken an mehreren Stellen von pestinfizierten Insekten gestochen wurden, die ihnen das Pestbakterium eingeimpft hatten. In Indien traf man viel mehr Kranke, die mehrere Pestbeulen aufwiesen, als zum Beispiel in Ägypten. Wo die Infektion am Hals oder im Gesicht erfolgte oder wo pestinfizierte Flöhe von Menschen mit den Zähnen zerbissen wurden, zeigten sich dramatische Folgen: Die Lymphknoten am Hals konnten dann derartig anschwellen, dass sie den Kranken zu ersticken drohten.

Bei vielen Kranken war die Milz schmerzhaft angeschwollen, auch die Hirnhäute waren oft gereizt. Pestkranke Schwangere verloren in der Regel ihre Frucht im Verlauf der Erkrankung. Eine weitere Erfahrung besagte, dass junge Menschen zwar häufiger erkrankten, aber auch leichter genasen als ältere.[15]

Die indischen Pestkranken wiesen nicht nur die typische Pestbeule auf, viele hatten darüber hinaus auch Pestpusteln auf der Haut. »Unter heißem Stechen oder Jucken erscheint auf der Haut an irgend einer Stelle ein linsengroßer brauner Fleck, in dessen Umgebung die Haut hochroth und brennend wird. Aus ihm entwickelt sich ein Bläschen bis zu Haselnußgröße mit trübem Inhalt und dunkelrothem Rand. Unter der Blase entsteht ein schwarzes kraterförmiges Geschwür mit trocknem Boden. […] Ihr Verlauf ist mitunter, von der lokalen Zerstörung abgesehen, gutartig, öfter unter sekundärer Bubonenbildung oder Verallgemeinerung der Infektion letal.« Diese »Pestflecken« bilden sich, weil in der näheren Umgebung von pestinfizierten Flohstichen kleine Blutgefäße aufplatzen. In Indien gab es auch Fälle von Lungenpest, aber sie waren sehr viel seltener als die von Beulenpest.

Wie bei der Pest in Ägypten, so zeigte sich auch hier, dass der Tod bei einem Kranken jederzeit eintreten konnte, auch in einem scheinbaren Stadium der Genesung. Wer jedoch den dritten Krankheitstag hinter sich brachte, hatte ganz gute Aussichten, die Pest zu überleben.[16]

Der Schlüssel der Übertragung: Die Ratten und die Pest

Die Ratten und ihre Wohnstätten mitten unter den menschlichen Bewohnern zogen sogleich die Aufmerksamkeit der Mediziner auf sich. Die dunklen, schlecht gelüfteten und überfüllten Wohnungen der Inder erwiesen sich als wahre Ratten- und Pestherde. »Namentlich der Mangel an Licht schien die Verbreitung der Seuche zu be-

XLVI. Tonsillitis; schmerzhafte Jugularbrüsen linkerseits am 5. Krankheitstage. Tod am 8. Tage unter Thorax= und Zwerchfelllähmung.

Tann Biku, 20 Jahre alt, Hindu Mahratta.

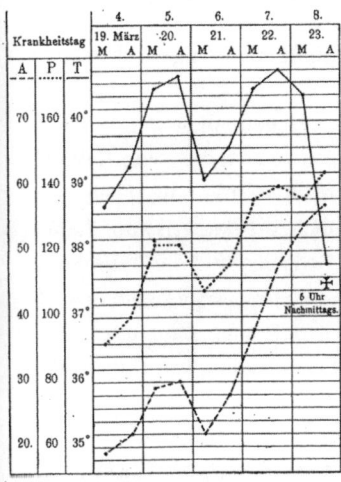

Krankheitstag			4.	5.		6.		7.		8.	
			19. März	20.		21.		22.		23.	
			M	A	M	A	M	A	M	A
A	P	T									
70	160	40°									
60	140	39°									
50	120	38°									
40	100	37°									
30	80	36°									
20	60	35°									

6 Uhr Nachmittags.

Der schwächliche Mensch fühlt sich seit zwei Tagen sehr krank und matt, ohne daß er über örtliche Beschwerden zu klagen hätte. Frau und Kinder sind in der vergangenen Woche an Pest gestorben. Er wird als pestverdächtig nach Parel gebracht.

19. III. Vormittags 9 Uhr T. 38,5°; P. 84, weich, klein; A. 18, ruhig. Auf dem rechten Auge ein breites Pterygium über dem nasalen Theil des Korneal= randes. Das linke Auge stellt einen kirschgroßen sehnigen Knoten mit undurchsichtiger weißer Kornea dar. In der rechten Submaxillargegend und Inguinalgegend je eine über mandelgroße indolente harte Drüse. Zunge weißlich, Gaumentonsillen groß, breit, etwas geröthet, gegen Druck empfindlich.

20. III. Unruhige Nacht; jetzt (10 Uhr Vor= mittags) große Somnolenz; T. 40,5°; P. 120; A. 27. Starkes Carotidenschlagen, sehr kleiner, sehr weicher Puls bei gefülltem Arterienrohr. Obere Halsdrüsen linkerseits etwas empfindlich.

22. III. Andauernde Schwäche und Somnolenz. Die oberen Halsdrüsen der linken Seite sind sehr empfindlich. Tonsillen weniger stark geschwollen. Im Blut keine Pestbazillen.

23. III. Coma. Petechien auf der Konjunktiva des rechten Auges, auf Brust und Bauch. Extremitäten kalt, pulslos. Athmung sehr mühsam, rein supracostal unter starker Aktion der vorderen

Der Krankheitsverlauf in Verbindung mit der Körpertemperatur

fördern; denn sehr oft handelte es sich um Räume, in welche das Tageslicht überhaupt nicht oder doch nur in äußerst beschränktem Maße Zutritt hatte. Daß derartige Wohnungen in Bombay in über- aus großer Zahl vorhanden waren, braucht kaum gesagt zu wer- den. […] Daß aber auch hier weniger die Ueberfüllung an sich als die Beschaffenheit der Wohnungen und ihrer Insassen für die Pest- verbreitung in Betracht kam, zeigte sich mehrfach.«

In vielen Fällen ging dem Auftreten der Seuche unter den menschlichen Bewohnern eines Hauses, eines Gehöfts oder Dis- trikts das Sterben von Ratten voraus. Die einheimische Bevölkerung verstand offenbar, dass das Rattensterben als Vorbote der Seuche aufzufassen war. »In einzelnen Wohnhäusern und namentlich in den im Unter- oder Kellergeschoß gelegenen Waaren-Räumen, den sogenannten ›godowns‹, wurden wiederholt todte Ratten in erheblicher Zahl gefunden.«[17] In einem Fall berichtete der englische Arzt E.-H. Hankin, wie in einer Mühle in Bombay etliche tote Ratten herumlagen. 20 Kulis wurden beauftragt, die leblosen Tiere einzusammeln und wegzuschaffen. Von den 20 Kulis erkrankten zwölf, während die anderen Arbeiter dieser Mühle nicht angesteckt wurden.

Der Zusammenhang zwischen der Beschaffenheit der Wohnhäuser zum einen und dem Vorkommen und Sterben von Ratten an der Pest zum anderen war also ziemlich offenkundig. Die englische Pestkommission kam zu dem Schluss, die Bauweise mit Stein und Backstein der Häuser im östlichen Bengalen und der indischen Provinz Assam seien der Grund dafür, dass diese Regionen von der Pest ziemlich verschont wurden.[18] Sie erkannte auch, dass unter den Bewohnern eines Hauses selten Pestfälle auftraten, wenn man die Bewohner schnell evakuierte, nachdem dort – vermutlich pestverseuchte – tote Ratten vorgefunden wurden.[19] Die europäischen Forscher bemerkten auch bald, dass die Pest- und Pesttodesfälle sich in einigen Teilen einer Stadt stark verdichteten, während andere Stadtteile frei blieben.

Natürlich machten sich die europäischen Wissenschaftler schon in diesem frühen Stadium Gedanken darüber, in welcher Weise die Ratten an der Übertragung der Pest beteiligt sein könnten. »An der Gefährlichkeit der pestinfizierten Ratten für den Menschen läßt sich nicht zweifeln«, schrieb der Verfasser des amtlichen deutschen Berichts. »Auf der anderen Seite dürfen aber auch die übrigen die Seuche begünstigenden Faktoren nicht unterschätzt werden.« An der »ganz außerordentlich großen Empfänglichkeit der Ratten für die Pest« bestand für ihn kein Zweifel.[20]

Vieles an den indischen Lebensgewohnheiten begünstigte sicherlich das Auftreten der Seuche und die hohe Sterblichkeit unter den Einheimischen. Die Wohnungen der meisten Menschen waren unsauber und überfüllt. Vor allem die Hindus brachten allen Tieren, Ratten nicht ausgenommen, sehr viel Nachsicht entgegen. Nicht wenige Bewohner alter und infizierter Wohnungen weigerten sich, diese zu verlassen, auch wenn Pesttodesfälle in der Nachbarschaft

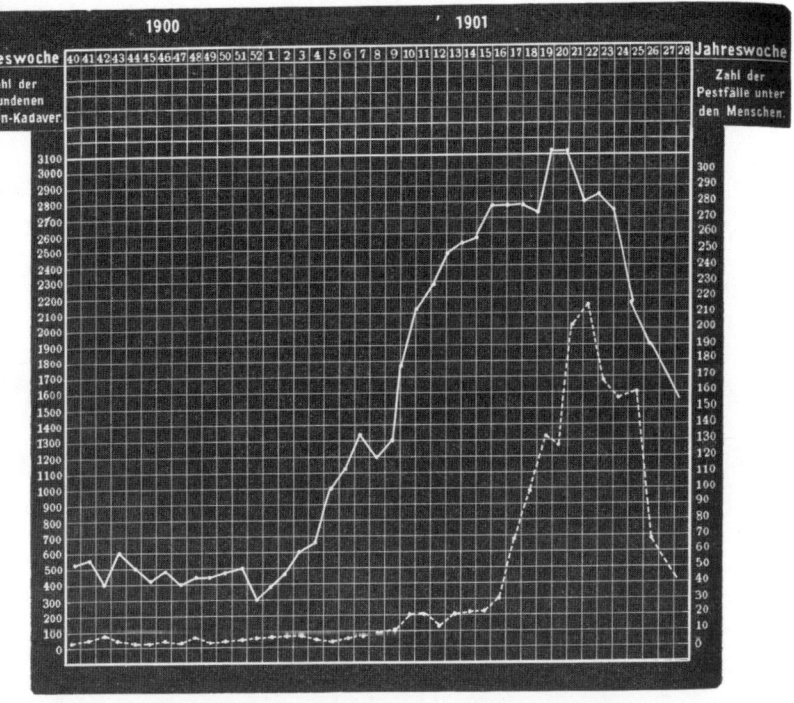

Beziehungen der Rattensterblichkeit (ausgezogene Linie) zur Pestmortalität des Menschen (punktierte Linie)

aufgetreten waren. Alleine die Kleidung der Einheimischen, vor allem aber der Umstand, dass die Beine so vollkommen ungeschützt waren und viele Inder barfuß liefen, begünstigte die Ansteckung. Diese Beobachtung machte auch ein japanischer Arzt in China: Dort entwickelten sich bei den Chinesen, die fast alle barfuß gingen, »die ersten Pestbeulen in den Leisten, während pestkranke Japaner, die regelmässig Schuhwerk tragen, zuerst Beulen in den Achseln bekommen«.[21]

Im Stadtrat von Bombay saßen auch einige britische Kolonialbeamte. Nach Ausbruch der Seuche versuchten die Behörden, Inder aus pestverseuchten Häusern zu evakuieren und sie in das Arthur Road Hospital zu überführen, das der einheimischen Bevölkerung als Pesthospital diente. Aber die Aufregung unter der einheimischen

Bevölkerung über diese Evakuierungen wurde so groß, dass gegen Ende Oktober ein Aufstand bevorzustehen schien. Da die Behörden fürchteten, dass Unruhen zu einer weiteren Verbreitung der Pest beitragen würden, gaben sie nach. Man beschränkte sich dann in der Hauptsache darauf, für die Reinhaltung der Straßen und der städtischen Kanäle zu sorgen, die Häuser, in denen nachweislich Pestfälle vorgekommen waren, zu desinfizieren, Betten, Kleider und andere persönliche Dinge von Pestkranken zu verbrennen, den infizierten Wohnungen durch Abheben der Dachziegel Luft und Licht zuzuführen und die allerschlechtesten Wohnstätten nach Möglichkeit zu beseitigen. Beim Desinfizieren der Kanäle fand man nur wenige tote Ratten – diese hausten und starben nämlich in nächster Nähe zu den Häusern und Wohnungen der Einheimischen.

Der genaue Zusammenhang zwischen dem Sterben der Ratten und dem Tod der Menschen war zwar längst noch nicht bewiesen, doch die Forscher vermuteten, dass hier eine kausale Verbindung bestand. »Es darf als ganz sicher betrachtet werden«, schrieb der deutsche Arzt Wilhelm Kolle, »daß – mit verhältnismäßig seltenen Ausnahmen – die Pestinfektionen innerhalb der Wohnungen erfolgen, nachdem der Krankheitskeim durch infizierte Menschen oder Ratten in dieselben gebracht ist […] dann, wenn was sehr wahrscheinlich ist, Flöhe, Wanzen u[nd] d[er]gl[eichen] Ungeziefer bei der Verbreitung der Pest betheiligt sind, es werden auch für sie die Bedingungen am günstigsten in der kälteren Zeit liegen.«[22]

Tiere im Laborversuch

Während die Seuche weiterhin wütete, unternahmen die europäischen Ärzte eine Vielzahl von Experimenten, für die verschiedene Tierarten in Laborversuchen mit dem Pesterreger infiziert wurden. Die Versuchstiere wurden mit pestinfizierten Materialien – beispielsweise mit Mäusen, die an der Pest verendet waren – gefüttert oder das Blut von Pestkranken wurden ihnen in eine Vene gespritzt. Die Versuchstiere zeigten sich dabei als höchst unterschiedlich anfällig für die Pest. Von allen waren neben den grauen Hanuman-Affen die Ratten am empfänglichsten. »Einfachste Impfungen mit den geringsten Mengen einer Kultur genügen, um eine in wenigen

Tagen zum Tode führende Pest ausnahmslos zu erzeugen. Die Tiere verlieren ihre Freßlust, sitzen mit gesträubtem Haar matt und zusammengekauert in ihren Käfigen, fallen meist vor dem Todte auf eine Seite«, hieß es im deutschen Bericht. »Bei der Sektion finden sich die zunächst den Impfstellen liegenden Drüsen geschwollen, in ein ödematöses, hämorrhagisch durchtränktes Gewebe eingebettet und von erstaunlichen Mengen von Pestbazillen durchsetzt. Auch die entfernter liegenden Drüsen sind oft in geringem Grade geröthet und geschwollen, Milz stark vergrößert, schwarzrot […] enthält sie enorme Mengen von Bazillen, Lunge und Leber hyperämisch.«

Bei Ratten genügten also kleinste Mengen von Pestkulturen oder Pestkadavern, um die Tiere zu infizieren. Sie starben dann meist nach zwei, drei Tagen. Mäuse waren etwas weniger empfänglich, auch bei ihnen kam es zur Entstehung von kleinen, rot marmorierten Pestbeulen, die große Mengen an Pesterregern enthielten. Für die Infektion über den Verdauungstrakt hingegen waren sie – anders als die Ratten – nicht anfällig. Ebenso hochempfindlich wie Ratten zeigten sich andere Nager, nämlich Eichhörnchen, Meerschweinchen und Kaninchen.

Ganz anders verliefen die Versuche mit anderen Tierarten, mit Pferden und Rindern. Diese erwiesen sich gegen die Pest als ziemlich resistent, sodass selbst subkutane Einspritzungen einer Pestkultur nur eine mäßige lokale Reaktion und ein mehrtägiges Fieber nach sich zogen.

Stärker empfänglich als Rinder und Pferde zeigten sich die Ziegen. Hunde und Katzen erwiesen sich als nicht oder nur sehr wenig empfänglich. Sehr widerstandsfähig waren Schweine: »Die indische Schweinrasse ist nach diesen Versuchen fast vollständig unempfänglich gegen die Pest«, hieß es im abschließenden Bericht. Hohe Immunität gegen die Pest zeigten namentlich die getesteten Vogelarten, nämlich Tauben, Hühner und Gänse. Sie »überstanden den Angriff mit Pesterregern und sind anscheinend völlig immun gegen die Pest.« Versuche mit Schweinen in den 1960er Jahren in Vietnam verweisen ebenfalls auf Immunität: Schweine zeigen eine geringe Reaktion, der Pesttiter steigt an, aber sie sterben nicht an der Pest.[23]

Zusammenfassend hieß es dann in dem Bericht der deutschen Pestkommission aus Bombay: »Die Nager sind am stärksten emp-

fänglich. Fast ebenso empfänglich erweist sich der graue Affe, viel
weniger für Pest disponirt erwiesen sich die Wiederkäuer, Pferd,
Rinder, Schweine, Schaf und Ziegen, die bei experimenteller Einver-
leibung sehr großer Pestdosen zwar erkranken, aber so gut wie ausnahmslos die acquirirte Infektion überstanden. Es muß nach vorliegenden Resultaten die Möglichkeit einer spontanen Pesterkrankung
dieser Tierspezies von vornherein sehr gering erscheinen und damit
stimmt überein, daß der Commission während ihres Aufenthaltes
in Indien auch nicht ein Fall von spontaner Übertragung der Pest
auf die mit dem Menschen dort in sehr nahem Kontakt lebenden
Haustieren bekannt geworden ist.«[24]

Die Ergebnisse der Tierversuche, die damals von den deutschen
Medizinern in Bombay vorgenommen wurden, sind nicht völlig unumstritten. Auch andere Fachleute, vor allem Angehörige der österreichischen Pestkommission, stellten solche Experimente an, kamen
aber nicht in jedem Fall zum gleichen Resultat.[25] Ihnen gelang es
beispielsweise durchaus, Katzen mit der Pest zu infizieren, bei einzelnen Tieren entwickelten sich auch die Symptome der Beulenpest.
Allerdings zeigte die Krankheit keinen ausgeprägten Verlauf und
es starben auch nur die wenigsten Katzen daran. Bei Versuchen in
Hongkong, die einige Jahre später vorgenommen wurden, ließen
sich selbst Hühner, Truthähne, Tauben, Schweine und Geflügel mit
dem Pesterreger infizieren, wenn man sehr aggressiv vorging.

Generell lässt sich dennoch sagen: Forschergruppen aus verschiedenen Nationen haben derlei Experimente gemacht, die Ergebnisse weisen zwar eine gewisse Bandbreite auf, waren jedoch im
Kern mit geringen Unterschieden stets dieselben.[26]

Die Gefahr der Übertragung

Die deutschen Forscher in Indien untersuchten auch die Anfälligkeit
und die Sterblichkeit verschiedener sozialer Gruppen. Sie stellten
fest, dass einzelne Berufsgruppen in unterschiedlicher Weise von
der Pest heimgesucht wurden, konnten dafür aber vorläufig keine
Begründung anbieten. Auffallend schwer betroffen erschienen die
Korn- und Mehlhändler, dann die Bäcker und die Fruchthändler.
Weitgehend verschont blieben die Gerber. Im Großen und Ganzen,

so schien es, hatte die Seuche keinen allzu hohen Bevölkerungsanteil dahingerafft, nicht einmal unter den Menschen, die tagtäglich mit Pestkranken zu tun hatten, dem Pflegepersonal, das zumeist unter unhygienischen Bedingungen in den Spitälern lebte.[27] Insgesamt erkrankten nur wenige Pflegepersonen in den Pestspitälern, in einem Spital mit 140 Pflegern gab es zum Beispiel keinen einzigen Fall. Anderswo infizierten sich von 784 nur zwölf. Ganz ähnlich waren die Erfahrungen in anderen Teilen Indiens mit der Pest. Die Beulenpest erwies sich als »sehr wenig kontagiös«.[28]

Unter Europäern gab es nur wenige Pestfälle – dies war eben doch ein Indiz dafür, dass die Pest ursächlich mit bestimmten Lebensgewohnheiten und einem Mangel an Sauberkeit zu tun haben könnte. Die Peststerblichkeit war unterschiedlich hoch in einzelnen Bevölkerungsgruppen von Bombay, am häufigsten starben Heranwachsende und junge Erwachsene, seltener die Kinder unter fünf Jahren. Bei Männern traf der Tod am häufigsten die jüngeren zwischen 10 und 20 und zwischen 25 und 30 Jahren, bei den Frauen die Altersgruppen zwischen 10 und 14 und zwischen 25 und 30 Jahren.

Ein ganz erstaunliches Phänomen zeigte sich in Indien in dieser Zeit: Ein hoher Anteil an Totgeburten, und zwar schon vor dem Ausbruch der Pest (1896) in Bombay. Er lag bei ungefähr neun und stieg noch weiter an auf fast elf Prozent,[29] wobei dies ziemlich sicher unter dem Einfluss der Pest geschah. Immerhin ist ja bekannt, dass pestkranke Schwangere in der Regel eine Fehlgeburt erleiden. In Deutschland war der Anteil der Totgeburten im späten 19. Jahrhundert ebenfalls vergleichsweise hoch, nämlich zwischen drei und fünf Prozent, selten darüber.[30]

Die deutsche Pestkommission blieb nicht allzu lange in Indien, nur wenige Wochen. Forscher aus anderen Nationen, die länger dort tätig waren, erfuhren sehr viel mehr über die Pest. Im Laufe von nur zwei Jahren, zwischen September 1896 und August 1898, gab es allein in der Stadt Bombay offiziellen Schätzungen zufolge 30 800 Pestfälle und 26 423 Pesttote – vielleicht sogar 38 000 Fälle und 32 000 Tote. Getreide- und Mehlhändler hatten in der indischen Metropole die höchste Verluste zu erleiden.[31]

Die europäischen Ärzte machten sich auch über die geographische Ausbreitung und die Ansteckung Gedanken. Sie bemerkten, dass die Freunde und Bekannten eines Pestkranken nur selten von der Seuche befallen waren.[32] Daraus konnte folgen, dass die direkte Übertragung von Mensch zu Mensch eher die Ausnahme war. Sie bemerkten auch, dass die Dörfer ringsum, etwa bis zu einer Entfernung von 35–50 km, ebenso von der Pest berührt waren. Die Forscher schlossen daraus, dass Menschen aus Bombay, die beispielsweise in der Großstadt arbeiteten und auf dem Dorf wohnten oder dort Verwandte hatten, in irgendeiner Form den Erreger dorthin schleppten. Der englische Mediziner Hankin bemerkte, dass die Pest unter den Menschen einsetzte, noch bevor das Sterben unter den Ratten sein Ende nahm – dass das Sterben unter den Menschen aber weiterging, nachdem das Rattensterben schon aufgehört hatte.[33]

Die Peststerblichkeit

Die Peststerblichkeit in Indien war hoch. Sie stieg nach 1896 Jahr für Jahr an und erreichte ihren Höhepunkt erst 1903 mit 850 000 Pesttoten in diesem einen Jahr.[34] Hankin stellte im Verlauf der indischen Pestepidemie in Bombay fest, dass in Indien die Sterblichkeit im umgekehrten Verhältnis zur Größe einer Siedlung stand: Je größer die Stadt, desto geringer die Pestmortalität.

Ort	Bevölkerung	Sterblichkeit (in Promille)
Bombay	806 000	20,1
Poona	161 000	31,2
Karachi	97 000	24,1
Sholapur	61 000	35,0
Kale	4 400	104,9
Supne	2 000	102,5
Ibrampur	1 700	360,5

Tab. 1: Sterblichkeit in verschiedenen Städten Indiens

Hankin fand auch heraus, dass die Pest in Indien über größere Entfernungen von Menschen befördert wird, die selbst nicht einmal erkennbar erkrankt sein müssen, also beispielsweise von Händlern, die mit Textilien oder mit Getreide handelten. Hier zeigte sich auch, dass die Seuche sich leicht von größeren menschlichen Siedlungen in die ländliche Umgebung verbreitet, aber sie gelangt dabei nicht sehr weit.[35]

Am stärksten war in Indien die Stadt Bombay betroffen. Im Jahrfünft 1891/95, vor dem Ausbruch der Pest, hatte die Sterblichkeit in dieser Stadt bei 30,1 Promille gelegen, etwas höher als in den fünf Jahren davor. Aber mit dem Ausbruch der Pest schoss die Sterblichkeit jäh in die Höhe: auf 65,4 (1896/1900) und auf 64,1 Promille (1901/05). Danach sank sie langsam ab auf 40,9 Promille.[36]

Ira Klein zufolge war die von der Pest verursachte Sterblichkeit in Bombay sehr hoch, in einzelnen Jahren starben 24 von 1000 Einwohnern an der Pest, allerdings machte die Peststerblichkeit auch in den Jahren, als die Seuche auf ihrem Höhepunkt stand, nie die Hälfte der Gesamtsterblichkeit aus.[37]

Jahr	Pesttote	Promille
1896	1 936	2,6
1897	11 003	13,4
1898	18 185	22,4
1899	15 796	19,2
1900	13 285	16,2
1901	18 736	24,1
1902	13 820	17,8
1903	20 788	26,8
1904	13 388	17,4
1905	14 198	18,3
1906	10 823	11,1

Tab. 2: Peststerblichkeit in Bombay

Die Ausbreitung der Pest

Im Winter 1896/97 begann sich die Pest von der Stadt Bombay langsam ostwärts ins Landesinnere vorzuschieben, derweil sie in Bombay schon zu Beginn der heißen Jahreszeit, im März 1897, vorübergehend abflaute.

Auf dem großen Subkontinent Indien waren keineswegs alle Regionen gleichermaßen von dem Übel betroffen. In der Himalaya-Region und unmittelbar südlich davon gab es zum Beispiel viel weniger Pestfälle. Hingegen hatte die indische Stadt Bangalore, eine Stadt im südwestlichen Binnenland ohne Küstenschifffahrt, infolge der Pest schwere demographische Verluste zu verzeichnen: Von seinen 70 000 Einwohnern verlor Bangalore im Verlauf von neun Jahren, zwischen 1901 und 1909, mehr als ein Fünftel, nämlich 15 000 Menschen.

In Ballia, einer Stadt am Ganges, östlich von Benares, betrug die Peststerblichkeit in den Jahren 1906/08 56,72 Promille. In den Jahren 1909/10 stand die Rate bei 33 Promille, damit war sie noch immer etwas höher als die gewöhnliche Sterblichkeit in dieser Region.[38] Die Peststerblichkeit erreichte hier jeweils im März einen Höhepunkt. In diesem Monat lagen die durchschnittlichen Temperaturen tagsüber bei 24 Grad Celsius, die Luftfeuchtigkeit bei 48 Prozent. Im Juli, als das Thermometer auf deutlich über 30 Grad Celsius anstieg, starb hier niemand mehr an der Pest.

In der Stadt Lucknow trat die Pest erstmals im Dezember 1902 auf. Hier wiesen die Stadtteile bezüglich der Peststerblichkeit beträchtliche Unterschiede auf. Man bemerkte, dass es im März und April am meisten Flöhe gab, danach nahm ihre Zahl ab. Auch waren die meisten Ratten in Lucknow im Frühjahr anzutreffen. In der Stadt Cawnpore fasste die Pest, nach einzelnen Fällen in den Jahren 1900 und 1901, ebenso erst 1902 richtig Fuß. In den folgenden Jahren gab es kein Jahr mehr ohne eine Pestepidemie. Insgesamt litt Cawnpore mehr als Lucknow unter der Seuche. Studien in der Stadt Agra ergaben, dass die Pest in engem Zusammenhang mit der Luftfeuchtigkeit stand. Je feuchter die Luft in Agra war, desto mehr Fälle von Pest traten in Erscheinung.[39]

Die Präsidentschaft Madras, die weite Teile des indischen Süd-
ostens einschloss, war zumindest bis 1914 viel weniger von der Pest
betroffen als andere Teile Indiens. Dabei ist Madras eine Hafenstadt
am Indischen Ozean, mit für die Pest geradezu idealen Temperaturen und einer hohen Luftfeuchtigkeit. In den Jahren 1898 bis 1910
spielten sich 90 Prozent der Pestfälle von Madras in den nördlichen
Regionen ab, die an andere Teile Indiens angrenzen und auch mit
Bangalore enge Beziehungen unterhielten. Der binnenländische
westliche Landesteil der sehr großen Präsidentschaft Madras war
stärker betroffen als der Osten, der am Indischen Ozean gelegen ist
und wo die naturräumlichen Umstände – mit Seehafen und hoher
Luftfeuchtigkeit – eigentlich ideal sind. Man mutmaßte seinerzeit,
dass dies mit dem Monsun zusammenhängen könnte, der aus dem
Osten kommt und Indiens Südspitze zuerst trifft. Vielleicht hat es
aber auch damit zu tun, dass die Stadt Madras vorsorglich gegen
die Ratten vorging und im Jahr 1906 an die 100 000 Ratten töten
ließ. Nur davor, 1905/06, gab es hier eine Pestepidemie, aber auch sie
forderte nicht viele Opfer.[40]

Die Rolle der Pestflöhe

Während die Pest in Indien noch immer grassierte und vielen Menschen das Leben kostete, äußerten Yersin und der französische Bakteriologe Pierre Roux (1853–1933) die Vermutung, es könne sich in
erster Linie um eine Rattenkrankheit handeln, die erst später vom
Tier auf den Menschen übertragen werde. Im selben Jahr schrieb
der japanische Bakteriologe Masanori Ogata einen wissenschaftlichen Aufsatz, den er 1897 veröffentlichte. Darin forderte er, dass
man auch »Insekten wie den Flöhen Beachtung schenken solle,
denn während die Ratte nach dem Tod erkaltet, verlassen diese ihren Gastgeber und können das Pestvirus [!] von Mensch zu Mensch
übertragen«. [41] Ogata hatte die Pest im Jahr 1895 auf der Insel For-
mosa studiert. Er führte an, dass er Flöhe auf Pesterreger untersucht
habe. Diesen Ansatz griff der Franzose Paul L. Simond auf, der im
Jahr darauf die Pest in Ostasien erforschte und seine Erkenntnisse
1898 in den »Annales de l'Institut Pasteur« veröffentlichte. Simond
stellte Experimente mit Flöhen an und fand heraus, dass diese tat-

sächlich den Erreger beherbergten und an ihre Opfer weitergaben.[42] Bald wurde klar, dass Rattenflöhe auch massenhaft Menschen anfallen.

Den genauen Ablauf der Übertragung der Pest spürte 1906 der englische Entomologe Nathaniel Charles Rothschild (1877–1923) auf. Er entdeckte, dass der Floh mit dem Blut, das er aus dem Gefäßsystem der pestkranken Ratte saugt, auch Pestkeime aufnimmt und sie dann weiterträgt. Am häufigsten geschieht dies beim Rattenfloh *(Xenopsylla cheopis)*, den man daher auch Pestfloh nennt.[43]

An der Stelle erscheint eine kurze Anatomie und Physiologie dieses Insekts angezeigt. Ausgewachsene Flöhe sind 1,5 bis 3 mm lang, die Männchen sind etwas kleiner als die Weibchen, auch sind ihre Fühler am Kopf anders gestaltet. Das Außenskelett ist kräftig, daher bedarf es großen Drucks, einen Floh zwischen den Fingernägeln zu zerquetschen. Flöhe sind flügellos; ihr Körper ist, wie bei allen Insekten, in drei Segmente gegliedert. Sie sind seitlich stark abgeflacht. Diese Form und der kielförmige Kopf erleichtern es ihnen, sich durch dichtes Haarwerk hindurchzuzwängen. Dabei schieben sie sich mit ihren kräftigen Hinterbeinen kraftvoll voran. Wenn der Wirt nach ihnen greift oder beißt, sausen sie davon. Aus dem Blickwinkel eines Flohs ist das Fell eines Hundes oder das Kopfhaar eines Menschen wie ein Bambusdschungel. In diesem Dickicht springen die Flöhe nicht, hier laufen sie.[44]

Flöhe halten sich nur zeitweise auf ihrem Wirt auf, manchmal verweilen sie auch auf dessen Lager oder Bettstatt. Flöhe besitzen ein feines Wärmeempfinden, und sobald sich ein Warmblütler vorbeibewegt, springen sie ihn mit gewaltigen Sprüngen an. Sie besitzen ungewöhnlich starke Sprungbeine. Die zuständige Muskulatur steckt allerdings an anderer Stelle, in den frei beweglichen Hüften. Die Verlagerung der Sprungmuskulatur in die Hüften ist unter den springenden Insekten eine Eigentümlichkeit der Flöhe. Flöhe können unglaublich weit und hoch springen, manche Arten bis zu einem halben Meter weit, also fast das 200-fache ihrer Körperlänge, und etwa 30 Zentimeter hoch, und dies mit hoher Beschleunigung. Flöhe setzen sich gern auf helle Unterlagen und nehmen sich dort wie ein winziger dunkler Strich aus. Wenn man den Strich beobachtet, kann man den Eindruck gewinnen, er ziehe sich plötzlich in sich zusammen – und dann ist er auf einmal verschwunden, der Floh!

Flöhe fressen ausschließlich strömendes Blut. Sie tragen am Kopf eine Reihe von Stechwerkzeugen, die sie abwechselnd durch die Haut des Wirtes vorantreiben. Zugleich geben sie Speichel ab, der Stoffe enthält, welche die Blutgerinnung verhindern. Beim Wirt verursacht dies eine juckende Quaddel. Wenn der Floh Gelegenheit dazu hat, saugt er mehrmals am Tag Blut. Wird er dabei gestört, flieht er und sticht an anderer Stelle erneut zu. Während des Saugens spritzt er Rückstände der letzten Blutmahlzeit aus. Diese Kotklümpchen sind zunächst dunkel, später werden sie weicher und rötlich. Flöhe können, wenn sie nicht gestört werden, eine halbe Stunde und länger saugen. Aber sie können auch lange Zeit ohne Nahrung auskommen: Wenn sie nichts zu fressen bekommen, gehen sie in unseren Breiten bei sommerlichen Temperaturen erst nach zwei bis drei Wochen ein.

Flöhe bevorzugen einen bestimmten Wirt, der Rattenfloh die Ratte. Aber die meisten Floharten wechseln in Notzeiten durchaus die Wirtsart, und so nimmt der Rattenfloh mit einem anderen Warmblütler vorlieb, wenn er beispielsweise seinen Rattenwirt getötet hat und jetzt hungrig ist. Der Rattenfloh besitzt als eine Eigentümlichkeit im Verdauungstrakt oberhalb des Magens noch einen Vormagen *(Proventriculus)*. Wenn nun dieser Floh von einem pestkranken Tier oder Menschen Blut saugt, nimmt er so viele Pesterreger mit auf, dass diese in seinem Vormagen verklumpen. Er empfindet weiterhin Hunger. Sticht er ein neues Opfer, dann würgt er aus seinem Vormagen die Keime in dessen Blutbahn und überträgt so die Krankheit.

Ob auch der Menschenfloh *(Pulex irritans)* imstande ist, die Pest zu übertragen, ist umstritten. Er besitzt keinen Vormagen, daher verläuft die Übertragung beim Menschenfloh etwas anders: Wenn das Insekt beim Blutsaugen gestört wird, sticht es an anderer Stelle erneut zu. Während des Saugens spritzt es Rückstände der letzten Mahlzeit aus. Während eines längeren Saugaktes fallen zehn bis zwanzig kleine Portionen Kot neben die Einstichstelle auf die Wirtshaut, darin befinden sich gleichfalls virulente Pestkeime. Die Einstichstelle beginnt zu jucken und der Gestochene reibt sich dann

Erreger in die kleine Wunde. Die meisten Entomologen bezweifeln, dass diese Form der Übertragung bei Epidemien von Bedeutung war. »Der Menschenfloh *(Pulex irritans)* kann Pestbakterien experimentell übertragen, ist jedoch epidemiologisch ohne Bedeutung.«[45] Nur eine Minderheit von Biologen, vor allem deutsche, behaupten, dass der Menschenfloh »in Mitteleuropa zumindest [?!]« in der Vergangenheit »an der Übertragung der Beulenpest beteiligt war«.[46]

Flöhe durchlaufen verschiedene Reifestadien. Der weibliche Floh legt etwa einen Tag nach der Begattung Eier ab, bei vielen Arten sind es nur vier bis acht, beim Menschenfloh können es bis zu 400 sein. Die Eiablage kann sich über etliche Wochen hinziehen. Diese Eier sind im Vergleich zum ausgereiften Tier recht groß, etwa einen halben Millimeter lang und elliptisch geformt. Aus diesen Eiern bilden sich Larven: madenförmige Gebilde von gelblicher oder weißlicher Farbe. Schon diese Larven bewegen sich eigenständig fort, kriechend, ähnlich wie Schmetterlingsraupen. Ihre Nahrung besteht aus allerlei organischen Stoffen, wie sie im Lager ihres Wirtes üblicherweise vorkommen.

Auf das Larvenstadium folgt das der Puppe, es dauert, abhängig von der Außentemperatur und der Luftfeuchtigkeit, meist ein bis zwei Wochen. Für den Menschenfloh werden sieben Tage als kürzeste Frist genannt, 239 Tage als längste. Am Ende dieser Zeit platzt die Puppenhaut vorne auf und der Floh kommt heraus: mit dem Kopf voran, mit den Beinen schiebt er nach, die Hülle bleibt liegen. Er ist hungrig zu diesem Zeitpunkt und befällt den erstbesten Wirt, der vorbeikommt. Die gesamte Entwicklungsdauer eines Menschenflohs beansprucht mithin von der Eiablage bis zum Schlüpfen des reifen Tieres in unseren Breiten wenigstens zwanzig Tage im Sommer und an die sechs Wochen und mehr im Winter.

Flöhe haben ein unglaublich zähes Leben; aber um ihre Tätigkeit voll zu entfalten, benötigen sie warme Außentemperaturen und es darf nicht zu trocken sein. Sie sind sehr widerstandsfähig gegen Kälte: Sie können ohne Weiteres viele Stunden unter dem Gefrierpunkt zubringen, aber sie können sich dann nicht bewegen. Ein Floh hat eine Lebenserwartung von vielen Monaten, selbst von einem Jahr und mehr.

Einige Jahre nach den hier geschilderten historischen Ereignissen, als die Übertragung durch Flöhe bereits bekannt war, haben Wissenschaftler in Indien umfangreiche Laboruntersuchungen vorgenommen, um zu erfahren, wie lange die Pesterreger im Verdauungskanal der Flöhe am Leben bleiben können. Ihre Antwort lautete: anderthalb Monate.[47]

Noch einmal Afrika

Robert Koch blieb nur bis Juni 1897 in Indien, danach wurde es sehr heiß und unangenehm. Inzwischen war die Nachricht eingegangen, dass auch in Deutsch-Ostafrika die Pest ausgebrochen sei, und Koch wurde gebeten, sich nach Afrika zu begeben. Koch reiste ab und traf in Dar es salem, dem wichtigsten Hafen Deutsch-Ostafrikas, am 12. Juli 1897 ein. Er blieb dort fast ein Jahr, studierte in dieser Zeit nicht nur die Pest und Malaria, sondern auch eine von der *Trypanosaoma Evansi* erregte Krankheit. In Uganda, so erfuhr Koch jetzt, sei die Pest seit jeher zuhause.

Im selben Jahr bemerkte auch Robert Koch, dass die Pest in engstem Zusammenhang mit den Ratten auftrat. Er hielt es für eine »sehr wichtige Tatsache, über welche merkwürdigerweise in keinem der Pestberichte aus früheren Zeiten etwas erwähnt ist, daß nämlich die Ratten so außerordentlich empfänglich für die Pest sind und daß diese Tiere an der Ausbreitung der Pest ganz wesentlich beteiligt sind. [...] Oft geht die Rattenpest der Menschenpest vorher. Den Eingeborenen [...] ist dieses Kennzeichen der beginnenden Pest so bekannt, daß sie sofort aus ihren Hütten flüchten, wenn die Ratten zu sterben beginnen.«

Koch hat auch die Symptome der Pest kurz und eindringlich geschildert, wie er sie nach ihrem Auftreten in Afrika 1898 beobachten konnte: »Die Krankheit [...] verläuft unter den nämlichen Symptomen wie die Bubonenpest in Indien. Die Menschen erkranken plötzlich mit Schüttelfrost und hohem Fieber, starken Kopfschmerzen, Appetitlosigkeit und rasch zunehmender Schwäche; sehr bald stellt sich in der Achselhöhle oder am Halse, meistens aber in der Leistengegend eine sehr schmerzhafte Drüsenschwellung ein, der bekannte Pestbubo. In den allermeisten Fällen endet die Krankheit nach wenigen Tagen tödlich. [...] In den erkrankten Lymphdrüsen und in der Milz […] finden sich regelmäßig enorme Mengen von Bakterien, welche in ihrer Größe, in ihrem Aussehen, ihrer Färbbarkeit, namentlich in bezug auf die bekannte Polfärbung, in ihrer Verteilung in den inneren Organen vollkommen denjenigen der indischen Pest gleichen.«[48]

Es war dieselbe Krankheit wie in Indien, die Pest, hier trat sie unter den gleichen naturräumlichen Gegebenheiten auf, in Savannen und Steppengebieten, wo es massenhaft Ratten gab, und sie zeigte auch mit Blick auf andere epidemiologische Erscheinungen – wie die Sterblichkeit – einen ganz ähnlichen Verlauf wie auf dem indischen Subkontinent.

Mit der Eröffnung des Suez-Kanals (1869) nahmen Handel und Wandel im westlichen Asien und Afrika zu. »Handel mit Getreide und Baumwolle war in der Vergangenheit das wichtigste Vehikel für die Ausbreitung der Pest.«[49] Ratten fressen Getreide sehr gern, und die Baumwollhülsen bilden ideale Nistplätze für die Rattenflöhe. Baumwolle ist in ungesponnenem Zustand ein ideales Medium für den Transport von Flöhen, die sich im Baumwollsamen emsig vermehren.

Eine Epidemie zeigte sich noch einmal in Alexandria am Ende des 19. Jahrhunderts, interessant ist sie vor allem, weil das Geheimnis der Pest kurz zuvor gelüftet worden war und weil ein kenntnisreicher deutscher Bakteriologe, Emil Gotschlich, sie untersucht und dargestellt hat. Die Pest begann im April 1899, vermutlich war sie, so vermutete Gotschlich, eingeschleppt worden von griechischen Händlern aus Jeddah. Die Pest aus Indien breitete sich mit dem Dampfschiff aus, auch nach Westen, in die Häfen des Roten Meeres, nach Jeddah, dem nächstgelegenen Hafen für die Muslime, von wo sie die Pilgerschaft nach Mekka antraten. Von dort scheint sie auch nach Alexandria gekommen zu sein, damals eine Stadt mit 320 000 Einwohnern und 110 Ärzten.

Gotschlich wurden 96 Pestfälle bekannt, davon 46 Todesfälle. Von rund 800 im medizinischen Bereich tätigen Personen erkrankte keine einzige. Als erfahrener Bakteriologe wusste Gotschlich, worauf zu achten war: auf die Ratten. Die anderen medizinisch Kundigen, die im Verlauf des 19. Jahrhunderts über die Pest in Ägypten berichtet hatten, erwähnten die Ratten und ihr massenweises Sterben nicht. Letztlich ist nicht klar, ob das Rattensterben tatsächlich stattgefunden hat. Aber diese Epidemie von Alexandria ging von Ratten aus, dies waren ihre ersten Opfer. »Die Ratten kamen ohne Scheue vor den Menschen in den Speisesaal, taumelten wie betrunken umher und fielen unter Zuckungen mitten im Zimmer todt nieder; auch liessen sie sich leicht lebend mit den Händen greifen«, schreibt Gotschlich. Ähnliches hatten im Orient auch schon mittelalterliche Augenzeugen berichtet.

Die verschiedenen Bevölkerungsschichten und ethnischen Gruppen Alexandrias erkrankten mit unterschiedlicher Häufigkeit. Bei den Griechen, häufig Händler, war der Anteil viel größer als unter der einheimischen arabischen Bevölkerung oder unter Europäern. Auch waren viel mehr Männer betroffen als Frauen, gemessen an ihrem Bevölkerungsanteil mehr als dreimal soviel, denn die Frauen blieben in ihren Häusern.[50]

Gotschlich nennt ausführlich die Symptome, welche die Kranken aufwiesen. Bei der arabischen Bevölkerung von Alexandria fand man viel häufiger die Pestbeule (den Bubo) in der Achsel als bei den Europäern, die ihn in der Leiste hatten, ein Zeichen dafür, dass der Floh sich Letzteren vom Boden genähert hatte. Gotschlich ließ Eiter aus den Bubonen bakteriologisch untersuchen und fand heraus, dass sie nur selten Pesterreger enthielten.[51]

Diese Epidemie am Ende des 19. Jahrhunderts war lediglich der Abgesang, ein Nachhall der früheren und sehr viel verlustreicheren Pestepidemien Ägyptens. Ganz frei von der Seuche war das Land auch in den folgenden Jahren keineswegs.

Die Pest heute

Vor wenigen Jahren, im Sommer 1994, herrschte in Indien noch einmal Pestalarm. Dass diese »mittelalterliche« Seuche überhaupt noch auftrat, fanden hierzulande viele erstaunlich.

Man hielt die Pest für erloschen. Aber das ist sie nicht, es gibt noch immer einzelne Fälle von Pest, weltweit sind es meist mehr als 1000 pro Jahr, und es wird sie geben, solange es größere Pestherde gibt, wie sie in einigen Ländern Südafrikas, Südamerikas und Asiens bestehen, ja selbst im Westen der USA. Heute weiß man, auch dank der Forschungen der Mediziner im 19. Jahrhundert: Die Pest ist eine Infektionskrankheit, d. h. sie wird von einem lebenden Erreger verursacht. Sie beginnt als eine sprunghaft auftretende hochfieberhafte Akuterkrankung, die vor dem Zeitalter der Antibiotika in den meisten Fällen (50–80 Prozent) binnen weniger Tage zum Tod führte. Es gibt sie in zwei Ausprägungen: als Beulen- (Bubonen-) und als Lungenpest. Der Erreger ist in beiden Fällen der gleiche, *Yersinia pestis*.

Die Beulenpest ist zunächst eine Krankheit verschiedener Nagetiere, auch und vor allem der Ratten. Vor dem 18. Jahrhundert war in Europa mehr die Hausratte verbreitet, die – anders als die Wanderratte – in enger Nachbarschaft mit Menschen lebte. Die Pest wird nun von Rattenflöhen von Tier zu Tier und von Tier zu Mensch übertragen. Stirbt eine Ratte an der Pest, so suchen sich ihre Flöhe einen neuen warmblütigen Wirt. Oft ist es ein Mensch.

Vollkommen anders verhält es sich bei der Lungenpest. Sie wird durch Sprechtröpfcheninfektion übertragen, also ähnlich wie die Grippe. Sie ist hochansteckend und endete in der Vergangenheit fast immer tödlich.

Die Pest hinterlässt bei den Überlebenden eine Immunität von sechs bis zehn Jahren Dauer. Beim Blick in die Vergangenheit sieht man: War dieser Zeitraum abgelaufen, kam meist eine neue Welle über das Land, denn dann waren wieder genügend Nicht-Immune vorhanden.

---

1   LaVerne Kuhnke, Lives at Risk: Public Health in Ninetenth-Century Egypt, Berkeley 1989, S. 75 f.

2   Patrick Russell, Abhandlung von der Pest [1744], Leipzig 1792, S. 311–313.

3   Anton Ritter von Prokesch, Denkwürdigkeiten und Erinnerungen aus dem Orient, Bd. 1, Stuttgart 1836, S. 483.

4   Antoine-Barth. Clot-Bey, La Peste, Paris 1840, S. 311–313.

5   Prokesch (wie Anm. 3), S. 485 f.

6   Robert Gottfried, The Black Death, New York 1983, S. 35.

7   Carol Benedict, Bubonic Plague in Nineteenth-Century China, Stanford 1996, S. 7 f.

8   Immanuel C. Y. Hsü, The Rise of Modern China, New York u. a. ²1975, S. 277–321.

9   Alexandre Yersin, La Peste Bubonique, in: Annales de l'Institut Pasteur 8

(1894), S. 662–667; Wilhelm Kolle, Pest, in: Ders./H. Hentsch, Die experimentelle Bakteriologie und die Infektionskrankheiten, Berlin/Wien 1906, S. 210.

10 Vgl. Wilhelm Kolle, Zur Bacteriologie der Beulenpest, in: Deutsche Medizinische Wochenschrift 23 (1897), S. 146 f.; Zettnow, Beiträge zur Kenntnis des Bazillus der Bubonenpest (mit Photogrammen), in: Zs. für Hygiene und Infektionskrankheiten 21 (1896), S. 113–167.

11 Norman Howard-Jones, Was Shibasaburo Kitasato the co-discoverer of the plague bacillus?, in: Perspectives of Biology and Medicin 16 (1973), 292–308; Henri H. Mollart / Jacqueline Brossolet, Alexandre Yersin. Der Mann, der die Pest besiegte, Zürich, 1987, S. 170–173.

12 Myron Echenberg, Pestis Redux: The Initial Years of the Third Bubonic Plague Pandemic, 1894–1901, in: Journal of World History 13/2 (2002), S. 429–449; hier S. 431 f.

13 Weitere Mittheilungen der deutschen Pestcommission aus Bombay, erstattet am 7. und 26. Mai d. J., in: Deutsche Medizinische Wochenschrift 23 (1897), S. 501–594; hier S. 503; Bericht über die Thätigkeit der zur Erforschung der Pest im Jahre 1897 nach Indien entsandten Kommission (Arbeiten aus dem Kaiserlichen Gesundheitsamt, Bd. 16), hg. von Georg Gaffky / Richard Pfeiffer / Georg Sticker / Adolf Dieudonné, Berlin 1898, S. 52. Siehe auch Ira Klein, Urban Development and Death: Bombay City 1870–1914, in: Modern Asian Studies 20 (1986), S. 725–754; dies., Plague, Policy and Popular Unrest in British India, in: Modern Asian Studies 22 (1988), S. 723–755.

14 Weitere Mittheilungen (wie Anm. 13), S. 503.

15 Bericht (wie Anm. 13), S. 73, 75–78.

16 Ebd., S. 73, 248.

17 Ebd., S. 57. Siehe auch W. J. Simpson, A Treatise on Plague dealing with the Historical, Epidemiological, Clinical, Therapeutic and Preventive Aspects of the Disease, Cambridge 1905, S. 217.

18 Indian Plague Research Commission 46 (1912), 187–192.

19 Ole Jørgen Benedictow, Plague in the Late Medieval Nordic Countries. Epidemiological Studies. Oslo 1992, S. 174 f.

20 Bericht (wie Anm. 13), S. 57.

21 Wilhelm Kolle, Zum gegenwärtigen Stand der Pestfrage, in: Deutsche Medizinische Wochenschrift 1897, S. 94.

22 Bericht (wie Anm. 13), S. 63 f.

23 John D. Marshall u. a, The Role of Domestic Animals in the Epidemiology of Plague. III. Experimental Infection of Swine, in: The Journal of Infectiour Disease 125 (1972), S. 556–559.

24 Bericht (wie Anm. 13), S. 282–299. Ähnlich Kolle, Stand (wie Anm. 21). S. 94.

25 Vgl. Heinrich Albrecht / Anton Ghon, Über die Beulenpest in Bombay im Jahre 1897 (Denkschrift der Akademie der Wissenschaften, Math.-naturwiss. Klasse 46), Wien 1898, S. 711, 720.

26 Simpson (wie Anm. 17), S. 104–116. Vgl. W. B. Bannerman / Kapadia, R. J., Reports on Plague Investigations in India, XXVII. Report on Experiments Undertaken to Discover whether the Common Domestic Animals of India are Affected by Plague, in: Journal of Hygiene (1908), 209–220; Benedictow (wie Anm. 19), S. 23.

27 Bericht (wie Anm. 13), S. 56.

28 W. B. Bannerman, The Spread of Plague in India, in: Journal of Hygiene 6 (1906), S. 179–211; hier S. 179 f.

29 Bericht (wie Anm. 13), S. 16, 29.

30 Walter Kruse, Die Verminderung der Sterblichkeit in den letzten Jahrzehnten und ihr jetziger Stand, in: Zs. für Hygiene und Infektionskrankheiten 25 (1897), S. 113–167, hier: S. 125.

31 P.-L. Simond, The Propagation of Plague, in: Annales de l'Institut Pasteur 12 (1898), S. 633, 644.

32 E.-H. Hankin, La Propagation de la Peste, in: Annales de l'Institut Pasteur 12 (1898), S. 705–762, hier S. 715.

33 Ebd., S. 748.

34 Simpson (wie Anm. 17), S. 73.

35 E. H. Hankin, On the Epidemiology of Plague, in: Journal of Hygiene 5 (1905), S. 48–83, hier S. 56. Siehe auch August Hirsch, Die indische Pest und der Schwarze Tod. Eine historisch-pathologische Studie, in: Archiv für pathologische Anatomie und Physiologie und für klinische Medicin 5 (1853), S. 508–522.

36 Klein, Urban Development (wie Anm. 13), S. 725–754; hier S. 729, Tab. 1; dies., Plague, Policy and Popular Unrest in British India, in: Modern Asian Studies 22 (1988), S. 723–755.

37 Klein, Plague (wie Anm. 36), S. 744, Tab. 6.

38 The Journal of Hygiene. Plague Supplement II. 7th Report on Plague Investigations in India, Cambridge 1912, S. 209, 219. T. H. Gloster u. a., Epidemiological Observations in the United Provinces of Agra and Oudh, 1911–1912, in: The Journal of Hygiene. Plague Supplement V. Tenth Report on Plague Investigations in India, Cambridge 1917, S. 793–880; hier S. 794–801. Siehe auch Clifford A. Gill, How Plague is Spread?, in: The India Medical Gazette 41 (1906), S. 286–288.

39 Gloster (wie Anm. wie 38), S. 801–870.

40 Hankin, Propagation (wie Anm. 32), S. 207–209; J. C. Kunhardt u. a., Epidemiological Observations in Madras Presidency, in: The Journal of Hygiene. Plague Supplement IV. Nineth Report on Plague Investigations in India, Cambridge 1915, S. 683–751.

41 Zit. nach Charles T. Gregg, Plague. The Shocking Story of A Dread Disease in America Today, New York 1978, S. 46.

42 James R. Busvine, Disease Transmission by Insects. Its Discovery and 90 Years of Effort to Prevent it, Berlin u. a. 1993, S. 62–67; ders., Insects &

Hygiene. Biology and Control of Insect Pests of Medical and Domestic Importance, London ³1980.

43 Bannermann, Spread (wie Anm. 28), S. 205.

44 Fritz Peus, Die Flöhe, Berlin 1938, passim.

45 Peter Wenk / Alfons Renz, Parasitologie. Biologie der Humanparasiten, Stuttgart 2003, S. 221.

46 Werner Peters, Medizinische Entomologie, in: Konrad Dettner / W. Peters, Lehrbuch der Entomologie Heidelberg/Berlin 2003, S. 660. Siehe G. Zirolia, Der Pestbacillus im Organismus der Flöhe, in: Centralblatt für Bakteriologie, Parasitenkunde und Infektionskrankheiten 31 (1902), S. 687 f.

47 Dazu A. W. Bacot, Observations on the Length of Time that Fleas *(Ceratophyllus Fasciatus)* Carrying *Bacillus Pestis* in their Alimentary Canals are able to Survive in the Absence of A Host and Retain the Power to Re-infect with Plague, in: The Journal of Hygiene. Plague Supplement IV. Nineth Report on Plague Investigations in India, Cambridge 1915, S. 770–775.

48 Robert Koch, Über die Verbreitung der Bubonenpest, in: ders., Gesammelte Werke, hg. von Julius Schwalbe, Bd. II/1, Berlin 1912, 647–650.

49 Kuhnke (wie Anm. 1), S. 155.

50 Emil Gotschlich, Die Pest-Epidemie in Alexandrien im Jahr 1899, in: Zeitschrift für Hygiene und Infektionskrankheiten 35 (1900), S. 195–264; bes. S. 207, 203, 209–212.

51 Ebd., S. 235.

Der Schwarze Tod

Die Pest ist eigentlich ein Gegenstand der Medizin, daher begannen Ärzte in den 1890er Jahren, als diese Krankheit wieder einmal in weiten Teilen Asiens wütete, sie mit neuen wissenschaftlichen Methoden systematisch zu erforschen. Auch bedeutende deutsche Mediziner haben sich an diesen Untersuchungen beteiligt. In den folgenden Jahren erschien in medizinischen Fachzeitschriften eine große Zahl von wissenschaftlichen Aufsätzen über die Pest.

Die Mediziner untersuchten also zunächst die Pest in tropischen Regionen – europäische Historiker hingegen müssen sie in einer kühl gemäßigten Zone einordnen. In Europa zeigte sie jedoch, so scheint es, ein ganz anderes Gesicht. Dies könnte bedeuten, dass es sich um zwei verschiedene Krankheiten handelt. Historiker sind dieser Frage nicht nachgegangen, weil sie viel mehr an den demographischen, sozialen und wirtschaftlichen Folgen interessiert sind als am Krankheitsgeschehen.

Krisenjahre des späten Mittelalters

Das frühe 14. Jahrhundert brachte Europa eine Reihe an schlechten, kalten Jahren mit ungewöhnlichen Witterungserscheinungen, eine Abkühlung des Klimas begann sich abzuzeichnen. Krisenhafte

Entwicklungen traten gleich zu Beginn des neuen Saeculums auf: In den Jahren nach 1312 herrschte in weiten Teilen Europas eine lang anhaltende Hungersnot, von der die Quellen berichten, dass sie sehr viele Menschenleben kostete. Die europäische Bevölkerung begann also schon im zweiten Jahrzehnt des 14. Jahrhunderts deutlich abzunehmen. In einigen Städten Italiens traten 1339/40 Seuchen auf, die mit hohen Bevölkerungsverlusten einhergingen und in ihren Ursachen noch nicht geklärt sind. Den Untersuchungen der amerikanischen Sozialhistorikerin Ann Carmichael zufolge verlor Florenz in dem einen Jahr 1340 mehr als 15 000 seiner schätzungsweise 120 000 Einwohner. Auch andere italienische Städte – wie Siena – wiesen im selben Jahr einen sprunghaften Anstieg der Sterblichkeit auf.[1] Selbst die in der Kunstgeschichte so häufig als Zeichen der Krise gedeutete Darstellung vom »Triumph des Todes« auf dem Campo Santo zu Pisa gibt es bereits vor dem Jahr 1348.

Im Herbst 1347 brachten genuesische Schiffe von der Krim, so heißt es, eine neuartige Krankheit nach Italien, es soll sich um die Pest gehandelt haben. Die kriegerischen Vorgänge auf der Krim werden gern in malerischen Farben geschildert, das Katapultieren von Leichen als »erste biologische Kriegführung« bezeichnet. Überaus rasch nach dem Eintreffen der Schiffe soll sich die Seuche – für die Pest erstaunlich schnell – in Italien ausgebreitet haben.[2] Große Städte hatten hohe Verluste zu beklagen, in Florenz starb fast die Hälfte der nach 1340 noch verbliebenen gut 100 000 Einwohner. Die Hafenstadt Venedig soll sogar mehr als die Hälfte ihrer Einwohnerschaft – das bedeutete 1348 mehr als 100 000 – eingebüßt haben.[3] Die Apenninhalbinsel mit ihren langen Küsten und ihren hohen Sommertemperaturen bot ein geeignetes Feld für Krankheit und Tod.

Die Seuche tötete nicht nur Menschen, sondern auch Tiere verschiedener Arten. Giovanni Boccaccio, dem wir eine lebhafte Schilderung der Vorgänge verdanken, schreibt: »Man hatte die Lumpen eines armen Mannes, der an der Krankheit gestorben war, auf die offene Straße geworfen. Zwei Schweine, die dazukamen, machten sich nach ihrer Gewohnheit zuerst mit dem Rüssel, dann mit den Zähnen darüber und wühlten heftig mit ihren Mäulern darin herum. Kaum eine Stunde später fielen sie beide, nach ein paar Zu-

ckungen, als ob sie Gift genommen hätten, tot auf die Lumpen hin.«
Ein kaum weniger berühmter Zeitgenosse, Marchionne di Coppo
Stefani, ergänzt in seiner Chronik: »»Nicht nur Männer und Frauen
starben [...], sondern auch die empfindsamen Tiere wie Hunde und
Katzen, Rinder, Esel und Schafe«.[4]

Ähnlich scheint es auch im Verlauf dieser Epidemie im spätmittelalterlichen Byzanz gewesen sein. In seinem Bericht »Rhomaike
Historia« schreibt Nikephoras Gregorias im 16. Kapitel: »Die Krankheit geißelte so nicht nur ununterbrochen die Menschen, sondern
auch die anderen Lebewesen, wenn solche, wie es meist der Fall, mit
den Menschen im gleichen Haus zusammenleben und -wohnen,
ich meine Hunde, Pferde und allerhand Geflügel.« Anders als die
Chroniken aus Italien spricht dieser Bericht auch von gestorbenen
Ratten.[5]

Der Weg der Seuche nach Norden

Die Seuche breitete sich auf dem Seeweg nach Westen aus, von dort
in das nördliche Europa, dann weiter nach Osteuropa. In Richtung
Norden bilden die Alpen zwischen Italien und Deutschland ein
Hindernis für den Verkehr, die Seuche kam hier nur langsam voran,
so scheint es. Dass die Pest einige Städte östlich und westlich der
Alpen – etwa Wien im Osten und Basel im Westen – im Frühjahr
1349 erreichte, ist kaum zu bezweifeln, wenngleich die Geschichtsschreibung sich dazu keineswegs eindeutig äußert. Erstaunlich ist,
dass die Pest so rasch in die Berge kam und weit oben die Pächter
von Höfen – beispielsweise in Kärnten – dahingerafft haben soll.[6]

Es lässt sich noch nicht mit Sicherheit sagen, wann die Seuche
erstmals bayerisches Gebiet erreicht hat. Überhaupt scheint das südliche Bayern weitgehend – oder vollkommen – verschont geblieben
zu sein. Die große Mehrheit der Bevölkerung lebte auf dem Land,
und von hier sind die Aufzeichnungen ohnehin dürftig.

Da es sich bei der Pest um eine übertragbare Krankheit handelt,
ist es nicht nötig, sämtliche Städte Süddeutschlands diesbezüglich
zu untersuchen – es sollte genügen, jene heranzuziehen, die an größeren Durchgangsstraßen lagen und somit am frühesten gefährdet
waren. Da die Seuche von Süden her Deutschland erreichte, sollten

vor allem südbayerische Städte an großen Handelsstraßen früh betroffen gewesen sein.

Für die Stadt Passau, eine mittelgroße Stadt an einem schiffbaren Strom, der Donau, ist die Quellenlage für diese Zeit schlecht, denn die Archivalien aus dieser Zeit wurden von einem späteren Stadtbrand vernichtet. In den bestehenden Archivbeständen gibt es keinen Hinweis auf die Pest oder ein Massensterben anno 1348/49; die neueste Stadtgeschichte von Passau übergeht den Schwarzen Tod stillschweigend.

Die Reichsstadt Regensburg, um die Mitte des 14. Jahrhunderts eine bedeutende Handelsstadt, ist ebenso an der Donau gelegen. Die neueste Stadtgeschichte von Regensburg erwähnt für die Jahre unmittelbar nach 1348 die Pest nicht. »Für einen Pestausbruch bzw. Pestfall in Regensburg der Jahre 1348/1349/1350 gibt es bisher keine Quellenbelege. Die ersten verläßlichen Notizen fallen in die Jahre 1357, 1371, 1375 und 1380«, schreibt der Leiter des Spitalarchivs Regensburg.

München war in der Mitte des 14. Jahrhunderts zwar noch nicht bayerische Hauptstadt, aber doch »das Wirtschaftszentrum Oberbayerns«, »die Handels- und Gewerbestadt in Oberbayern schlechthin«, wenngleich »keine Fernhandelsstadt wie Regensburg« oder Augsburg. Immerhin zog der Handel des Reichenhaller Salzes aus dem Südosten Bayerns durch die Stadt München und von dort weiter nach Südwesten. Die »Mattseer Annalen« sprechen von einer »crudelissima pestilencia«, die München und einige andere Städte (Braunau am Inn, Landshut) heimgesucht habe, doch gibt es keine weiteren überzeugenden Belege von einem Massensterben in diesen Jahren. Neuere Darstellungen der Geschichte Münchens übergehen die Seuche meist stillschweigend. »Für das oberbayerische Umland jedenfalls lassen sich noch keine weitreichenden Folgen der ersten Pestwelle erkennen. Erst die Seuchenjahre 1356, 1380 und 1396 bewirken hier einen gravierenden Bevölkerungsrückgang.«

Für die Stadt Ingolstadt gibt es keine Hinweise auf einen Pestausbruch in den Jahren 1348/49 oder unmittelbar danach. Beweise für eine große Epidemie, die mit einem Massensterben einherging, liegen für diese Zeit nicht vor. »Epidemien wie Pest« seien im Spätmittelalter aufgetreten, »auch wenn sie erst in der Zeit des Bestehens der Universität, nach 1472 in den Quellen exakter [!] faßbar werden«.

Die große Reichsstadt Augsburg war bereits im Spätmittelalter eine bedeutende Handelsstadt mit einem beträchtlichen Verkehrsaufkommen, viel bevölkerungsreicher und bedeutender als München. Augsburg war an einem Verkehrsknotenpunkt gelegen: Eine wichtige Handelsstraße zog von Italien über Innsbruck und Augsburg nach Nürnberg und weiter nach Niederdeutschland, eine weitere große Straße über Augsburg verband den Bodenseeraum mit Regensburg, eine weitere führte von Straßburg über Ulm nach München. Augsburg stellte somit die Verbindung zwischen Italien und dem nördlichen Deutschland her. Die neueste umfassende Stadtgeschichte erwähnt den Schwarzen Tod nicht. »Eine Auswirkung der Seuche« sei nicht nachzuweisen und die Bewohnerschaft soll in diesem Zeitraum sogar zugenommen haben. »Gesicherte Erkenntnisse über eine Pestwelle in A[ugsburg] gibt es erst für 1380.«

Die Reichsstadt Nürnberg zählte im Spätmittelalter neben Augsburg zu den volkreichsten und wichtigsten Handelsstädten Deutschlands. Die Stadt lag »wie eine Spinne im Netz« (Hektor Amman) in der Mitte des Reiches und unterhielt einen bedeutenden Fernhandel in alle Himmelsrichtungen. Dennoch fehlen in den zeitgenössischen Quellen Hinweise auf eine große Seuche oder ein Massensterben; die Pest dürfte in Nürnberg erstmals 1359 aufgetreten sein. Das Pogrom vom Dezember 1349 ist kein Beweis für eine Seuche, auch andernorts gab es Pogrome *vor* dem Eintreffen der Pest. »Nach der heute allgemein verbreiteten Annahme stellt sich die Reihenfolge der Ereignisse: schwarzer Tod, Geißelfahrt, Judenmord«, schrieb der Historiker und Seuchenforscher Robert Hoeniger vor weit über hundert Jahren, und dieses scheinbar »logische« Nacheinander schlägt sich bis heute in der Geschichtsschreibung nieder. Tatsächlich aber muss die zeitliche Reihenfolge lauten: erst Judenmord, dann Geißelfahrt, dann Pest.[7] Diese kam oft deutlich später oder, wie in Nürnberg, erst viele Jahre später oder überhaupt nicht. Die Pogrome sind kein zuverlässiger Hinweis auf das Auftreten der Pest, allenfalls auf die Angst vor dem plötzlichen Tod.

Würzburg war um 1350 eine mittelgroße bis große Stadt, am Main gelegen, einem schiffbaren Fluss. Neuere Untersuchungen über Würzburg kommen zu dem Ergebnis, dass diese Stadt vom Schwarzen Tod nicht heimgesucht wurde.

Die Reichsstadt Rothenburg ob der Tauber war im Spätmittelalter eine mittelgroße Stadt, die aber durchaus von den Rheinlanden in Richtung Böhmen Durchgangsverkehr hatte. Rothenburg lag an einem der Pilgerwege nach Santiago de Compostela. Es gibt für Rothenburg keinerlei Hinweise auf eine große Seuche.

Die beiden Städte Kempten und Memmingen liegen recht nahe beieinander, Kempten ist weiter südlich. Beide befinden sich an der Straßenverbindung von Italien nach Norddeutschland. Kempten war um 1350 eine mittelgroße Stadt. Die neueste Stadtgeschichte von Kempten enthält weder ein Indiz für den Schwarzen Tod noch für ein Massensterben. Dasselbe gilt für Memmingen.

Freiburg im Breisgau liegt unweit des Rheins auf dessen rechter Seite, die wichtige Verbindungsstraße von Basel nach Mainz führte linksrheinisch an der Stadt vorbei. Über Freiburg heißt es in der neuesten Stadtgeschichte, dass »[e]ine direkte Beschreibung der Ereignisse in Freiburg oder auch nur Angaben über die Zahl der Opfer nicht überliefert sind. Wohl aber haben wir Nachricht von einer schlimmen Begleiterscheinung [!] der Pest: Noch bevor die Welle der Seuche überhaupt Freiburg erreichte, kam es hier – wie vielerorts in Europa – zu einem wohlorganisierten Pogrom gegen die Juden, in denen man nur allzu bereitwillig die Schuldigen an der Seuche gefunden zu haben glaubte […].«

Die Stadt Speyer ist an der wichtigen Verbindungsstraße von Basel nach Mainz gelegen. Die neueste Stadtgeschichte schreibt: »Im Sommer [1349] schließlich steigert sich das schon in den Judenverfolgungen zum Ausdruck gekommene Gefühl allgemeiner existentieller Bedrohung durch die vordringende *Pestepidemie* – wenn auch eine unmittelbare Wirkung der Seuche in Speyer nicht auszumachen ist.«

Die verzögerte Ausbreitung der Pest auf dem Landweg

Die Pest zählt nicht zu den Infektionskrankheiten, die sich rasch ausbreiten, anders als Pocken oder Grippe ist sie nicht hochkontagiös. Dies wissen wir aus der neueren Geschichte: Wo die Pest noch im 19. und 20. Jahrhundert auftrat, breitete sie sich langsam aus und ihr Vordringen konnte sogar angehalten werden. Man darf also nicht folgern, dass die Pest, wenn es denn die Pest war, von Anfang an im mittelalterlichen Europa ubiquitär aufgetreten sei und folglich alle Räume und Städte sogleich heimgesucht habe.[8] In Wirklichkeit blieben ganze Regionen zunächst unberührt. Der Böhmische Kessel beispielsweise war anfangs nicht betroffen.»Nach Böhmen, Schlesien und Polen hat lediglich die spätere Geschichtsschreibung die Pest eingeschleppt«, schrieb Hoeniger 1882 sarkastisch. In Böhmen trat die Pest erst 1357 auf, und für Breslau ist in den »Annales Wratislawienses maiores« erstmals für das Jahr 1373 von einer »maxima pestilentia et karistia«[9] die Rede.[10]

Aber es ist nicht anzunehmen, dass nur weite Teile Bayerns, Böhmens und Schlesiens von der Seuche verschont geblieben wären, auch von einigen großen Städten und Regionen im Norden und Westen des Hl. Römischen Reiches, wichtige Regionen wie Brabant und die südlichen Niederlande, auch von Teilen Frankreichs,[11] weiß man seit einigen Jahren, dass sie von der ersten Pestwelle nicht – oder höchstwahrscheinlich nicht – berührt wurden, so zum Beispiel von Trier, Frankfurt am Main, Göttingen, Düsseldorf und Duisburg, wohl auch Berlin. Von ihnen ist anzunehmen, dass der Schwarze Tod (1349/50) hier nicht auftrat, wobei die Hinweise darauf in den neuesten Stadtgeschichten in der Regel dürftig sind.

Für die an der Nordseeküste gelegenen Hansestädte Bremen und Hamburg liegen ältere historische Studien vor, ihnen zufolge trat der Schwarze Tod in diesen Städten auf und verursachte hohe demographische Verluste. In Hamburg starben 1350 »von 34 Bäckermeistern 12 oder 35 Prozent, [von] 40 Knochenhauern 18 oder 45 Prozent, von 37 Stadtbediensteten 21 oder 57 Prozent«, schreibt Heinrich Reincke. Er schätzt die Verluste für Hamburg auf 50 bis 66 Prozent und kommt für Bremen sogar auf eine noch höhere Verlustrate. In Lübeck sei etwa ein Viertel der Ratsherren gestorben. Aber neuere Untersuchungen kommen zu ganz anderen Ergebnissen: Der Bremer Historiker Klaus Schwarz warnte davor, die Sterblichkeit für Bremen zu übertreiben, denn Bremen habe nach 1350 seine Machtstellung noch ausbauen können.[12] Mit Blick auf Hamburg bestreitet H.-J. Wenner, dass diese Stadt bereits 1349 ein

Angriffspunkt der Pest wurde – frühestens 1350 sei sie betroffen gewesen. Viele Aussagen über Bevölkerungsverluste hält er für frei erfunden. Für die Ostseestadt Lübeck liegen ergiebige Quellen vor, auch viele Testamente aus der Mitte des 14. Jahrhunderts; aber man darf dabei nicht übersehen, dass von 124 Testamentsausstellern die Hälfte das Pestjahr überlebte. »Eine Einschätzung der Gesamtverluste durch die Pest 1350 ist [für Schleswig-Holstein] aufgrund der vorliegenden Ergebnisse nicht möglich«, sie liegen eher unter 30 Prozent als darüber. Über die Pest im heutigen Bundesland Schleswig-Holstein liegt eine neuere Arbeit vor, der Verfasser hält einen Anstieg der Sterblichkeit im Herzogtum Schleswig für nicht exakt fassbar.[13]

Ganz anders scheint der Schwarze Tod in den südlichen und westlichen Ländern Europas verlaufen zu sein; die Ausbreitung der Seuche und die demographischen Verluste sind dort auch wesentlich besser erforscht als in Mitteleuropa. In England, an den Küstensäumen von Spanien und Frankreich und in Italien hat sich die Seuche wohl rasch ausgebreitet und sehr hohe Verluste verursacht. Sie soll, mit einer geringen zeitlichen Verzögerung, auch in den westlichen Teilen Skandinaviens gewütet zu haben.

Der norwegische Historiker Ole J. Benedictow analysiert in seiner neuen Monographie über diesen ersten Seuchenzug vor allem zwei Erscheinungen: die Ausbreitung der Seuche und die Bevölkerungsverluste. Er stützt sich dabei auf eine Vielzahl von neueren wissenschaftlichen Studien, vor allem aus England, und kommt zu dem Ergebnis, dass in den am gründlichsten erforschten Ländern – Italien und England, die Küstenregionen Spaniens und Frankreichs – weit mehr als ein Drittel der Bevölkerung dahingerafft wurde, da und dort sogar die Hälfte oder mehr.[14] Für viele Kommunen liegen zuverlässige Angaben über die jeweilige Bevölkerungszahl unmittelbar vor und nach 1347 und über das erste Auftreten der Seuche vor, sodass diese Einschätzung glaubhaft erscheint. Mit Blick auf Deutschland hegt Benedictow Zweifel an der Richtigkeit neuer örtlicher Studien, aus denen hervorgeht, dass einige größere süddeutsche Städte in den Jahren 1349/50 nicht ergriffen wurden. Trotzdem räumt er ein, dass die Pest 1350 wahrscheinlich nach Norwegen kam, noch bevor sie durch Süddeutschland zog.[15] Benedictow behauptet, dass in Europa, wie in Indien nach 1896, die Peststerblichkeit sich umgekehrt proportional verhielt zur Größe einer Siedlung; aber den Beleg dafür bleibt er schuldig.

Die Pest – oder was?

Die Seuche, die nach 1347 durch weite Teile Europas fegte, zeigte in Zentraleuropa ein anderes Gesicht als im Mittelmeerraum oder in England. Handelte es sich tatsächlich um ein und dieselbe Infektionskrankheit, um die Pest, wie die Historiker auf dem europäischen Festland gewöhnlich schreiben? Englischsprachige Mediziner und Historiker bezweifeln dies vor allem mit Blick auf das Wüten der Seuche in England seit Langem. Wo die Pest im 19. und 20. Jahrhundert aufflammte, waren ihre klinischen Symptome und – wichtiger noch – selbst ihr epidemiologisches Erscheinungsbild ein ganz anderes. Der britische Bakteriologe John Shrewsbury geht davon aus, dass in der Mitte des 14. Jahrhunderts nur ein kleiner Teil der hohen demographischen Verluste Englands, die er keineswegs bestreitet, der Pest zuzuschreiben seien; er nimmt an, dass neben der Pest noch eine weitere Seuche herrschte.[16] Diese Auffassung ist aus Großbritannien immer wieder zu hören und klingt durchaus plausibel. Graham Twigg, ein Nagetierexperte (Universität London), bezweifelt ebenfalls, dass es die Pest war, die in den Jahren nach 1347 Europa heimsuchte und einen so hohen Anteil der englischen Bevölkerung tötete. Die hohe Sterblichkeitsrate und die rasche Ausbreitung der Seuche lassen ihn an andere Krankheiten denken.[17]

Auch in jüngster Zeit kamen aus Großbritannien wieder Hinweise, dass es sich beim Schwarzen Tod nicht um eine Pestepidemie handelte, sondern um eine andere Infektionskrankheit, und zwar eine, die direkt von Mensch zu Mensch übertragen wird. Die Autoren führen eine Fülle von epidemiologischen Daten gegen eine *Yersinia-pestis*-Seuche an.[18] Diese Hypothese wurde im Juli 2001 auch in verschiedenen deutschen Tageszeitungen verbreitet.[19] Die Hypothese, dass es sich beim Schwarzen Tod *nicht* um die Pest gehandelt habe, wurde zuletzt von dem amerikanischen Renaissance-Historiker Samuel Cohn Jr. (Universität Glasgow) sehr energisch vertreten. »The Black Death in Europe, 1347–1352, and its successive waves to the eighteenth century was any disease other than the rat-based bubonic plague (now known as *Yersinia pestis*), whose bacillus was discovered in 1894«, schreibt Cohn.[20]

Richtig ist, dass nach allem, was bisher über den Schwarzen Tod bekannt ist, diese Seuche in Italien und England ein anderes Gesicht zeigte als in Mitteleuropa. Aber es muss ja nicht einzig und allein die Pest gewesen sein, die über Europa kam. Auch bei früheren Seuchen – etwa bei der »Pest des Thukydides« – traten mehr als nur eine Infektionskrankheit gleichzeitig in Erscheinung.[21]

In Deutschland breitete sich jedenfalls, wie wir gesehen haben, diese Seuche nur sehr zögerlich aus, und sie war keineswegs regional durchschlagend und alles durchdringend, sie ähnelte darin also durchaus späteren Pestepidemien in den heißen Zonen.[22]

In der deutschen Geschichtsschreibung wird dies zumeist nicht in Erwägung gezogen oder anders gesehen. So erläuterte N. Bulst vor Kurzem: »Unlängst hat Cohn […] die These vertreten, dass der ›schwarze Tod‹ in Europa und die nachfolgenden Epidemien bis ins 18. Jahrhundert nicht die von Ratten über Rattenflöhe übertragene bubonische Pest gewesen sei […]. Als Beweis werden die schnelle Ansteckung und Verbreitung, die hohe Peststerblichkeit sowie die angeblich heute fehlende Anpassungsfähigkeit (Immunität) des Menschen an die Pest in Verbindung mit einer von der Vormoderne abweichenden Krankheitssymptomatik vorgebracht. Diese nicht haltbare These verkennt zum einen, dass sich Krankheiten im Laufe von Jahrhunderten in ihren Erscheinungsformen und Wirkungsweisen verändern können, und zum anderen, dass *Yersinia pestis* durch DNA-Analysen von Pesttoten des 14. Jh. nachgewiesen wurde.«[23]

Die Pest und die Ratten

»Die Pest, (Beulenpest, »Schwarzer Tod«, engl. Plague; frz. Peste) ist eine durch *Yersinia pestis* hervorgerufene Zooanthroponose, die als hämorrhagische Septikämie unter wilden Nagern weit verbreitet ist und unter bestimmten Voraussetzungen durch Ektoparasiten [sc. durch Flöhe, M. V.] auf den Menschen übertragen wird«, heißt es in einem neueren medizinisches Lehrbuch.[24] Und ein Lehrbuch der Mikrobiologie ergänzt: »Die Pest ist primär eine Krankheit der

Nagetiere (Ratten). Unter diesen werden die Erreger durch Flöhe
übertragen.[25] Die Pest ist also zuvörderst eine Krankheit der Nager,
sie werden als Erste davon ergriffen und getötet. Aber die Zeugnisse
aus der Zeit des Schwarzen Todes aus Europa – anders als Berichte
von Pestseuchen im China in der zweiten Hälfte des 19. Jahrhunderts, aus Indien oder aus Südafrika vor 1900 – berichten nicht vom
Rattensterben. Über eine Pestepidemie in der ägyptischen Hafenstadt Alexandria schreibt ein deutscher Arzt um 1900 hingegen wiederum, dass das Sterben von den Ratten ausgegangen sei.[26]

Robert Koch, der die Pest 1897 in Indien und in Südafrika studierte, wurde im ersten Kapitel zu diesem Thema schon zitiert. Er
betrachtete es eine »sehr wichtige Tatsache, über welche merkwürdigerweise in keinem der Pestberichte aus früheren Zeiten etwas erwähnt ist, daß nämlich die Ratten so außerordentlich empfänglich
für die Pest sind und daß diese Tiere an der Ausbreitung der Pest
ganz wesentlich beteiligt sind. [...] Den Eingeborenen [...] ist dieses
Kennzeichen der beginnenden Pest so bekannt, daß sie sofort aus
ihren Hütten flüchten, wenn die Ratten zu sterben beginnen.«[27]

Der Londoner Rattenexperte Graham Twigg hat zudem geltend
gemacht, dass überhaupt nicht bekannt sei, ob es tatsächlich im Europa des 14. Jahrhunderts Ratten in genügender Abundanz gegeben

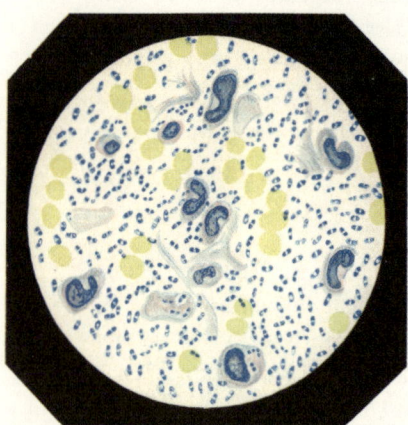

Fig. 1: Pestbazillen im Buboausstrichpräparat. Alkoholfixie-
rung. Färbung mit verdünntem
Methylenblau

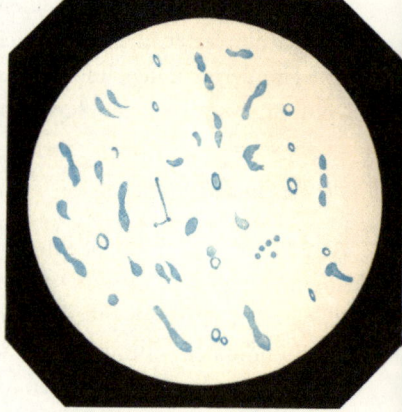

Fig. 2: Involutionsformen
des Pestbazillus

habe, aber dieser Einwand ist doch fragwürdig. Vieles deutet darauf hin, dass diese so fruchtbaren Kosmopoliten auch in ferner Vergangenheit in hoher Zahl bei uns lebten, man denke nur an die Geschichte vom Rattenfänger von Hameln aus dem 13. Jahrhundert.[28] Festzuhalten bleibt, dass die englischsprachigen Wissenschaftler aus guten Gründen darauf hinweisen, dass eine Seuche, die nicht von Rattensterben begleitet wird, vermutlich keine von *Yersinia pestis* verursachte Erscheinung, also keine Pest, ist.

Die Überträger der Pest

Die Beulenpest wird mittels eines tierischen Vektors, zumeist eines Flohs, auf eine »außerordentlich umständliche« Weise übertragen.[29] An der Frage, welcher Floh dafür in Frage kommt, entzündete sich in den 1950er Jahren unter Naturwissenschaftlern und Medizinhistorikern eine Kontroverse.[30] Flöhe bevorzugen bestimmte Wirbeltiere, der Rattenfloh *(Xenopsylla cheopis)* die Ratte. Aber dieser Floh nimmt durchaus auch mit einem anderen Säugetier vorlieb. Da Flöhe sich oft vom Boden her nähern und ins Bein stechen, werden häufig zuerst die Lymphknoten in der Leiste befallen und schwellen an. Hohes Fieber stellt sich ein, Unruhe, Benommenheit. Der Tod

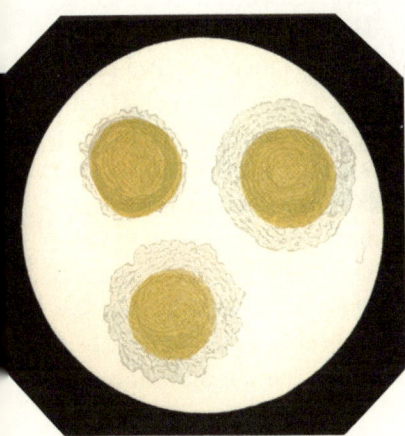

Fig. 3: *Pestkolonien auf der Oberfläche von Gelatine*

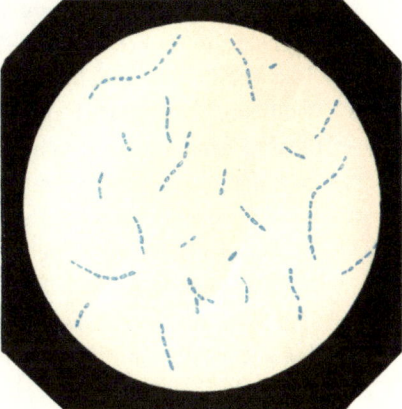

Fig. 4: *Kettenbildung der Pestbazillen in Bouillon*

tritt zumeist nach wenigen Tagen ein, bisweilen schon nach Stunden.

Die Übertragung von der Ratte über einen Floh auf einen Menschen dauert eine Weile. Die Beulenpest wird von Flöhen übertragen, und diese Tiere brauchen bestimmte ökologische Umstände: Zur Fortpflanzung und zur Fortbewegung benötigen sie viel Wärme, in den tropischen Ländern wie Indien breitete sich die Pest am schnellsten bei Tagestemperaturen von etwa 24 bis 27 Grad Celsius aus.[31] Daher läuft die Ausbreitung selbst dort nur langsam ab, sogar in den heißen Zonen, wo die Beweglichkeit der Flöhe hoch ist und sie sich rasch fortpflanzen können.

Heute besteht Konsens, dass der Schwarze Tod, die europäische Seuche in der Mitte des 14. Jahrhunderts, unmittelbar von Mensch zu Mensch übertragen wurde. Diese vergleichsweise rasche Übertragung könnte durch den Menschenfloh erfolgt sein, so vermuten kontinentale Vertreter der Menschenflohthese. Sie sind der Ansicht, der Menschenfloh könne eine Seuche auslösen, wenn er in genügender Abundanz auftrete. Die »Rattenflohanhänger« bezweifeln dies. Sie behaupten, dass nur im Blut des Rattenflohs das Pestbakterium in genügend hoher Dichte zu finden sei.

Der Heidelberger Epidemiologe Hans Raettig hat die wichtigsten Erkenntnisse der kontinentaleuropäischen Pestforschung so zusammengefasst: 1. Bei den mittelalterlichen Pestseuchen in Europa sei kein Rattensterben beobachtet worden – die Pest habe also nur die Menschen berührt, nicht die Ratten; 2. in unseren Breiten sei die Pest vorwiegend innerhalb von Familien übertragen worden, also wohl direkt von Mensch zu Mensch; 3. die europäische Pest zeige ein grundlegend anderes Erscheinungsbild als die Pest in jüngerer Zeit in Asien, nämlich sehr viel häufiger schwarze Flecken auf der Haut der Erkrankten. Dies seien abgestorbene Gewebe, die Folge kleiner Blutergüsse, die von den pestinfizierten Flohstichen herrührten, daher auch der Name Schwarzer Tod.[32] Daraus folgerte Raettig, dass diese Pestinfektionen in Europa von einer Vielzahl von Menschenflohstichen herrührten, während Rattenflöhe nur ausnahmsweise Menschen befielen.

Die Empfänglichkeit von Wirbeltieren für die Pest

Der Schwarze Tod hat gleich nach seinem Eintreffen in Italien Tiere verschiedener Arten getötet, sagen die Quellen. Auch »empfindsame Tiere«, Haustiere, sollen davon betroffen gewesen sein. Die Erfahrungen der modernen Medizin bei Tierversuchen mit dem Pesterreger lauten ganz anders: Um das Jahr 1900, als in Indien nachweisbar die Pest herrschte, unternahmen englische Ärzte in Indien Laborversuche mit vielerlei Arten von Wirbeltieren, mit Rindern, Schweinen, Vögeln u. a. Im ersten Kapitel wurden die Ergebnisse schon erläutert; sie seien hier nochmals kurz rekapituliert: Die meisten Wirbeltiere erwiesen sich als wenig anfällig für diese bakterielle Infektionskrankheit: Pferde und Rinder sind für die Pest so wenig empfänglich, dass selbst eine so schwere Infektion wie die subkutane Einspritzung einer Kultur von Pesterregern nur eine mäßige lokale Reaktion und ein mehrtägiges Fieber zur Folge hat. Stärker empfänglich zeigen sich Ziegen; Katzen können an der Pest erkranken, aber sie sterben nur selten daran. Auch Hunde erwiesen sich als nicht oder nur wenig empfänglich. Sehr widerstandsfähig gegen den Pesterreger sind gemäß diesen um die Jahrhundertwende durchgeführten Studien Schweine.

Amerikanische Mediziner haben derlei Versuche in den 1960er Jahren während des Krieges in Vietnam wiederholt, denn auch dort herrschte während des amerikanischen Krieges die Pest, es gab mehrere 10 000, vielleicht sogar 100 000 Fälle. Ein Ergebnis dieser Untersuchungen: Schweine nehmen den Pesterreger zwar auf und zeigen Symptome von Unpässlichkeit, aber das Krankheitsbild entwickelt sich bei ihnen nicht voll aus und sie sterben auch nicht daran.[33] In Italien sollen im Jahr 1347 zeitgenössischen Berichten zufolge Schweine nach kürzester Zeit an der »Pest« gestorben sein. Wie lässt sich dieser Widerspruch aufklären?

Verschiedene Antworten sind denkbar: Es wäre möglich, dass es sich bei den für die Laborversuche verwendeten Schweinen – um 1900 in Indien, 1965 in Vietnam – um asiatische Schweinerassen handelte, die anders reagierten als die italienischen Schweine 1347. Oder die Schweine haben in diesen vielen Jahrhunderten eine Immunität gegen die Pest entwickelt. Oder – und das ist die plausibelste Antwort – die Seuche von 1347 ff. wurde nicht vom Pesterreger *Yersinia pestis* verursacht.

Demographische Verluste und die Peststerblichkeit

Die Bevölkerung Europas begann zu schrumpfen, lange bevor die Seuche in Italien begann; die Sterblichkeit war wohl bereits nach 1312 erheblich.[34] Für Zentraleuropa, in dem die Bevölkerungsgeschichte bislang stark vernachlässigt wurde, kann man unmöglich die Verluste aus dieser Zeit und die von Seuchen verursachte Sterblichkeit um das Jahr 1340 und die späteren von 1349/50 gegeneinander in Rechnung stellen. Selbst wenn die Bevölkerung nach 1350 um ein Drittel niedriger gewesen sein sollte, könnte man doch nicht sagen, welcher Anteil dieses Schwundes auf den Schwarzen Tod zurückzuführen ist. Während des Schwarzen Todes war die Sterblichkeit in südlichen Ländern und in England sehr hoch, für Florenz und viele andere große Städte wird sie für die Jahre 1348/49 auf 50 Prozent geschätzt. Für das Territorium des Deutschen Reiches werden die Verluste oft mit einem Drittel angegeben, aber eine solche Einschätzung ist kaum möglich, denn es sind weder die Bevölkerungszahlen aus dem zweiten Jahrzehnt noch die aus der Zeit nach 1348 oder 1360 so gut bekannt. Richtig ist, dass es in den folgenden Jahrhunderten auch in Mitteleuropa immer wieder zu Epidemien kam. Für die Zeit um 1350 beziffert der Kölner Mediävist Erich Meuthen die deutsche Bevölkerung auf 13 bis 14 Millionen, ihren Tiefststand erreichte sie erst gegen 1470 mit sieben bis zehn Millionen, wie er vorsichtig annimmt.[35] Das klingt glaubhaft, gerade weil es so unbestimmt ist. Ein starker Bevölkerungsrückgang ist möglich, aber nicht in der kurzen Zeitspanne zwischen 1348 und 1355, sondern im Verlauf der folgenden hundert oder mehr Jahre. Nach 1470 begann die deutsche Bevölkerung wieder langsam zu wachsen, bis die Seuchen des Dreißigjährigen Krieges den Anstieg erneut unterbrachen.

Die Peststerblichkeit in den indischen Großstädten um das Jahr 1900 ist gut gesichert, sie betrug 2,5 bis 3 Prozent pro Jahr,[36] obwohl dort die Pest lange Zeit nicht grassiert hatte und das – bei der Pest ohnehin nur geringe – Immunitätspotenzial somit niedrig war. In Indien war die Mortalität umso höher, je kleiner eine Stadt war – in

Mitteleuropa soll es gerade umgekehrt gewesen sein.[37] In großen indischen Städten wie Bombay, Poona oder Karachi lag die Peststerblichkeit um 1900 zwischen 20 und 31,2 Promille; in Städten mit wenigen Tausend Einwohnern lag sie bei über 100 Promille.[38]

Auch wurden in Europa um 1350 viel mehr Menschen ergriffen und getötet als in Indien, obwohl die naturräumlichen Umstände in Indien für die Pest sehr viel günstiger sind und Indien moderne Verkehrsmittel besaß. Erich Woehlkens, ein norddeutscher Naturwissenschaftler, der in den 1950er Jahren die Seuchen in der Stadt Uelzen sehr gründlich erforscht hat, hielt es für unmöglich, dass es die Pest war, die an einem Ort Verluste von 50 Prozent verursachte, wie dies für einige italienische Städte offenbar zutrifft. »Es gibt also eine obere Grenze für die Verlustziffer einer Pestepidemie, die nicht überschritten werden kann«, behauptet er. »Sie liegt etwa bei 35 %.«[39] In Teilen Europas erwies sich die Seuche um 1350 als hochansteckend; doch die Pest, wie sie sich im 19. und 20. Jahrhundert in Asien manifestierte, ist keineswegs eine hochkontagiöse Infektionskrankheit.

Die Seuche, die im 14. Jahrhundert durch Europa zog, scheint sehr ansteckend gewesen sein, denn sie ergriff und tötete rasch viele Menschen. Im Orient zeigte die mit Sicherheit von *Yersinia pestis* verursachte Seuche im 19. und 20. Jahrhundert ein ganz anderes Gesicht: Es war ziemlich leicht, sich gegen sie zu schützen, daher scheuten sich europäische Reisende im 19. Jahrhundert nicht, pestverseuchte Regionen im Osmanischen Reich aufzusuchen. Der deutsche Arzt Franz Pruner, der im 19. Jahrhundert in Ägypten Pestkranke behandelte, hat die hohe Ansteckungsgefahr der Pest ausdrücklich verneint.[40]

S. Cohn hat die Symptome der spätmittelalterlichen Pest sorgfältig studiert und kommt zu dem Ergebnis, dass sie sich bis hin zur Position der Pestbeulen und zur relativen Häufigkeit deutlich unterscheiden von den Symptomen bei späteren Pestepidemien. Boccaccio schreibt: »Es bildeten sich nämlich bei Männern und Frauen in gleicher Weise Schwellungen in der Leistengegend oder unter den Achseln, von denen einige mehr oder weniger die Größe eines Apfels oder eines Eies erreichten und vom Volk Pestbeulen genannt wurden. Von diesen beiden Körperstellen breiteten sich die tödlichen

Pestbeulen in kurzer Zeit gleichmäßig auf dem ganzen Körper aus. Kurz darauf begannen sich die Zeichen der Krankheit in schwarze und blaue Flecken umzuwandeln, die zahlreich auf den Armen, an den Schenkeln und an jeder Stelle des Körpers auftraten, beim einen groß[flächig] und spärlich, beim andern klein und dichtgedrängt. Und wie zuvor die Beulen ein sicherer Hinweis auf den bevorstehenden Tod waren, so waren es für jeden, der sie bekam, nunmehr diese Flecken.«[41]

In Indien wurden die Erscheinungen auf der Epidermis der Pestkranken etwas anders geschildert.

Von 3752 Patienten in den verschiedenen Spitäler von Bombay zeigten 2883 (77 Prozent) Beulen, also geschwollene Lymphknoten. Bei den wenigsten Kranken (sechs Prozent) trat mehr als eine Beule auf, bei keinem einzigen war der ganze Körper betroffen.[42]

Die rasche Ausbreitung des Schwarzen Todes in Europa

Der Schwarze Tod breitete sich in Süd- und Westeuropa sehr schnell aus, er war 1349/50 bis in den Norden Skandinaviens vorgedrungen, »probably […] before it invaded southern Germany«, schreibt O. Benedictow.[43] Die Bevölkerungsdichte in Norwegen war damals sehr niedrig; aber die todbringende Seuche rückte offenbar rasch voran, oft mit einer Geschwindigkeit von acht Kilometern pro Tag, und sie verursachte im Norden Europas hohe Bevölkerungsverluste.[44] Hingegen benötigte sie in Naturräumen, die für die Pest günstiger sind, wie Indien, für diese Distanz fast ein halbes Jahr, obwohl es in Indien die Eisenbahn gab. Auch hier findet der Zweifel Nahrung, dass es sich beim Schwarzen Tod tatsächlich um die Beulenpest handelte.

Wo Ratten und Flöhe heimisch sind, kann man eine ständige Anwesenheit der Pest erwarten. Im indischen Bombay starben ab 1896 *Jahr für Jahr* Menschen an der Pest, zwischen 1897 und 1906 jährlich zwischen 10800 und 20700.[45] In Indien trat die Pest also dauerhaft auf, denn Ratten und ihre mit *Yersinia pestis* infizierten Flöhe sind gleichfalls immer vorhanden. In Europa zeigte die Seuche sich meist in Wellen alle sechs bis zwölf Jahre.

Dieses Argument ist in seiner Aussagekraft nicht eindeutig, es könnte auch darauf hinweisen, dass zumindest bei einzelnen Epidemien in Europa – z. B. vor der großen Pest von 1665 in London – durchaus *Yersinia pestis* der Erreger war. In London waren Mitte des 17. Jahrhunderts Jahr für Jahr Todesfälle infolge dieser Seuche zu verzeichnen: Nach der großen Epidemie von 1625, mit mehr als 45 000 Toten, starben weiterhin jedes Jahr einzelne Personen daran. Eine kleine Epidemie mit knapp 1600 Toten trat 1630/31 auf, eine größere mit 13 000 Toten in den Jahren 1636/37. Auch in den Jahren nach 1640 blieb die Zahl der an der Seuche Verstorbenen hoch, gewöhnlich waren es mehrere Tausend.[46] Hier könnte es sich tatsächlich um die Pest gehandelt haben. Auch bei späteren Ausbrüchen im Mittelmeerraum, in der Frühen Neuzeit, zum Beispiel 1720 in Marseille, könnte das Bakterium *Yersinia pestis* die Ursache der Sterblichkeit gewesen sein.

S. Cohn Jr. hat die Frage, ob es vor dem Jahr 1800 in Europa Pestepidemien gegeben habe, apodiktisch verneint, wie lange vor ihm englische Mediziner. Woehlkens vertrat aufgrund eigener Forschungen schon 1954 einige der Hypothesen, die heute von englischsprachigen Medizinern und Historikern vorgetragen werden. Aber auch er kam hinsichtlich der Seuchen von 1566 und 1597 in der Stadt Uelzen zu dem Ergebnis, dass die Sterblichkeit bei einigen Berufsgruppen besonders hoch war – bei Bäckern, Leinewebern und Müllern, eben bei Berufsgruppen, deren Arbeitsstätten von Ratten gern aufgesucht werden. Niedrig war sie bei den Schmieden, den Rademachern und anderen Metall verarbeitenden Berufen, deren Werkstätten von den Ratten ob ihres Lärms gemieden wurden.[47] Auch diese beiden Seuchen könnten also von *Yersinia pestis* verursacht worden sein.

Der historische Begriff »Pestilenz«, der immer wieder in Chroniken auftritt, ist vieldeutig: Pestilenz bedeutet nicht unbedingt Pest, sondern auch ganz einfach »Seuche«. Pestilenz wurde in der ferneren Vergangenheit vieles genannt, was man nicht genau einzuordnen vermochte – wirklich zuverlässige Diagnosen gab es bei den epidemisch auftretenden Infektionskrankheiten vor dem Entstehen der Bakteriologie ohnehin nicht. Von einigen dieser Pestilenzen kann man annehmen, dass es sich um echte Pestseuchen handelte. Diese späteren Epidemien zeigten auch sehr unterschiedliche

Erscheinungsformen; selbst in der Neuzeit brachten die als »Pest«
bezeichneten Seuchen enorme Unterschiede in der Mortalitätsrate
von 14 bis 53 Prozent mit sich,[48] und auch dies ist ein wichtiges Indiz
dafür, dass man an andere Infektionskrankheiten denken sollte.

Die Anwesenheit von Yersinia-pestis-DNA

Bulst machte geltend, »dass *Yersinia pestis* durch DNA-Analysen von
Pesttoten des 14. Jh. nachgewiesen wurde«. Einige Molekularmedi-
ziner behaupten, das Bakterium *Yersinia pestis* auch in Pestgräbern
aus späterer Zeit gefunden zu haben.[49] Doch wurden von anderen
Medizinern inzwischen schon wieder Zweifel an der Zuverlässigkeit
dieses Befundes angemeldet.[50]

Infektionskrankheiten werden – sieht man von Viren ab – von
lebenden Erregern verursacht, und diese Lebewesen können mutieren. Doch das bedeutet nicht, dass sie sich so schnell verändern
können, dass sich das gesamte Erscheinungsbild wandelt. Lebende
Krankheitserreger können ihr Erscheinungsbild verändern, denn
der Erreger kann mutieren oder seine Virulenz einbüßen; es kann
sich auch das Krankheitsbild ändern, vor allem natürlich dann,
wenn dieselbe Krankheit unter ganz anderen naturräumlichen Gegebenheiten in Erscheinung tritt. Aber wie sehr können sie sich verändern?

Von einigen virenverursachten Infektionskrankheiten bzw. deren Erregern gibt es unterschiedlich virulente Stämme, etwa von
Pocken. Die Pockensterblichkeit war daher in der Vergangenheit
unterschiedlich hoch, je nachdem, welcher Erregerstamm gerade
auftrat. Sehr stark veränderlich ist auch das Grippevirus, vor allem
der Typus A. Influenzaepidemien traten in Mitteleuropa mit sehr
unterschiedlicher Sterblichkeit auf, im Verlauf der Pandemie von
1918/19 war sie deutlich höher als bei früheren Epidemien und es
starben viel mehr jüngere Menschen. Aber was das jahreszeitliche
Auftreten anbetrifft, die klinischen Symptome, die rasche Ausbreitung, die hohe Kontagiosität und die geringe Immunität, zeigte sie
doch das Erscheinungsbild der altbekannten Influenza.

Könnte das Pestbakterium mutiert sein? Eine solche Mutation
wäre denkbar. Dies könnte die Virulenz des Erregers verändert ha-

ben, wie sie auch bei anderen Erregern – z. B. dem Pockenvirus – in der Vergangenheit nachgelassen hat. Man darf aber nicht übersehen, dass sich die Pest nicht nur in einer Hinsicht verändert haben soll, sondern in fast jeder, und das fällt dann doch schwer zu glauben.

Wo die Pest nach 1800 in Europa auftrat, zeigte sie dasselbe Erscheinungsbild wie vor 1900 in Indien. Die Pest erschien epidemisch in Europa nach 1800 nur in Städten am Meer, häufiger im Mittelmeerraum als am Atlantik und nur selten nördlich des 45. Breitengrades.[51] Es gab im 20. Jahrhundert eine weitreichende Pestepidemie in der Mandschurei, dort bildeten vor allem die Murmeltiere ein Reservoir des Erregers.[52] Es gab einzelne Pestfälle nach 1918 in Paris, eine kleine Pestepidemie 1924 in Griechenland sowie kleinere Ausbrüche bei Kriegsende 1945 auf Korsika und in Tarent.[53] Dabei konnten Ratten und ihre Flöhe als Vektoren ermittelt werden. Auch in Vietnam zeigte die Pest in den 1960er Jahren dieselben Charakteristika wie in Indien zur Jahrhundertwende (1900).[54]

Es fällt daher schwer zu glauben, dass es sich beim Schwarzen Tod und bei vielen späteren Seuchen tatsächlich um eine von *Yersinia pestis* verursachte Seuche handelte, denn die naturräumlichen Umstände in Europa begünstigen die Ausbreitung des Pesterregers keineswegs. Dass sich im kühlen Skandinavien die Pest nach 1349 so rasch verbreitet haben und im Verlauf des 15. Jahrhunderts sogar zweimal in Island aufgetreten sein soll, ist schwer zu glauben, und angebliche Pestausbrüche in Deutschland in der kalten Jahreszeit sind gleichfalls mehr als fraglich. Auch bei der letzten »Pest« in Deutschland, 1712/13, die neben deutschen Städten auch Kopenhagen heimsuchte, dürfte es sich eher um eine andere Infektionskrankheit gehandelt haben.[55]

Schlussgedanken

Ist es überhaupt wichtig, zu wissen, um welche Infektionskrankheit es sich handelte, welche Art von Seuche die Sterblichkeit so gewaltig in die Höhe trieb? Ist nicht das Ausmaß der Sterblichkeit – und überhaupt die Tatsache des demographischen Rückgangs – sehr viel wichtiger? Die zweite Frage kann man als Historiker wohl ohne Weiteres bejahen; aber eine Bedeutung hat auch die Antwort auf die

Frage nach der Natur der Seuche, denn die Kenntnis, um welche Infektionskrankheit es sich gehandelt hat, könnte z. B. dem Mediävisten helfen, Hypothesen zu bilden oder zu generalisieren, wenn die Quellenlage keine anderen Einsichten zulässt. Medizinern würde sie erlauben, den Verlauf einer Seuche zu studieren, um künftigen Epidemien vorzubeugen.

Deutsche Mediziner hatten im 20. Jahrhundert wenig Gelegenheit, Pestkranke zu behandeln. Hingegen mussten sich englische Ärzte in der ersten Hälfte des 20. Jahrhunderts in Indien und amerikanische Ärzte in den USA, aber auch in Ländern wie Vietnam, immer wieder um Pestkranke kümmern. Sie konnten daher die Symptome und die ökologischen Umstände der Pest erforschen. Man sollte ihre Erfahrungen und Kenntnisse also nicht geringschätzen. Wo so viele klinische und epidemiologische Erscheinungen anders waren als bei der historischen »Pest« in Alt-Europa, da ist Vorsicht geboten, da wird man annehmen müssen, dass tatsächlich ein anderer Erreger als *Yersinia pestis* als Ursache mit im Spiel war.[56] Auch bei anderen rätselhaften Seuchen – wie etwa dem »Englischen Schweiß«, der seit 1485 grassierte und fünfzig Jahre später wieder verschwand – steht einerseits noch nicht sicher fest, um welche Infektionskrankheit es sich tatsächlich handelte, andererseits wurde inzwischen ziemlich überzeugend darauf hingewiesen, dass neu entdeckte Hantaviren als Erreger in Frage kommen.[57]

So viel könnte man, leicht überspitzt, sagen: Mit Sicherheit gab es von *Yersinia pestis* verursachte Seuchen in Europa im 19. und 20. Jahrhundert – ob von *Yersinia pestis* verursachte Seuchen auch schon vor dem Jahr 1800 Europa aufgetreten sind, ist nicht gesichert.

---

1   Ann Carmichael, Plague and the Poor in Renaissance Florence, Cambridge/New York 1986, bes. S. 80, 119–121.

2   Vgl. Lorenzo Del Panta, Le epidemie nella Storia demografica italiana (Secoli XIV–XIX), Turin 1980, bes. S. 108 f., 111–114. Der Verlauf der Pest wurde für einzelne italienische Städte ausführlich dargestellt, z. B. William Bowsky, Siena: Stability and Dislocation, in: ders., Hg., The Black Death. A Turning Point in History! New York 1971, S. 114–121; Elisabeth Carpentier, Une Ville Devant la Peste: Orvieto et la Peste Noire de 1348, Paris 1962.

3   Reinhold C. Mueller, Peste e demografico, in: Venezia e la Peste, 1348/1797 [Katalog zur gleichnamigen Ausstellung],Venedig 1979, S. 93–96.

4   Zit. nach Klaus Bergdolt, Hg., Die Pest 1348 in Italien. Fünfzig zeitgenössische Quellen, Heidelberg 1989, S. 42. Siehe auch ebd., S. 34, 66, wo vom Sterben anderer Wirbeltiere berichtet wird.

5   Zit. nach Wolfram Brandes, Die Pest in Byzanz nach dem Tode Justinians (565) bis 1453, in: Mischa Meier, Hg., Die Pest. Die Geschichte eines Menschheitstraumas, Stuttgart 2005, S. 221.

6   Für Belege der folgenden Aussagen siehe Manfred Vasold, in: Historische Zeitschrift 277/2 (2003), S. 281–308. Die tatsächliche Zahl der Opfer ist dort, wo die Seuche auftrat, sehr unsicher. Alois Niederstätter, Die Herrschaft Österreich. Fürst und Land im Spätmittelalter (Österreichische Geschichte 1278–1411), Wien 2001, versucht ein differenziertes Urteil zu geben, schreckt dann aber wieder von den Folgerungen zurück.»Die Forschung [!] geht heute davon aus, daß im Durchschnitt etwa ein Drittel der Bevölkerung der Seuche zum Opfer fiel, wobei beträchtliche regionale Unterschiede auftraten« (S. 15). Dabei erlauben seine eigenen Aussagen über Verluste innerhalb Österreichs diesen Schluss – ein Drittel Verluste – keineswegs.

7   František Graus, Pest–Geissler–Judenmorde. Das 14. Jahrhundert als Krisenzeit, Göttingen 1987, S. 24 f.

8   So schrieb z. B. Hartmut Boockmann, Stauferzeit und spätes Mittelalter. Deutschland 1125–1517 (Das Reich und die Deutschen 8), Berlin 1987, 1994, S. 228:»Zu selben Zeit erreichte Süddeutschland eine Pestwelle, die bis zum Jahre 1351 ganz Deutschland durchzog und ein Drittel der Bevölkerung hinwegraffte.«

9   Robert Hoeniger, Der Schwarze Tod in Deutschland, Berlin 1882, S. 31.

10 Die Pest kann »durch hohe Gebirge und Waldungen in ihrem Fortschreiten aufgehalten werden [...]. Nach alten Chroniken hat sich die Pest, wenn sie aus Sachsen über Thüringen gegen Franken vordrang, mehrmals an der Kette des Thüringer Walds gebrochen«, schreibt Jacob Henle, Von den Miasmen und Kontagien [1840], Ndr. Leipzig 1910, S. 64.

11 Georges Despy, La »Grande peste« noire de 1348« a-t-elle touché le roman pays de Brabant?, in: Centenaire du Séminarie d'histoire médiévale de l'université libre de Bruxelles 1876–1976, Brüssel 1977, S. 195–217. Siehe dazu auch die Karte bei Henri Dubois, La Dépression (XIVe et XVe siècles), in: Jacques Dupâquier, Hg., Histoire de la Population Française. Bd. 1: Des origines à la Renaissance. Paris 1988, S. 313–366, Karte S. 315.

12 Heinrich Reincke, Bevölkerungsprobleme der Hansestädte, in: Hansische Geschichtsblätter 70, 1951, 9 f.; Klaus Schwarz, Die Pest in Bremen. Epidemien und freier Handel in einer deutschen Hafenstadt (Veröffentlichungen aus dem Staatsarchiv der Freien Hansestadt Bremen, hg. von Adolf E. Hofmeister, 60), Bremen 1996, bes. S. 97–102.

13 H.-J. Wenner, Handelskonjunkturen und Rentenmarkt am Beispiel der
    Stadt Hamburg um die Mitte des 14. Jahrhunderts (Beiträge zur Geschichte
    der Stadt Hamburg 9), Hamburg 1972, bes. S. 25, 94, 134–139. Jürgen
    Hartwig Ibs, Die Pest in Schleswig-Holstein von 1350 bis 1547/48. Eine
    sozialgeschichtliche Studie über eine wiederkehrende Katastrophe (Kieler
    Werkstücke. Reihe An: Beiträge zur schleswig-holsteinischen und skandi-
    navischen Geschichte 12), Frankfurt/M. u. a. 1994, S. 87, 90 f.

14 Ole J. Benedictow, The Black Death 1346–1353. The Complete History, o. O.
    2004, S. 248 ff.

15 Ebd., S. 153.

16 John F. D. Shrewsbury, A History of Bubonic Plague in the British Isles,
    Cambridge 1970, S. 36 f.

17 Graham Twigg, The Black Death. A Biological Reappraisal. London 1984,
    bes. S. 185, 220 f.

18 Susan Scott / Christopher Duncan, Biology of Plagues. Evidence from
    Historical Populations, Cambridge 2001, S. 354–362.

19 Der Heidelberger Medizinhistoriker Wolfgang U. Eckart, Ein sozialer
    Erreger. Die Pest, die das mittelalterliche Europa nachhaltig veränderte, war
    keine Ebola-Epidemie, in: FAZ v. 4.8.2001, wies diese Auffassung zurück.

20 Samuel Cohn Jr., The Black Death Transformed. Disease and Culture in
    Early Renaissance Europa, London 2003, S. 1.

21 J. Longrigg, The Great Plague of Athens, in: History of Science 18, 1980,
    S. 209–225; A. H. Wylie / H. W. Stubbs, The Plague of Athens: 430–428 B. C.:
    Epidemic and Epizootoc, in: Classical Quaterly 77, 1983, S. 6–11.

22 Der Medizinhistoriker Klaus Bergdolt, Der Schwarze Tod in Europa. Die
    Große Pest und das Ende des Mittelalters, München 1994, S. 30, schreibt
    mit Blick auf die Gründung der Universität Prag vom »Pestjahr 1348«. Er
    fährt fort: »Es muß als Laune der Geschichte betrachtet werden, daß die
    neue Metropole [sc. Prag] die von Menschen aller Herren Länder besucht
    wurde, als eine der wenigen Städte Mitteleuropas vom Schwarzen Tod
    1348/50 verschont blieb.«

23 Neithard Bulst, Der »Schwarze Tod« im 14. Jahrhundert, in: Meier, Hg. (wie
    Anm. 5), S. 406 Anm. 14.

24 W. Knapp, Yersinia-Infektionen, in: Handbuch der Inneren Erkrankungen,
    hg. von Gerhard Brüschke. Band 5: Infektionskrankheiten, Jena 1983,
    S. 660.

25 Fritz H. Kayser, Erreger bakterieller Infektionskrankheiten, in: ders. u. a.,
    Medizinische Mikrobiologie, Stuttgart/New York [8]1993, S. 210.

26 Emil Gotschlich, Die Pest-Epidemie in Alexandrien im Jahr 1899, in: Zeit-
    schrift für Hygiene und Infektionskrankheiten 35 (1900), S. 195–264; Zitat
    S. 203.

27 Robert Koch, Über die Verbreitung der Bubonenpest, in: ders., Gesammelte
    Werke, hg. von Julius Schwalbe, Bd. II/1, Berlin 1912, S. 648–50.

28 Vgl. Michael McCormick, Rats, Communication, and Plague. Toward an
    Ecological History, in: Journal of Interdisciplinary History 34/1 (2003),
    S. 1–25, bes. S. 14 f.

29 David Herlihy, The Black Death and the Transformation of the West.
    Cambridge/London 1997, 26 f. (Zit. wurde hier nach der dt. Fassung, Der
    Schwarze Tod und die Verwandlung Europas, Berlin 1998.)

30 Vgl. Erich Keyser, Neue deutsche Forschungen über die Geschichte der
    Pest, in: Vierteljahrschrift für Sozial- und Wirtschaftsgeschichte 44 (1957),
    S. 243–253, bes. S. 244–246.

31 D. Cavanaugh / J. Williams, Plague: Some Ecological Interrelationships,
    in: Robert Traub / H. Starcke, Hg., Fleas. Proceedings of the International
    Conference on Fleas, Rotterdam 1980, S. 249.

32 Hansjürgen Raettig, Pest in Europa 1899–1952, in: Welt-Seuchen-Atlas, hg.
    von Ernst Rodenwaldt / Helmut Jusatz, Bd. 2, Heidelberg 1956, Kommentar
    zur Karte 47, Sp. 2. Siehe auch D. Cavanaugh / J. Williams (wie Anm. 31),
    S. 251.

33 Nachweis dafür Manfred Vasold, Die Pest. Ende eines Mythos. Stuttgart
    2003, S. 66 f.

34 Ian Kershaw, The Great Famine and Agrarian Crisis in England 1315–1322,
    in: Past & Present 59 (1973), S. 3–50; William Chester Jordan, The Great
    Famine. Nothern Europe in the erly Fourteenth Century, Princeton 1996,
    bes. S. 10–23.

35 Erich Meuthen, Das 15. Jahrhundert (Oldenbourg Grundriß der Geschichte
    9), München/Wien 1980, S. 3–5. In mehreren europäischen Ländern soll
    der niedrigste Bevölkerungsstand erst im 15. Jh. erreicht worden sein. Ole
    Benedictow, Plague in the Late Medieval Nordic Countries. Epidemiologi-
    cal Studies, Oslo 1992, S. 105 f.

36 William J. Simpson, A Treatise on Plague dealing with the Historical, Epi-
    demiological, Clinical, Therapeutic and Preventive Aspects of the Disease,
    Cambridge 1905, S. 73.

37 Vgl. Twigg (wie Anm. 17), S. 186–189; E.-H. Hankin, On the Epidemiology
    of Plague, in: Journal of Hygiene 5, 1905, S. 66; ders., La Propagation de la
    Peste, in: Annales de l' Institut Pasteur 12, 1898, S. 726.

38 Simpson, A Treatise on Plague (wie Anm. 36), S. 73.

39 Erich Woehlkens, Das Wesen der Pest, in: Studium Generale 9 (1956),
    S. 507–512; Zitat S. 512.

40 Franz Pruner, Ist denn die Pest wirklich ein ansteckendes Uebel, München
    1839.

41 Boccaccio, zit. nach Bergdolt, Pest (wie Anm. 4), S. 40. Auch Ernst
    Rodenwaldt, Die Pest in Venedig 1575–1577. Ein Beitrag zur Infektkette bei
    den Pestepidemien West-Europas (Sitzungsber. d. Heidelberger Akad. der
    Wissenschaften. Math.-Naturwiss. Kl. 1952), Heidelberg 1953, bes. S. 14 f.,

218–59, weist darauf hin, dass die Pestkranken in Venedig 1575/77 etwas andere Symptome aufwiesen als die Kranken des Schwarzen Todes.

42   Samuel K. Cohn Jr., The Black Death: End of a Paradigm, in: American Historical Review 107 (2003), S. 703–727, bes. S. 707 ff.

43   Benedictow, Black Death (wie Anm. 14), S. 153.

44   Twigg (wie Anm. 17), S. 133–135; Fabian L. Hirst, The Conquest of Plague. A Study of the Evolution of Epidemiology, Oxford 1953, S. 304 f.; Robert Pollitzer, Plague, Genf 1954, S. 15; Hubert H. Lamb, Klima und Kulturgeschichte. Der Einfluß des Wetters auf den Gang der Geschichte, Reinbek 182, S. 222 f.

45   Vasold (wie Anm. 33), S. 72.

46   Siehe Simpson, A Treatise on Plague (wie Anm. 36), S. 72–78.

47   Erich Woehlkens, Pest und Ruhr im 16. und 17. Jahrhundert. Grundlagen einer statistisch-topographischen Beschreibung der großen Seuchen, insbesonders in der Stadt Uelzen (Schriften des Niedersächsischen Heimatbundes, Neue Folge 26), Uelzen 1954, S. 72–76. Siehe auch Hugo Kupferschmidt, Die Epidemiologie der Pest, Aarau u. a. 1993, S. 49 ff.

48   Otto Ulbricht, Einleitung, in: Ders., Hg., Die leidige Seuche. Pest-Fälle in der Frühen Neuzeit, Köln/Weimar/Wien 2003, S. 15.

49   Bulst, Der »Schwarze Tod« (wie Anm. 23), S. 406 f. Anm. 14. Vgl. M. Drancourt / D. Raoult, Molecular Insights into the History of Plague, in: Microbes and Infection 4 (2002), S. 105–109.

50   M. Thomas / P. Gilbert u. a., Absence of Yersinia pestis-specific DNA in human teeth from five European excavations of putative plague victims, in: Microbiology 150 (2004), bes. S. 349–352. Siehe Michael Hofreiter, Die Analyse alter DNA, in: Roots/Wurzeln der Menschheit, Katalog zur Ausstellung Roots/Wurzeln der Menschheit, Mainz 2006, S. 175–182.

51   In Apulien stieg die Sterblichkeit (1815) von 31,5 Promille auf 58,6 im Jahr 1817, in der Toskana von 40,2 auf 67,9 Promille. Vgl. Del Panta (wie Anm. 2), S. 195–219.

52   Dmitrij I. Bibikow, Die Murmeltiere der Welt, Heidelberg u. a., ²1996, bes. S. 182–185.

53   E. Joltrain, La peste à Paris (1917–1936), in: Bulletin de l'Académie Royale de Médecin, 116 (1936), S. 601–615; Carl Seyfahrt, Über die Pest in Griechenland aufgrund einer Studienreise im Herbst 1924, in: Münchner Medizinische Wochenschrift 72 (1925), S. 1428–1430.

54   J. D. Marshall u. a., Plague in Vietnam 1965–1966, in: American Journal of Epidemiology 96 (1967), S. 603 f.

55   Siehe Kathrin Boyens, Die Krise in der Krise. Die Maßnahmen Hamburgs während der letzten Pest 1712–1714, in: Ulbricht, Hg. (wie Anm. 48, S. 290). Über die »Pest« in Kopenhagen siehe Vasold (wie Anm. 33), S. 144 f.

56   Im Jahr 2005 erschien in einem namhaften Berliner Verlag eine umfangreiche »Enzyklopädie Medizingeschichte«. Einer der längsten Artikel darin

handelt von der Pest, darin ist mit keinem Worte davon die Rede, dass es sich beim Schwarzen Tod möglicherweise nicht um eine von *Yersinia pestis* verursachte Epidemie gehandelt haben könnte.

57 Fredrich F. Holmes / Alan Dyer, The English Sweating Sickness of 1551: An Epidemic Anatomized, in: Medical History 31 (1997), S. 362–384; Fredrick F. Holmes, Anne Boleyn, the Sweating Sickness, and the Hantavirus: A Review of An Old Disease with a Modern Interpretation, in: Journal of Medical Biography 6 (1998), S. 43–48.

Das Fleckfieber

In der Geschichte Europas spielte das Fleckfieber lange Zeit eine große Rolle. Diese gefährliche Infektionskrankheit trat seit dem Spätmittelalter vor allem im Verlauf von längeren Kriegen und Hungersnöten immer wieder in Erscheinung. Im 17. und 18. Jahrhundert, als christliche Heere mehrmals auf dem Balkan gegen die Truppen des türkischen Sultans kämpften, wurde diese Seuche, der Örtlichkeit ihres Auftretens wegen, gern als »Morbus hungaricus« bezeichnet oder auch, mit Blick auf ihr wichtigstes Symptom, als »Heubt- oder Hauptkrankheit«, denn sie geht mit rasendem Kopfschmerz einher. Das Fleckfieber hat viele Namen, es wurde des auftretenden Exanthems wegen auch Typhus exanthematicus oder Flecktyphus genannt, Hungertyphus, weil es sich gern in Zeiten des Hungers zeigte. Oft wurde es mit einem Ort oder einem äußeren Ereignis verknüpft, dann nannte man es Gefängnis- oder Universitätsfieber, Hunger- oder Kriegsfieber. Während des Dreißigjährigen Krieges (1618–1648) wüteten in Teilen Europas schwere Fleckfieberepidemien, die Verluste dieses langen Krieges sind zu einem weitaus größeren Teil den Seuchen zuzuschreiben als der Gewalt der Waffen.[1]

Im 19. Jahrhundert waren Typhus oder Nervenfieber die häufigsten Bezeichnungen. Diese beiden Begriffe spielen auf die neurologischen Ausfallserscheinungen der Kranken an: Das griechische

Wort *typhos* bedeutet so viel wie Dunst, Nebel, denn die Sinne sind tatsächlich um-nebelt, der Kranke ist stark benommen.

Das Fleckfieber setzt nach einer Inkubationszeit von 10 bis 14 Tagen ein mit raschem Fieberanstieg, bohrenden Kopfschmerzen, Abgeschlagenheit sowie Aufgedunsenheit und Rötung des Gesichts. Die Lymphknoten am Hals beginnen zu schwellen. Bei den Kranken tritt nach etwa einer Woche ein blassroter Ausschlag auf, ein Exanthem, meist am Rücken. Bei manchen Kranken verstopfen die vielen Erreger die Blutgefäße, vor allem die in den Beinen, und es kommt zur Gangränbildung, ja selbst zu Spontanfrakturen. Wer diese Krankheit überstanden hat, ist fortan gegen sie immun.[2]

Zwei italienische Ärzte der Renaissance, Girolamo Fracastorio (1478–1553) und Geronimo Cardanus (1501–1576), haben sich um die Erforschung dieser schweren Infektionskrankheit verdient gemacht. Cardanus brachte die Entstehung nicht von ungefähr mit Flöhen in Verbindung, weil ihm das Exanthem wie von Flöhen verursacht erschien, er nannte sie daher Morbus pulicaris (Floh, lat. *pulex*). Fracastorio schilderte 1546 ihre Symptome. Er vermutete bereits, dass ein – mit dem bloßen Auge unsichtbarer – Erreger die Krankheit hervorrief, und unterschied drei Formen der Übertragung von Mensch zu Mensch: *per contactum, per fomites* und *ad distans* – durch direkte Berührung, durch einen Zwischenträger oder durch Tröpfcheninfektion über eine gewisse Entfernung hinweg.

Das Fleckfieber hat mit dem Typhus abdominalis ein wichtiges Symptom gemein, die starke Benommenheit des Kranken, den »Typhus«. Diese beiden Krankheiten wurden daher bis über die Mitte des 19. Jahrhunderts hinaus nicht klar voneinander getrennt. Erfahrene, kritische Mediziner wie der Wiener Arzt Valentin Edler von Hildenbrand (1763–1818) haben schon zu Beginn des 19. Jahrhunderts geahnt, dass es sich um zwei verschiedene Krankheiten handelt; aber erst nach der Jahrhundertmitte arbeitete der englische Arzt Charles Murchison den Unterschied heraus.[3] Noch heute heißt daher das Fleckfieber im Englischen *typhus,* der ihm oberflächlich ähnliche Typhus abdominalis hingegen *typhoid fever.*

Eigentümlich und für den zurückblickenden Historiker aufschlussreich ist auch die Sterblichkeit, die das Fleckfieber hervorruft. Diese Sterblichkeit zeigt eine deutliche Altersstaffelung: Sie steigt kontinuierlich mit dem Lebensalter des Erkrankten an. Sehr junge Menschen starben fast nie an einer Fleckfieberinfektion, Menschen mittleren Alters schon ziemlich häufig, und bei sehr alten Menschen erreichte die Mortalität in der Vergangenheit fast 100 Prozent. Diese Eigentümlichkeit des Fleckfiebers erleichtert es dem Medizinhistoriker, rückblickend eine Diagnose zu stellen, falls er über eine Epidemie nur wenig erfährt, ihm aber doch die Sterblichkeit überliefert wurde.

Das Fleckfieber im Gefolge von Napoleons Grande Armée

Mehrere Hunderttausend Soldaten waren Ende Juni 1812 mit Napoleons Großer Armee nach Russland ausgezogen, die große Mehrzahl von ihnen kehrte nicht zurück. Übrig blieb von dieser stolzen Armee weniger als ein Fünftel, an die 80 000 Mann. Weit mehr als die Hälfte der Großen Armee, 219 000, sollen Krankheiten zum Opfer gefallen sein, namentlich dem Fleckfieber, weitere 105 000 Soldaten fielen vor dem Feind.[4]

Auf dem Rückweg vom brennenden Moskau eilte Napoleon voraus und traf lange vor seiner Armee in Sachsen ein. Tage später kamen die traurigen Überreste der Grande Armée nach Deutschland. Der Berliner Arzt Christoph Wilhelm Hufeland (1762–1836) hat den Anblick dieses Elendshaufens bei ihrem Einzug geschildert: »Mehr Todten als Lebenden gleichend, aufs äußerste entkräftet, abgezehrt, den Schrecken Gottes auf den Gesichtern, und mehr noch im Innern tragend, physisch und moralisch erstorben, zum Theil mit erfrornen Gliedern, so erschienen diese vormaligen Weltüberwinder. […] In ihnen erzeugte sich, von ihnen ging zuerst aus das Gift, was nachher so grosse Verwüstung unter uns anrichtete, und dessen Wirkung jene epidemische Krankheit war, von welcher hier die Rede ist. […] Am meisten litten […], weil sie der Hauptsitz der Lazarethe und der Gefangenen waren, die drei Hauptstädte des preußischen Reichs, Berlin, Königsberg und Breslau.«[5]

Wo die Franzosen auf ihrem Weg nach Westen hindurchzogen, versprühten sie »das Gift«, das Hufeland erwähnt hatte. Es breitete sich mit dem Heer rasch aus und legte sich wie ein Leichentuch über das Land. Bald war auch die Zivilbevölkerung in den Städten da-

von betroffen. Nicht wenige Zeitgenossen haben über die nun einsetzende Seuche berichtet. Noch im Jahr 1813 erschienen in vielen
medizinischen Zeitschriften umfangreiche Berichte über das epidemische Fieber, ja, im ersten Drittel des vorigen Jahrhunderts, also
unmittelbar vor dem ersten Auftreten der Cholera asiatica in Mitteleuropa 1831, war dieses »Nervenfieber« – unter vielerlei Namen
– vielleicht die am häufigsten in der Fachpresse behandelte Krankheit. Wilhelm Hufeland selbst schrieb in dem von ihm gegründeten
und mit seinem Namen versehenen »Journal« mehrere lange Fach-
aufsätze darüber.

Die Befreiungskriege und ihre medizinischen Folgen

Teile von Napoleons Truppen verschanzten sich an der Jahreswende
1812/13 in Danzig. Die ihnen folgenden Russen belagerten die Stadt.
Im Februar 1813 brach die Epidemie aus. Tag für Tag starben hundert
und mehr Soldaten. Ende Februar zählte man 2000 Tote, im März
doppelt so viele. Das Massensterben hielt bis Mai 1813 an. Als die
Russen die Belagerung abbrachen, waren von den 36000 Soldaten
wenig mehr als 20000 übrig. Die Stadt Danzig hatte weit über 5000
Menschen unter der Zivilbevölkerung verloren.[6] Im Gefolge der
Schlachten und der allgemeinen Not begann sich schon im Frühjahr
1813 eine schwere Epidemie auszubreiten, die bald bis hinauf ins let-
tische Riga reichte.

Was nun anhebt, bezeichnet man in der deutschen Geschichtsschreibung als das Zeitalter der Befreiungskriege, damit ist die Be-
freiung vom napoleonischen Joch gemeint. Die großen militär- und
diplomatiegeschichtlichen Aktionen dieser Epoche brauchen hier
nicht im Detail dargestellt zu werden: Im Winter 1812 auf 1813 erreichte der kärgliche Rest von Napoleons Grande Armée deutschen
Boden. An Silvester 1812 verbündete sich der preußische General Yorck in der Konvention von Tauroggen mit den Russen. Zwei
Monate später folgte das russisch-preußische Militärbündnis von
Kalisch. Am 4. März 1813 rückten russische Truppen in Berlin ein,
wenige Tage später richtet König Friedrich Wilhelm III. an die Bevölkerung Preußens den berühmten Aufruf »An mein Volk«. Dann
beginnt der Frühjahrsfeldzug 1813, mit den Schlachten von Möckern,

Großgörschen und Bautzen. Anfang Juni folgen der Waffenstillstand von Pläswitz und der fruchtlose Prager Friedenskongress.

Ende April 1813 brachte Napoleon den Deutschen unweit von Dresden noch einmal eine schwere militärische Niederlage bei. Schrecklicher noch als die Szenen auf dem Feld waren jene danach, in den Sanitätsanstalten der Stadt: In Leipzigs Spitälern und Notquartieren lagen mehr Verletzte als die Stadt Einwohner zählte. »Durch die Straßen fuhren Leichenwagen mit ihrer jämmerlichen Fracht: Es war ein schauderhafter Anblick, die Wagen voll nackter Todten, in den abschreckendsten Stellungen untereinander geworfen, von den Krankenhäusern abfahren und an den Orten ihrer Bestimmung anlangen zu sehen. Das gemeine Volk gab ihnen zuletzt den Namen ›Fleischwagen‹. Viele Todte sollen in die Elbe versenkt worden sein. Mehrere Elbschiffe voll hier weggebrachter Kranken und Verwundeten wurden von den Franzosen selbst zwischen Dresden und Meissen auf der Elbe angezündet.«[7] In den Städten im Nordosten Deutschlands schnellte die Sterblichkeit jäh in die Höhe.

Mit den nördlich des Mains nach Westen abziehenden französischen Truppen und den flüchtenden Soldaten gelangte die Seuche an den Unterlauf des Mains, vor allem die Gegend zwischen Aschaffenburg und Frankfurt wurde bald von der Epidemie schwer heimgesucht. Gute, zuverlässige Beschreibungen liegen aus der Feder des französischen Arztes J. R. L. Kerckoff vor, der das dritte französische Korps unter Marschall Ney bis nach Moskau und auf dem Nachhauseweg begleitet hatte. Er berichtete über die Zustände in den Mainzer Lazaretten: »Die Krankheiten waren äußerst mörderisch geworden unter unseren Soldaten, zumal es an geeigneter Pflege fehlte. Um der Öffentlichkeit einen kleinen Einblick zu geben, und zugleich die mörderische Seuche beim Namen zu nennen, werde ich eine Tatsache erwähnen, deren Augenzeuge ich wurde. Ich war betraut mit dem Dienst im Lazarett, das im städtischen Auftrag eingerichtet worden war. Das erste Mal, als ich mich dorthin begab, fand ich dort ein Durcheinander von Lebenden und Toten, Verletzten und Fiebernden. Die Kranken waren alle auf den Boden hingebreitet, sie hatten nicht einmal Stroh […]. Beim Eintreten mußte ich auf den Zehenspitzen gehen, um auf niemanden zu treten. Ich habe gesehen, wie Kranke an den Leichen ihrer Kameraden lehnten.

Es erschien nun ihre Zahl so beträchtlich, daß sie fast aufeinander geschichtet waren. In einigen Sälen waren die Fenster fest verschlossen, so daß kein Lufthauch eindringen konnte; in anderen gab es weder Fenster noch Rahmen in den Öffnungen der Türen und der Fenster, trotz der Kälte, die dadurch entstand. Diese gleichen Kranken erzählten mir, daß sie seit zwei, drei, vier Tagen hier waren, ohne auch nur einen Schluck Wasser zu bekommen – ein trauriger Anblick!«[8] Ausdrücklich weist Kerckhoff darauf hin, dass es sich bei dieser Schilderung weder um Hirngespinste noch um eine Übertreibung handle.

In Mainz stieg die Sterblichkeit schlagartig an, in einzelnen Wochen stand sie um das Sieben- bis Zehnfache über der normalen Sterblichkeit: Die Stadt verlor aus ihrer Zivilbevölkerung weit mehr als 2 000 Menschen, der zehnte Teil ihrer Einwohnerschaft verstarb. Vor allem waren Ärzte und Pflegepersonen betroffen, die sich ständig in der nächsten Umgebung der Kranken aufhielten. Von den Ärzten erkrankten in Mainz sechs, davon starben vier; von den Wundärzten erkrankten zehn, von ihnen starben fünf.[9]

Die Kunde von diesem Massensterben kam sehr bald auch in das nördliche Franken, das in diesen Jahren, zwischen 1802 und 1816, teils bereits zum Königreich Bayern gehörte, teils noch immer politische Selbständigkeit genoss; eine Zeitlang gab es sogar ein eigenes Großherzogtum Würzburg. Die Verantwortlichen in den Städten und den fränkischen Duodezstaaten begannen sich auf einen Ausbruch der Krankheit einzurichten. Im Laufe des Spätwinters 1813 breitete sich die Epidemie in weiten Teilen Frankens aus, in Fulda und der Umgebung traten viele Fälle von Fleckfieber auf. In Mellrichstadt fing die Seuche im Februar 1813 zu wüten an, eingeschleppt, so musste man vermuten, von durchziehenden Soldaten.[10]

Französische Soldaten zogen auf ihrem Weg westwärts in die Heimat durchs Land, an einzelnen Tagen waren es viele Tausend, die wenigstens für eine Nacht in Nürnberg Unterkunft suchten.[11] Es »kamen wieder Franzoßen hier an«, schreibt der Nürnberger Stadtchronist Amberger über die ersten Monate des Jahres 1813. »Anfangs Februar kamen hier wieder Officiere, und Soldaten hier an, die aus dem Russischen Feldzug zurückkamen und ihre Glieder erfroren hatten.« Anfang März 1813 klagte der Nürnberger Stadtmedicus

Friedrich Wilhelm von Hoven, der seit dem Übergang Nürnbergs zum Königreich Bayern im Jahr 1806 die Aufsicht über die medizinischen Versorgungsanstalten dieser Stadt führte: »Unter den aus dem Felde zurückgekehrten Soldaten [sind] mehrere gewesen, die mit schlimmen Fieber behaftet waren.«[12]

Der Generalkommissar des neu gebildeten bayerischen Mainkreises, Graf von Thürheim, traf Vorsichtsmaßnahmen. Unter dem 8. März 1813 schrieb er: »Es ist bereits die Verfügung getroffen, daß alle von der Armee zurückkehrenden Personen an der Gränze sowohl, als dahier und zu Bamberg einer Visitation unterworfen, und die als krank Befundenen in die bereits etablierten Lazarethe gebracht werden […], aus denen solche nicht eher wieder entlassen werden dürfen, als bis solche vollkommen gesund sind, und keine Ansteckung mehr von denselben zu befürchten ist.«

Der bayerische Innenminister Maximilian von Montgelas gab daher den Auftrag, an der nördlichen Grenze Bayerns bezüglich dieser Epidemie weitreichende Regeln umzusetzen. Im benachbarten Königreich Böhmen herrschten bereits strenge Bestimmungen, es wurden nur noch solche Personen eingelassen, die einen Gesundheitspass vorweisen konnten. Einige Tage später verfasste Montgelas eine Denkschrift »Zur Sicherung der Einwohner des Königreichs von dem Kontagiosen Nervenfieber, welches im Norden von Deutschland, und vorzüglich in dem von der kriegführenden Armee besetzten Osten vorherscht«. Darin schreibt er besorgt: »Schon zu Anfang des vorigen Monaths fanden sich unter den aus dem Felde zurückkehrenden Soldaten verschiedene, welche theils, als Rekonvalescenten [… mit dem] ansteckenden Nervenfieber [behaftet waren], [theils noch] aus dem Lazarethe kamen [und] von dieser Krankheit befallen waren.«[13]

Die mörderische Seuche

Zur gleichen Zeit, im März 1813, richtete der Arzt Johann Jodocus Reuss im unterfränkischen Schmerlenbach ein Militärlazarett ein. »Den ersten Fleckenfieber-Kranken entdeckte ich am 31ten März in Seligenstadt in der Person des dasigen Arztes Bronn, der auch bald als ein Opfer seiner Berufspflichten gefallen ist«, schreibt Dr. Reuss

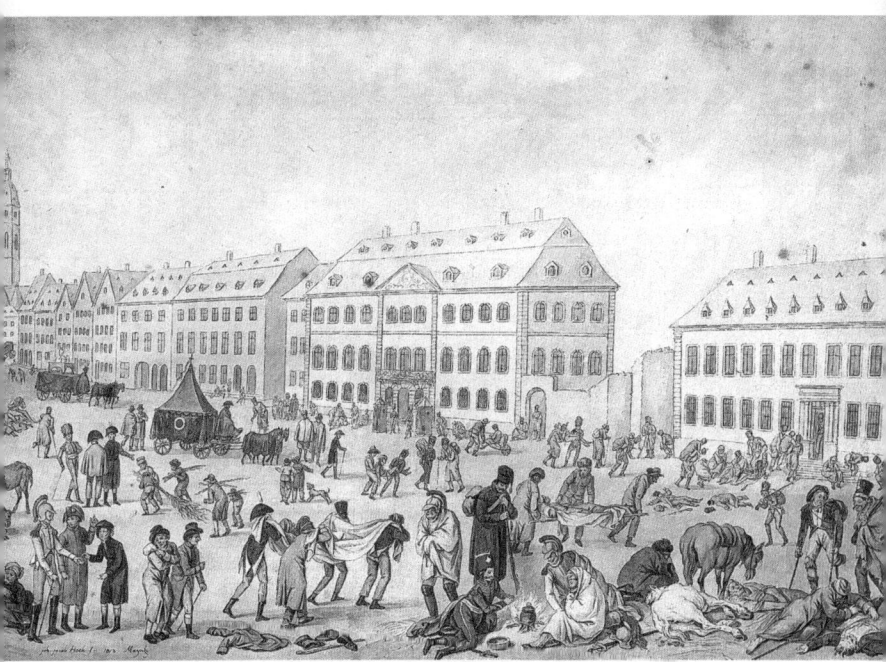

Johann Jacob Hoch: Kranke, sterbende und tote Franzosen in Mainz 1813/1814

in seinem ausführlichen Buch über diese Seuche. »Er erbte die Krankheit von französischen Militär-Personen, welche aus Polen auf dem Main zurückkehrten und an diesem Orte landeten. Von dieser Zeit grassirte das Fleckenfieber daselbst bald mehr epidemisch, bald nur sporadisch bis zum Spätjahre, wo es durch eine neue und allgemeine Ansteckung erst pestartig wurde. In den umliegenden Ortschaften wurde früher Niemand davon befallen. Auf dieselbe Art brachte ein gemeiner Soldat, der krank von Ostpreussen zurückkam, und zu seiner armen Familie sich flüchtete, das Fleckenfieber nach Bischbrunn, einem Ort im tiefen Spessart. Er starb, und bald darauf erkrankten seine Eltern und übrigen 4 Geschwister, die auch alle ein Raub dieser Krankheit geworden sind. Die Krankheit endigte sich mit dem Absterben dieser ganzen Familie; die Ansteckung konnte sich nicht leicht weiter verbreiten, da Jedermann den Umgang mit diesen armen Menschen vermied, und die Witterungs-Beschaffenheit der Verbreitung desselben ungünstig war.«[14]

Nördlich und südlich des Mains zogen sich die feindlichen Heere zusammen. Im März 1813 wurde in Würzburg bekannt, dass sich bald Truppen aus Württemberg, Baden und Hessen-Darmstadt hier versammeln würden. Im Laufe des folgenden Sommers zog auch die bayerische Observationsarmee hierher, rund 80 000 Mann, die noch immer auf der Seite Napoleons standen, mit dem das Königreich Bayern seit 1805 verbündet war. Inzwischen hatten diplomatische Bemühungen eingesetzt, den Zwist mit Napoleon auf dem Verhandlungswege zu beenden. Doch der Prager Friedenskongress endete ergebnislos, der französische Kaiser setzte noch einmal auf die militärische Karte. Nach der entscheidenden Völkerschlacht bei Leipzig waren dort zeitweise an die 100 000 Soldaten stationiert eine bunte Mischung aus Kosaken, Baschkiren und anderen Stämmen. Seit Oktober 1813 waren ständig russisch-kaiserliche und andere Truppen in den nördlichen Gegenden des Großherzogtums, sie kamen aus Norden, aus der Gegend um Fulda.[15]

Mit dem Sommer 1813 begann die Zeit der Feldzüge und der Gefechte, nun wurde auf deutschem Boden wieder gekämpft, und die Kriegsverletzten, die jetzt in den Spitälern eintrafen, waren zumeist Soldaten, die sich im Feld eine Verwundung zugezogen hatten. Reuss schreibt: »Nach der Schlacht bey Lützen, am 23ten Mai [1813], wurden über 800 blessirte und kranke französische Soldaten in das Departement Aschaffenburg zur Verpflegung und Heilung verlegt. Die leicht Blessirten verteilte man auf die Districtsortschaften, in denen sich Orts-Chirurgen befanden, die schwer Blessirten, die Kranken und alle diejenigen, welche auf den Districts-Ortschaften kranken wurden, kamen in das Lazareth nach Schmerlenbach, welches ich zu diesem Ende schon im März organisirte, und als Arzt selbst dirigirte.«[16]

Im Herbst 1813 zogen Hunderttausende von Soldaten durchs Land, Franzosen und andere. Napoleon sah sich drei alliierten Armeen gegenüber, einer halben Million Mann; er selbst hatte etwas weniger. Bei Dresden errang er Ende August 1813 noch einen letzten größeren Sieg auf deutschem Boden. Der Dichter E. T. A. Hoffmann wurde ein Augenzeuge des Geschehens, er hielt die Verwüstungen in seiner Beschreibung »Drei verhängnisvolle Monate« fest.[17]

Kurz darauf, Mitte Oktober, in der Völkerschlacht von Leipzig, bereiteten die verbündeten Armeen Napoleon eine vernichtende Niederlage. Danach war er militärisch am Ende. Die letzten Reste seiner Armee flüchteten, nur etwa 60 000 Franzosen erreichten den Rhein, nachdem sich Napoleon am 30./31. Oktober 1813 noch einer Attacke des bayerischen Generals Wrede bei Hanau erwehren musste. Feldmarschall Blücher setzte ihnen nach, am Neujahrstag 1814 überschritten seine Truppen den Rhein.

Anfang Dezember 1813 konnten die Würzburger der täglich erscheinenden »Würzburger Zeitung« entnehmen, dass in Sachsen eine bösartige Seuche ausgebrochen war. »Nach Privatnachrichten aus Dresden hatte die dort herrschende Krankheit einen pestartigen Charakter angenommen«, hieß es. »Die faulen Dünste in der engen blokierten Stadt, der Mangel an nahrhaften Lebensmitteln, die Angst der Bewohner, der Mangel an wirksamen Arzneien hatte in der letzten Woche der Blokade täglich 200 bis 250 Menschen aus der Bürgerschaft weggerafft. Die Gesamtzahl der seit dem Wiederausbruch der Feindseligkeiten (17. August) in Dresden verstorbenen Einheimischen und Fremden soll sich nach mäßigem Anschlag auf 78 800 belaufen«, so stand in der Presse zu lesen.[18]

Im Herbst 1813, nach der Völkerschlacht bei Leipzig, begann die große Seuche noch einmal in Deutschland zu wüten, viel schrecklicher als davor. Sie breitete sich in alle Himmelsrichtungen aus. Bald kam das Fieber nach Hamburg und an die Nordseeküste, zugleich auch nach Westen und Südwesten. In Dresden und Leipzig starb nach den Schlachten auch ein beträchtlicher Teil der städtischen Zivilbevölkerung, diese Städte verloren in diesem einen Jahr mehr als zehn Prozent ihrer Einwohner. Der romantische Maler Ludwig Richter hat als junger Mensch die Seuche in Dresden erlebt und schrieb: »Das unglückliche Dresden, der Mittelpunkt von Napoleons Operationen, ward nun schwerer und schwerer heimgesucht. [...] Am 7. Oktober [1813] verließ Napoleon zum letzten Male die Stadt. [...] Marschall St. Cyr blieb mit 30 000 Franzosen zurück. Erneute Gefechte vermehrten die Zahl der Verwundeten in den Spitälern, in denen das Lazarettfieber wütete, so daß wenige lebend herauskamen. Wir hatten ein solches schräggegenüber in dem Winterbergschen Hause, wo täglich die Gestorbenen, ganz entkleidet, aus den Fenstern des ersten und zweiten Stockes herabgeworfen und große

Leiterwagen bis obenherauf damit angefüllt wurden. Zum Entsetzen schrecklich sah eine solche Ladung aus, wo die abgezehrten Arme, Beine, Köpfe und Körper herausstarrten, während die Fuhrleute auf diesem Knäuel herumtraten und mit aufgestreiften Hemdsärmeln hantierten, als hätten sie Holzscheite unter sich. In dieser Zeit starben täglich 200 Menschen in den Spitälern; das Nervenfieber war epidemisch geworden und forderte auch in dem Bürgerstande täglich seine Opfer.«[19]

Die Seuchensterblichkeit in Franken

Im Oktober 1813 trat das Fieber in Hanau in Erscheinung. Mainz und Wiesbaden wurden ab November 1813 ergriffen. Erst jetzt erreichte die Seuche wirklich ihren Höhepunkt. Die Sterblichkeit stieg sprunghaft an. Die Stadt Hanau hatte in den Jahren davor im jährlichen Durchschnitt 374 Verstorbene zu verzeichnen, also etwa einen Toten pro Tag. Aber 1813 starben hier 784 Einwohner, also weit mehr als doppelt so viele, wobei sich die Sterblichkeit in den letzten Wochen dieses Jahres gewaltig erhöhte. Im Dezember 1813 zählte man in Hanau im Durchschnitt acht Verstorbene pro Tag, innerhalb einer einzigen Woche waren es einmal 59. In einzelnen Dörfern in der Umgebung – wie Kesselstadt und Bruchbüttel – starb in diesem Winter ein Viertel der Bewohner.[20]

Der neuerliche Ausbruch der Seuche führte dazu, dass in den Städten des nördlichen Franken rasche Vorbereitungen getroffen wurden, wie man dem Übel Einhalt gebieten könne, falls es auch hier auftrat. Im Fränkischen verdichtete sich die Fleckfiebersterblichkeit in diesem Winter 1813 auf 1814. In der Stadt Würzburg brach das Fleckfieber gerade an der Jahreswende aus. »Schon am 16. Januar 1814 zählte man in der Stadt Würzburg 173 an ›Nervenfieber‹ Erkrankte, von denen 37 starben. Von da an nahm die Krankheit, von der namentlich die unvermöglichen Schichten der Bevölkerung erfaßt wurden, immer mehr zu.« Am 28. Januar 1814 starb der Würzburger Chirurg Dr. Johann Bartholomäus von Siebold (1774–1814), einer aus dem berühmten Geschlecht dieser großen Würzburger Ärztedynastie, in seinem 40. Lebensjahr am Fleckfieber.[21] In der Stadt Würzburg grassierte die Seuche in den ersten Monaten 1814;

ein Teil der Kranken, so muss man annehmen, wurde ins Juliusspital geschafft, vermutlich aber längst nicht alle. In den beiden Jahren 1813 und 1814 waren hier fast nur Fleckfieberkranke untergebracht.[22]

In den ersten Wochen des neuen Jahres 1814 kam es noch einmal zu Kämpfen westlich des Rheins, auf französischem Boden. Die »Würzburger Zeitung« berichtete ständig davon – nicht jedoch von der in der Stadt Würzburg grassierenden Seuche. Es standen seinerzeit auch noch französische Truppen in Würzburg, nämlich im Mainviertel, das erst Ende März 1814 nach fünfmonatiger Blockade befreit wurde.

Eine Übersicht über den Stand der Epidemie, erstellt am 26. Oktober 1814, ergab für das ganze Großherzogtum Würzburg 10 755 angemeldete Krankheits- und 2 319 Todesfälle. In Mellrichstadt erkrankten rund 30 Prozent der 1 443 Einwohner, davon verstarben mehr als 28 Prozent, bei 429 Erkrankungen kam es zu 121 Todesfällen. In dem kleinen Ort Hausen bei Kissingen starben allein in der Woche vom 7. bis 14. Dezember 32 Menschen. Die Durchzugsorte an den großen Straßen hoben sich deutlich durch eine gesteigerte Mortalität heraus. Insgesamt gab es 14 000 Fälle von Fleckfieber, von denen 2 500 oder 17,86 Prozent tödlich endeten.[23]

Oberfranken war insgesamt weniger betroffen, aber auch hier stieg die Sterblichkeit an. Im Winter 1811/12, als die Zustände keineswegs gut waren, stand sie noch bei 27 Promille, im Winter 1813/14 schnellte sie auf 37 Promille hoch. Allein in diesem Raum wurden über 5 700 Fälle dieses seuchenartigen Fiebers diagnostiziert, fast jeder fünfte endete tödlich.[24]

In diesen Tagen wurde in der Stadt Nürnberg in einem alten Schießhaus ein Reservelazarett eingerichtet, obwohl die bauliche Beschaffenheit des Gebäudes keineswegs den Vorschriften dafür entsprach. Auch das Katharinenkloster, das zuvor lange Zeit als Arbeitshaus gedient hatte, wurde jetzt zum Spital gemacht. Hier sollten die ersten Nervenfieberkranken untergebracht werden, seit dem 1. Dezember 1813 stand es den Fleckfieberkranken als Lazarett zur Verfügung. Selbst das alte Anatomiegebäude unterhalb der Lorenzkirche, eigentlich ein Annex des Katharinenklosters südlich der Pegnitz, wurde jetzt als Notspital eingerichtet. Im Dezember 1813 starben in Nürnberg 39 Menschen an Fleckfieber, im Januar 82, und im Februar 1814 waren es noch einmal 24. Danach begann die Epidemie wieder abzuklingen. Insgesamt fielen in diesem Winter knapp zweihundert Nürnberger dem Fleckfieber zum Opfer, etwas weniger als ein Prozent der Zivilbevölkerung; doch darf man nicht vergessen, dass in dieser Notzeit auch etliche andere Krankheiten umgingen und die Sterblichkeit hochtrieben, während zugleich die Zahl der Geburten zurückging. In jedem dieser beiden Jahre 1813 und 1814 lag die Sterblichkeit in Nürnberg bei fünfzig Promille. Geboren wurden etwas mehr als 1 400 Kinder und es starben fast doppelt so viele Nürnberger.[25]

Der Versuch der Enträtselung

Für die zeitgenössischen Ärzte war noch immer schleierhaft, um welche Krankheit es sich eigentlich handelte und wie man sie erwarb. Die Seuche ging mit hohem Fieber einher und viele Kranke starben. Dr. Johann Heinrich Kopp, der seit etlichen Jahren in Hanau praktizierte, sich zwangsläufig auch sehr viel mit ansteckenden Krankheiten beschäftigt hatte und in seinem Bericht über Hanau die Kontagiosität der Seuche hervorhob, schrieb: »Viele der Krankenwärter erkrankten an Typhus und dieser zeigte sich stets einzeln unter den Einwohnern der Stadt. Besonders befiel er die Leute, welche Einquartierungen gegen Geld übernahmen. […] Die Krankheit war deutlich ansteckend, denn gewöhnlich erkrankte nach und nach die gesamte Familie. […] Bei dem Begraben der Todten gerieten die Kleidungen derselben in die Hände ihrer Beerdiger und durch sie in ihre Familien, die ärmsten aus der Stadt und in den benachbarten Dörfer. Auch so verbreitete sich der Stoff zur Ansteckung. Es war nichts seltenes, daß ich in Häuser von Armen kam, in welchen ganze Familien an Typhus litten, und neben den niederen Kammern noch die Uniformen, Hemden et c[etera] hingen.«[26]

Dass die Krankheit ansteckend war, bemerkte man tagtäglich, aber die Ärzte verstanden nicht, wie der Ansteckungsstoff, das Contagium, von Mensch zu Mensch übertragen wurde. Dr. Reuss schrieb dazu: »Das Contagium des Fleckenfiebers verbreitet sich so, wie die Contagien aller andern exanthematischen Fieber, nicht gasartig, sondern mehr dunstartig, wie schon ist bemerkt worden.

Sobald es gasartig wird, so verliert es auch in den meisten Fällen seine ansteckende Eigenschaft. Würden die Contagien der exanthematischen Fieber sich gasartig verbreiten, so würde Niemand, der für eine solche Ansteckung empfindlich ist, derselben leicht entgehen können, und Alle würden beinah zu gleicher Zeit angesteckt werden. Das Contagium verbreitet sich durch das Medium der Luft nicht leicht aus einem Hause in das benachbarte, oft nicht aus einem Kranken-Zimmer desselben Hauses in ein anderes Zimmer, wenn die unmittelbare Communikation kann verhütet werden. Mitten unter solchen ansteckenden Kranken wohnend kann jemand von der Ansteckung verschont bleiben, wenn er eine mittelbare oder unmittelbare Ansteckung vermeiden kann.

Von dieser Zeit an war das Fleckenfieber die herrschende und die bedeutendste Krankheit im Lazarethe.«

Dr. Reuss erging sich nun ziemlich abstrakt über die Ansteckung: »Orte, in denen viele und gefährliche Fleckenfieber-Kranke liegen, werden mit dem Contagium dieser Krankheit ganz erfüllt; alle lebenden und leblosen Gegenstände, die sich in denselben aufhalten und befinden, werden davon ganz durchdrungen, so wie der Rauch alle Gegenstände, die er berühren kann, durchdringet. Menschen, welche mit der gehörigen subjectiven Rezeptivität sich in solche Orte begeben, und darin aufhalten, können leicht von dem Fleckenfieber angesteckt werden. Eben so können die Menschen, Kranke, Genesene oder Gesunde, gleichviel, und alle Gegenstände, besonders aber Betten, Stroh und Kleidungsstücke, welche die Kranken zu ihrem unmittelbaren Gebrauche gehabt haben, die Ansteckung als Träger des Contagiums leicht weiter auf andere verbreiten. In Hospitälern, Lazarethen, Kerkern, Schiffen, Lagern, belagerten Städten wird diese Krankheit um so leichter endemisch, als sie ursprünglich auch in diesen Orten auskommt. Daher die Benennungen Hospital-, Lazareth-, Kerker-, Schiff-, Lager-, belagerte Städte-Fieber.«[27]

Er ahnte ganz richtig, dass »die Luft« davon erfüllt sei, dass der Ansteckungsstoff wie ein Gas den Raum durchdringe. Reuss erkannte auch, dass die Zufuhr von neuen Kranken zugleich den Ansteckungsstoff vermehrte: »Die Contagion des Fleckenfiebers hatte ich zweimal beynahe gänzlich erstickt, als jedesmal die Anzahl dieser Kranken durch neue Ankömmlinge wieder beträchtlich vermehrt wurde. Zu Ende des Monats September, wo nur noch wenige Reconvalescenten dieser Art im Lazarethe übrig waren, wurde ein frischer und zwar der stärkste Transport dieser Art Kranken in einem so erbärmlichen Zustande dahin gebracht, daß von nun an die Contagion dieser Krankheit in der ganzen Gegend, wie ein großes Feuer sich verbreitete. Von dieser Zeit an erschien das Fleckenfieber pestartig. Einerseits ist der verwahrloste und höchst elende Zustand, in welchem die französischen Soldaten ankamen, zu berücksichtigen, und andererseits hatte die Witterungs-Beschaffenheit, da schwüle und feuchte Witterung mit Sturmwinden eintrat, und bis spät in den November anhielt, einen unverkennbaren und den bedeutendsten Einfluß auf die Verbreitung der Contagion.«

Der Hinweis auf die Witterung, den Reuss, wie auch andere zeitgenössische Ärzte, an dieser Stelle gibt, ist interessant; allerdings zogen die Beobachter nicht die richtigen Schlüsse daraus. Das Fleckfieber ist tatsächlich vor allem eine Krankheit des Spätwinters, der kalten Jahreszeit in unseren Breiten, denn seine Überträger, die Kleiderläuse, gedeihen am besten in dichter, warmer Kleidung; im Frühling erlischt es hierzulande ziemlich bald. Richtig und zutreffend war auch die Beobachtung, dass diese Krankheit unter der ländlichen Bevölkerung leichteres Spiel hatte als in den Städten, denn auf dem Land wurden viele Soldaten einquartiert: »Auf dem Lande verbreitete sich die Contagion des Fleckenfiebers um so geschwinder, als man sich genöthiget sah, einen Teil der erkrankten Soldaten in die Dörfer zu verlegen, wo sie mit den Einwohnern zusammen ihren Aufenthalt in Stuben erhielten, die aus Gewohnheit der schwülen Witterung ungeachtet, noch mit Ofenhitze übermäßig erwärmt wurden. Am Anfange Novembers lagen in einigen der benachbarten Dörfer bereits über 100 Landleute krank, unter denen sich eine große Sterblichkeit einstellte.«[28]

Einen ganz ähnlichen, nicht weniger aufschlussreichen Hinweis auf die Übertragungsweise geben uns die Aufzeichnungen eines weiteren zeitgenössischen Arztes namens Wolf. »Ueberhaupt war auf dem Lande die Ansteckung bei weitem gefährlicher«, schrieb er. Er führte dies zurück auf den dort stärker als in den Städten bestehenden »Mangel an Reinlichkeit, und an den nie gewechselten giftsaugenden Kleidungen aus Wolle und Pelzwerck«.[29]

Übrigens hat auch der Nürnberger Amtsmedicus Dr. Friedrich
Wilhelm von Hoven in einem Buch, das ein paar Jahre zuvor erschienen war, ganz ähnliche Gedanken geäußert. Über das »Wesen«
dieser Krankheit schrieb Hoven an dieser Stelle: »Endemisch ist es
überall, wo mehrere Menschen enge beysammen wohnen, ein un-
reinliches Leben führen, an den notwendigsten Lebensbedürfnissen
Mangel leiden, und von Sorgen, Kummer und so weiter gedrückt
sind. Daher trifft man es so häufig in Spitälern, auf Schiffen, in Ge-
fängnissen. [Es äußert sich durch] Anomalien in den Aktionen des
Nervensystems, durch erhöhte Empfindlichkeit oder Stumpfheit der
Sinne, Delirien, Krämpfe, Lähmungen.«[30]
Diese vielen Hinweise auf die mangelnde Hygiene sind von
großer Bedeutung. Weil Unsauberkeit, so schien es, ursächlich an
der Seuche mitbeteiligt war, traf die Epidemie nicht alle sozialen
Schichten gleichermaßen und wirkte sich auf die Standesgesell-
schaft aus. So schreibt der Hanauer Arzt Dr. Johann Heinrich Kopp:
»In den Familien der höheren Stände war die Krankheit seltner;
größere Reinlichkeit, Vorsicht vor der Ansteckung, geringere An-
häufung von Menschen in einem Hause, minderer Zulauf von Leuten aus den niedereren Klassen und größere Entfernung von dem
Militär schützte sie. Wurden Dienstboten in solchen Häusern
krank, so wurden sie häufig außer Haus gebracht und anderwärts
gepflegt.«[31]
Die Doktoren Kopp und Wolf waren der Übertragungsweise
schon recht dicht auf der Spur, wenn sie die Kleidung der Kranken
erwähnen – denn tatsächlich steckte in den Kleidern das »Gift«, die
Überträger dieser Krankheit, die Kleiderläuse, die wiederum in ihrem eigenen Körperinneren den eigentlichen Erreger beherbergten,
einen Mikroorganismus. Anders als die meisten Infektionskrankheiten wird das Fleckfieber nämlich nicht unmittelbar von Mensch
zu Mensch übertragen, beispielsweise durch Tröpfcheninfektion wie
bei der Grippe. Das Fleckfieber bedarf eines belebten Vektors, eines
beweglichen Insekts: Wie die Pest von Flöhen übertragen wird, die
Malaria von verschiedenen Arten der Anophelesmücke und eine
Form der Meningitis epidemica von Zecken, so wird der Fleck-
fiebererreger von Kleiderläusen – oder seltener von Flöhen – von
Mensch zu Mensch übertragen. Dieser Mechanismus wurde erst zu

Beginn des 20. Jahrhunderts entdeckt: 1909 von dem französischen Bakteriologen Charles Nicolle (1866–1936), der dafür 1928 mit dem Nobelpreis für Medizin ausgezeichnet wurde.

Der Erreger des Fleckfiebers ist ein belebter Mikroorganismus, ein bakterienähnliches Lebewesen, die *Rickettsie prowazeki,* welche die Eigennamen ihrer Entdecker trägt. Dieser Mikroorganismus ist nach dem amerikanischen Pathologen Howard Taylor Ricketts (1871–1910) benannt sowie nach dem Österreicher Stanislaus Prowazek (1875–1915). Beide wurden Opfer des Fleckfiebers, der Amerikaner in Mexiko City, der andere während des Ersten Weltkriegs. Zur Übertragung bedient sich dieser Erreger eines tierischen Vektors, in der Regel der Kleiderlaus *(Pediculus humanus vestimenti).* Damit es zu einer Fleckfieberseuche kommen kann, müssen Kleiderläuse oder Flöhe als Überträger massenhaft vorhanden sein. Dies ist ein unausweichliches sozialgeschichtliches Faktum, das der Kleiderlaus ihre wahrhaft historische Bedeutung gibt und zugleich ein Licht auf die hygienischen Zustände in Mitteleuropa um diese Zeit wirft.[32]

Zur Biologie der Kleiderlaus

Zum Verständnis der Ausbreitung einer Fleckfieberepidemie erscheint es hilfreich, an dieser Stelle die Biologie dieses Insekts zu umreißen. Läuse, auch Kopf- und Filzlaus, gehören zu den flügellosen Insekten; der lateinische Name *Pediculus* (von lat. *pes,* der Fuß, *pediculus,* das Füßchen) rührt von ihren sechs kurzen Beinchen her. Kleiderläuse sind etwas größer als Kopfläuse, die Männchen erreichen eine Länge von 3 bis 3,5, die Weibchen von mehr als 4 mm. Letztere sind von grauweißer Farbe; die Männchen sind etwas dunkler, gelblich mit braunen Querstreifen, ihr Hinterteil ist gerundet, das der Weibchen wirkt wie gezackt.

Läuse sind sehr widerstandsfähig. Sie können durchaus zehn Tage lang ohne Blut leben; wer sie und ihre Brut auszuhungern gedenkt, muss sich rund sechs Wochen in Geduld üben. Sie können mehrere Tage lang bei Temperaturen von minus vier bis sechs Grad Celsius aushalten. Man kann sie 24 Stunden lang unter Wasser halten, ohne dass sie absterben. Sie sind allerdings ziemlich hitzeempfindlich: Eine Temperatur von 55 bis 60 Grad Celsius eine halbe Stunde lang genügt, um sie abzutöten.

Die Kleiderlaus lebt in der Kleidung, möglichst körpernah. Sie mag Wolle und andere raue Stoffe viel lieber als Seidenzeug oder glatte Leinenwäsche. Die Lebenserwartung einer Laus liegt bei fünfzig Tagen. Im Laufe dieser Zeit legt eine Kleiderlaus an die 200 bis 300 Eier (Nissen), die Kopflaus nur halb so viel oder noch weniger. Die Kleiderlaus legt ihre Eier am liebsten in Nähten oder Falten ab, zudem in Körpergegenden wie der Scham- oder Afterregion. Kleiderläuse können sich aber auch in der nächsten Umgebung einer stark verlausten Person halten, beispielsweise im Stroh, auf dem jemand schläft, oder in den Ritzen des hölzernen Fußbodens.

Die Nissen der Kleiderlaus entwickeln sich am schnellsten bei menschlicher Körpertemperatur: bei 37 Grad Celsius benötigen sie fünf Tage, bei 25 Grad aber schon 16 Tage und unter 20 Grad wird ihre Entwicklung überhaupt unsicher. Dem Eistadium folgt ein Larvenstadium. Beim Ausschlüpfen ist die Larve knapp einen Millimeter groß und von gelblicher Farbe. Um geschlechtsreif zu werden, muss sie drei Häutungen durchmachen, deren Schnelligkeit wiederum von der Außentemperatur und der Ernährung abhängt, günstigstenfalls braucht sie dazu acht Tage. Nach der dritten Häutung beginnt die Larve selbst zu kopulieren. Ein, zwei Tage später legt sie die ersten Nissen ab, zunächst zwei bis vier, später sogar fünf bis sieben, dann sinkt diese Zahl wieder.

Kleiderläuse ernähren sich monophag, in ihrem Falle ausschließlich von strömendem menschlichem Blut. Läuse beißen nicht, sie stechen. Für gewöhnlich halten sie ihren Stachel versteckt. Erst unmittelbar vor dem Zustechen holt die Laus den röhrenförmigen Rüssel hervor, durchsticht die Haut bis in die tieferen, Blut führenden Schichten und nimmt Blut auf. Wenn man eine Laus beim Saugen stört, etwa durch Kratzen, ist sie ziemlich unempfindlich, aber sonst lässt sie sich leicht vertreiben. Wenn es ihr Wirt erlaubt, greift die Kleiderlaus zweimal täglich zu, bei jeder Mahlzeit nimmt sie zwischen 0,6 und 1 Kubikmillimeter Blut zu sich. Auf sehr stark verlausten Personen hat man mehrere tausend Läuse gefunden, dies ist allerdings eine Seltenheit. Wer einer solchen Vielzahl von Läusen täglich zwei Blutmahlzeiten zugesteht, verliert etwa ebenso viel Blut, als ginge er dreimal im Jahr zum Blutspenden – entschieden zu viel. Aus diesem Grund zeigen diese Personen auch eine grauweiße Gesichtsfarbe, Ausdruck einer chronischen Anämie.

Wie geschieht die Übertragung nun im Einzelnen? Die Kleiderlaus sticht ihren Wirt und saugt Blut ab. Nach einer Weile gibt sie in perlkettenartigen Schnüren ihren hellroten bis schwärzlichen Kot ab, verdautes Blut. Wenn die Kleiderlaus nun den Fleckfieberkeim, die *Rickettsie prowazeki,* als Parasit in sich trägt, so gibt sie auch diesen mit ihrem Kot ab. Um die Einstichstelle bildet sich bald eine juckende Quaddel und der Wirt reibt sich den Kot – und zugleich den Erreger des Fleckfiebers – beim Kratzen in die Wunde und somit in die Blutbahn.[33]

Die Welt von gestern

»Meine Kindheit fällt in eine der mörderischsten Geschichtsepochen«, schreibt der im Jahr 1802 geborene Wilhelm von Kügelgen in seinen Jugenderinnerungen.[34] Medizingeschichtlich betrachtet war dies noch immer eine andere Welt – eine Welt, in der die Nächte dunkler und die Winter kälter waren, die Fieber waren hitziger und die Schmerzen rasender. In Mitteleuropa wüteten noch immer schwere, uralte Seuchen. Eigentlich war die gesamte Epoche, die Deutschland unter Napoleons Herrschaft erlebte, ein Zeitalter der Seuchen und der Hungersnöte. Masern, Scharlach, Pocken, Keuchhusten und Diphtherie breiteten sich aus, in den Städten wurden in der Regel Jahr für Jahr mehr Menschen begraben als neu geboren. Es war für Deutschland eine schwere Zeit: kühle, feuchte Jahre mit kalten, schneereichen Wintern, denen schlechte Ernten folgten. Die Bewegungen der Heere und die allgemeine Not sorgten dafür, dass Krankheitserreger sich ausbreiteten. Der Tod machte reiche Beute.

In der Geschichtsschreibung spricht man bis zum heutigen Tag ganz unbefangen von den Befreiungskriegen – die Kehrseite dieser militärischen Ereignisse wird vollkommen übersehen. Dabei haben die Kriege des 18. und selbst die meisten des 19. Jahrhunderts, ebenso wie die davor, stets weniger durch Waffen getötete Soldaten als Verluste infolge von Seuchen hinterlassen, so auch die Befreiungskriege. Das wurde erst mit dem Deutsch-Französischen Krieg von 1870/71 anders, erst in diesem Krieg starben mehr Soldaten infolge von Verletzungen als an Seuchen – und das auch nur auf deutscher Seite. Erst dann erwiesen sich die neuen, industriell gefertigten Waffen tödlicher als die alten Mikroerreger, die Heere von Bakterien und Viren. Geschrieben und geforscht wurde mehr über die militärgeschichtlichen Ereignisse, denn der Heldentod von Feindeshand ist heroischer und romantischer als der Tod eines fiebernden Menschen auf einem verlausten Strohsack.

Zu helfen wusste man sich in dieser Zeit medizinisch noch nicht gegen das Fleckfieber. Der Nürnberger Amtsarzt F. W. von Hoven empfahl in seinem Buch: »gehörige Menge Blut weglassen«. Doch diese Behandlung war keineswegs unumstritten, andere zeitgenössische Mediziner lehnten den Aderlass bei Fleckfieber vollkommen ab.

Über die deutschen Bevölkerungsverluste infolge der Fleckfieberepidemie von 1813/14 sind nur Schätzungen möglich. Deutschland hatte in den Grenzen des späteren Reiches damals etwa 23 Millionen Einwohner, das Königreich Bayern 3,6 Millionen. Der deutsche Medizinhistoriker Friedrich Prinzing schreibt in seinem Buch »Epidemics Resulting from Wars«, das während des Ersten Weltkriegs in England erschien, dass bestimmt ein Zehntel der Deutschen damals an Fleckfieber erkrankte, also 2,3 Millionen, und davon wieder ein Zehntel verstarb, also etwa eine Viertelmillion. Dies ist eine sehr konservative Schätzung, auch wenn die deutsche Bevölkerung damals sehr jung war. Man wird aber, um die gesamte Wirkung der Seuche trefflich einzuschätzen, nicht nur bedenken müssen, dass jeder zehnte Deutsche erkrankte, sondern auch, dass jeder Kranke einige Wochen lang gepflegt werden musste. Genauer bekannt ist die Zahl der Ärzte, die dem Fleckfieber zum Opfer fielen: In ganz Deutschland starben 500 Ärzte daran – eine sehr hohe Zahl, wenn man bedenkt, dass es seinerzeit auf dem Territorium des Deutschen Bundes kaum mehr als 6 000 davon gab.

Letzte Fleckfieberepidemien

Große Fleckfieberepidemien mit Tausenden von Toten gab es auch noch gegen Mitte des 19. Jahrhunderts – die vielleicht berühmteste und am besten erforschte in Deutschland kam im Winter 1847/48 über Oberschlesien. Der junge Arzt Rudolf Virchow (1821–1902) hat diese Gegend damals im Auftrag der preußischen Regierung besucht und ausführlich darüber geschrieben, sein Bericht über diese Epidemie zählt zu den Klassikern der Sozialmedizin und der Medizingeschichte. Virchow hielt alles fest, was er im Krisengebiet sah, vor allem die Lebensumstände der Oberschlesier Mitte des 19. Jahrhunderts. Er sah Kinder barfuß im Schnee gehen, er sah Spontanfrakturen der Unterschenkel. Er sah bitterarme, schmutzige Menschen, die allen Glauben verloren hatten, in ihren unsauberen, verlausten Wohnungen. »Der Oberschlesier wäscht sich im Allgemeinen gar nicht«, schreibt Virchow, »sondern überläßt es der Fürsorge des Himmels, seinen Leib zuweilen durch einen tüchtigen Regenguß von den darauf angehäuften Schmutzkrusten zu befreien. Ungeziefer aller Art, insbesondere Läuse, sind fast stehende Gäste auf seinem Körper.«[35] Virchow wollte mit diesem Urteil niemanden verletzen, aber er wollte als Arzt doch festhalten, was er selbst gesehen hatte.

Die Seuche war verheerend, allein im Kreis Pless starben 1847 viele Menschen an diesem Übel. In Oberschlesien erlagen ihr 16 000 Menschen, etwa fünfmal so viele erkrankten. »In 8 Monaten erkrankten im Kreise Rybnik 14,3 p. Ct. Der Einwohner an Typhus, von denen 20,46 p. Ct. starben«, schrieb Virchow in seinem Bericht an die preußische Regierung in Berlin. Er gab nicht zuletzt den sozialen Umständen die Schuld: »Denn daran lässt sich jetzt nicht mehr zweifeln, daß eine solche epidemische Verbreitung des Typhus nur unter solchen Lebensverhältnissen, wie sie Armut und Mangel an Kultur in Oberschlesien gesetzt hatten, möglich war.«[36]

Rudolf Virchow war an der Berliner Charité als Pathologe tätig, aber sein Interesse reichte weit darüber hinaus, er betrachtete die Medizin, wie er schrieb, »als eine sociale Wissenschaft«. Er ahnte bereits, dass es sich beim Typhus abdominalis und dem Flecktyphus, wie er ihn in Oberschlesien vorfand, um zwei verschiedene

Krankheiten handelte: Nach der Sektion von vielen »Typhusleichen« schrieb er erstaunt, »daß in dieser Epidemie die charakteristischen anatomischen Veränderungen des Abdominaltyphus *(fièvre typhoide)* nicht vorhanden gewesen« seien.[37] Bei Typhus abdominalis zeigen die Peyerschen Plaques im Dünndarm charakteristische Veränderungen, nämlich einen Zerfall, nicht jedoch beim Fleckfieber.

Im Februar 1848 kehrte Virchow von dieser Reise zurück nach Berlin. Der Vormärz ging zu Ende, buchstäblich. Virchow setzte sich sogleich hin und schrieb seinen Bericht über die Not in Oberschlesien. Er war der Überzeugung, dass die Regierungen hier etwas versäumt hatten, und er sagte das auch. Er verlangte von den Regierenden in Preußen »freie und unumschränkte Demokratie«, er forderte »Bildung mit ihren Töchtern Freiheit und Wohlstand«.[38] Schon im nächsten Monat, März 1848, kam es in Berlin zu Straßenkämpfen. Virchow stand mit auf den Barrikaden in der Friedrichstraße. Als die Charité ihn wegen seiner Proteste und seiner Teilnahme an der Revolution aus dem Amt jagte, zog er im folgenden Jahr an die Universität Würzburg. Und als im Winter 1851/52 im Spessart erneut das Fleckfieber ausbrach, sandte ihn die bayerische Regierung dorthin, um die Seuche zu erkunden. Bezeichnenderweise waren es die Waldgebirge, die Armenhäuser Deutschlands, in denen das Fleckfieber epidemisch auftrat. Zu dieser Zeit gab es in den großen bayerischen Städten nur noch einzelne Fälle dieser von starkem Ungezieferbefall zeugenden Krankheit.

In seinem Bericht für die bayerische Regierung gab Virchow eine ausführliche Beschreibung der Lebensumstände in dem bayerischen Waldgebirge in der Mitte des 19. Jahrhunderts. Die 1850er Jahre begannen schlecht, der Hunger ging um. Virchow zog von Dorf zu Dorf, hörte sich die Krankengeschichten an und untersuchte die Kranken sowie deren Wohn- und Schlafräume. Einige der Kranken wiesen einen »Ausschlag« auf, von dem er nicht zu sagen vermochte, ob es sich um das bei Fleckfieber übliche Exanthem oder um Flohstiche handelte. »Wenn man das Deckbett aufhob, so sprangen die Flöhe so dicht umher, dass man im ersten Augenblick nur die Wahrnehmung des Flimmerns vor den Augen hatte«, schreibt Virchow in seinem Bericht über »Die Not im Spessart«.[39] Er sah viele Flöhe, sie dürften – neben nicht erwähnten Kleiderläusen – die Überträger der Seuche gewesen sein. Virchow beschreibt, wie die Infektion von Familie zu Familie zog, von Haus zu Haus. Sie tötete in einzelnen Familien ein Mitglied um das andere: zuerst die Mutter, dann ihren Sohn. Die Mutter erkrankte, Vektoren brachten den Keim von ihr zu ihrem Sohn.

In der zweiten Hälfte des 19. Jahrhunderts flaute das Fleckfieber in Mitteleuropa ab und nach 1880, als die meisten deutschen Großstädte Desinfektionsanstalten eingerichtet hatten, verschwand es hierzulande ganz. Während des Ersten Weltkriegs hatten die jüngeren deutschen Ärzte, die nun in Osteuropa mit dieser alten Infektionskrankheit in Berührung kamen, keinerlei Erfahrung mehr damit. Bei Kriegsausbruch 1914 bewies die deutsche Regierung, dass sie ihre Lektion gelernt hatte: Sie richtete gleich zu Beginn des Weltkriegs an der Grenze zu Russland Entlausungsstationen ein. Jeder Soldat, der von der Ostfront nach Hause reiste, musste sich hier entlausen lassen. Die Deutschen hatten begriffen, dass nicht allein die Generäle Dreck, Werst und Winter den Feldzug von 1812 gewonnen hatten, sondern vor allem Feldmarschall Laus.

Auf dem Balkan kam es im Verlauf des Ersten Weltkriegs, vor allem 1915 in Serbien, noch einmal zu einer verheerenden Fleckfieberepidemie. Und auch in Russland brach das Fieber im Gefolge von Krieg und Bürgerkrieg in den Jahren nach 1920 noch einmal aus. Diese gewaltige Epidemie kostete dort schätzungsweise zwei bis drei Millionen Menschenleben.[40]

---

1   Siehe Manfred Vasold, Die deutschen Bevölkerungsverluste während des Dreißigjährigen Krieges, in: Zeitschrift für bayerische Landesgeschichte 56/1 (1993), bes. S. 150 f.

2   W. Mohr, Rickettsia-Infektionen, in: Handbuch der Inneren Erkrankungen. Bd. 5: Infektionskrankheiten, hg. von Gerhard Brüschke, Jena 1983, S. 772–779.

3   Siehe William M. Ord, Murchison, in: Deutsche Vierteljahrschrift für öffentliche Gesundheitspflege 11 (1879), S. 668–671.

4   Werner Peters, Medizinische Entomologie, in: Konrad Dettner / Werner Peters, Hg., Lehrbuch der Entomologie, Heidelberg/Berlin ²2003, S. 662.

5   Wilhelm Christoph Hufeland, Ueber die Kriegspest in alter und neuer Zeit,
    in: Hufeland's Journal 1814, S. 53–56.

6   Carl Friccius, Geschichte der Befestigungen und Belagerungen Danzigs,
    Berlin 1854, S. 157, 310; Paul Simson, Geschichte der Stadt Danzig, Danzig
    1903, S. 148, 151 f.

7   Carl Gustav Carus, Lebenserinnerungen und Denkwürdigkeiten, Bd. I,
    Leipzig 1865, S. 136 f.

8   J. R. L. Kerckoff, Obsérvations médicales faites pendant les campagnes de
    Russie en 1812 et d'Allemagne en 1813, Paris 1814, S. 68 ff. (meine Überset-
    zung).

9   Dr. Zenzen / Dr. Leydig / Dr. Renard, Ueber das ansteckende Nervenfieber,
    welches in den Jahren 1812 und 1813 in Mainz herrschte, in: Horn's Archiv
    28 (1814), S. 449–460, hier: S. 454. Siehe auch Franz Dumont, Helfen und
    Heilen – Medizin und Fürsorge in Mittelalter und Neuzeit, in: Mainz. Die
    Geschichte der Stadt, hg. von F. Dumont / Ferdinand Scherf / Friedrich
    Schütz, Mainz. Die Geschichte der Stadt, bes. S. 789 f.

10 Karl H. Lübben, Beiträge zur Kenntnis der Rhön in medizinischer Hinsicht,
    Weimar 1881, S. 60 f.

11 Siehe C. Vogel, Truppendurchzüge und Einquartierungen in Meiningen
    und Umgegend 1812/13, in: Die Rhön, 16.6.1928, S. 90 f.

12 Stadtarchiv Nürnberg C 23/I (= Krankenhaus, Allg.) Nr. 38 Bl. 3.

13 Ebd., Bl. 7.

14 Johann J. Reuss, Das Wesen der Exantheme, Nürnberg 1818, S. 60 f.

15 Dr. Leo Günther, Würzburger Chronik. Personen und Ereignisse von
    1801–1848, 3. Band, Würzburg 1925, S. 157; Anton Chroust, Geschichte des
    Großherzogtums Würzburg (1806–1814). Die äußere Politik des Großher-
    zogtums, Würzburg 1932, S. 370–382.

16 Reuss (wie Anm. 14), S. 95 f.

17 Rüdiger Safranski, E. T. A. Hoffmann. Das Leben eines skeptischen
    Phantasten, München 1984, S. 309 f.

18 Günther (wie Anm. 15), S. 168; Würzburger Zeitung, Nro. 173, 29.10.1813,
    S. 771 f.

19 Ludwig Richter, Lebenserinnerungen eines deutschen Malers. Selbstbiogra-
    phie, Leipzig 1921, S. 27–29.

20 Johann Heinrich Kopp, Beobachtungen über den ansteckenden Typhus,
    welcher im Jahre 1813/14 in Hanau epidemisch war, in: Hufeland's Journal
    31.5.1814, S. 1–40, hier: S. 8 f.

21 Würzburger Zeitung v. 30.1.1814, S. 131.

22 Archiv des Juliusspitals Würzburg, Nr. 2304, 2666.

23 Chroust (wie Anm. 15), S. 442.

24 Michael Stolberg, Heilkunde zwischen Staat und Bevölkerung. Angebot
    und Annahme medizinischer Versorgung in Oberfranken im frühen
    19. Jahrhundert, med. Diss TU München 1986, S. 67 f.

25 Walter Jungkunz, Die Sterblichkeit in Nürnberg 1714–1850. Zugleich ein
    Beitrag zur Seuchengeschichte der Stadt, in: Mitteilungen des Vereins für
    Geschichte der Stadt Nürnberg 42 (1951), S. 300, 341–343.

26 Kopp (wie Anm. 20), S. 3 f.

27 Reuss (wie Anm. 14), S. 43–45.

28 Ebd., S. 108–110.

29 Dr. Wolf, Bemerkungen über die Krankheiten, welche im Jahre 1813 in War-
    schau herrschten, insbesondere den ansteckenden Typhus, in: Hufeland's
    Journal v. Aug. 1814, S. 3 f.

30 Wilhelm von Hoven, Versuch einer praktischen Fieberlehre, Nürnberg
    1810, S. 23.

31 Kopp (wie Anm. 20), S. 13 f.

32 Albrecht Hase, Die Zoologe und ihre Leistungen im Kriege 1914/1918.
    Zugleich ein Beitrag zur Frage der angewandten Zoologie in Deutschland,
    in: Die Naturwissenschaften 7 (1919), S. 105–112; ders., Ungeziefer, in: Otto
    von Schjerning, Hg., Handbuch der Ärztlichen Erfahrungen im Weltkriege
    (1914/1918). Bd. VII: Hygiene, hg. von Wilhelm Hoffmann, Leipzig 1922,
    S. 417–422.

33 G. Zirolia, Der Pestbacillus im Organismus der Flöhe, in: Centralblatt für
    Bakteriologie, Parasitologie und Infektionskrankheiten 31 (1902), S. 687–
    690.

34 Wilhelm von Kügelgen, Jugenderinnerungen eines alten Mannes [1870],
    Zürich ³1988, S. 57.

35 Rudolf Virchow, Mitteilungen über die in Oberschlesien herrschende
    Typhus-Epidemie, ursprünglich abgedruckt in: Archiv für pathologische
    Anatomie und Physiologie und für klinische Medicin 2 (1849), S. 143–322.
    Dieser klassische Bericht erschien – zusammen mit seinem Aufsatz »Die
    Not im Spessart. Eine medizinisch-geographisch-historische Skizze« – als
    Nachdruck in Darmstadt 1968, hier: S. 65.

36 Ebd., S. 221.

37 Ebd., S. 137.

38 Ebd., S. 230, 223.

39 Ebd., S. 51.

40 Dazu P. Mühlens, Die russische Hunger- und Seuchenkatastrophe in den
    Jahren 1921–1922, in: Zs. für Hygiene und Infektionskrankheiten 99 (1923),
    S. 1–45. Siehe auch Arthur Holitscher, Stromab die Hungerwolga, Berlin
    1921.

Die asiatische Cholera

Was ist Europa weiter als ein Anhängsel der großen Landmasse von Eurasien, eine vielgestaltige Fortsetzung dieses großen Kontinents nach Westen? Aus diesem Grund haben Seuchenzüge, die in der Vergangenheit irgendwo im Innern Asiens ihren Ursprung nahmen – wie Pest, Fleckfieber oder Cholera – das randständige Europa nicht selten erst mit einiger Verzögerung oder überhaupt nicht erreicht. Heute kommen Fälle von AIDS oder Malaria rasch zu uns, binnen weniger Stunden auf dem Luftweg; in der Vergangenheit konnte die Übermittlung von epidemisch auftretenden Infektionskrankheiten Jahre oder Jahrzehnte dauern.

Die Ausbreitung der Cholera asiatica nach 1817

Der Choleraerreger war im südlichen Asien, in Indien und Hinterindien, seit Langem heimisch, im Verlauf der Neuzeit kam es dort immer wieder zu Choleraepidemien. Im Jahr 1817, als auf einen gewaltigen Vulkanausbruch des Mount Tambora eine schwere Hungersnot folgte, brach erneut eine solche Seuche aus. Sie drang weit vor, in der islamischen Welt folgte sie den Wegen der Pilger nach Westen.[1] 1822 traf sie in Damaskus ein. Einzelne europäische Gelehrte beobachteten angespannt ihre Ausbreitung. »Es wurde sogar

die Behauptung gewagt, daß sie in vier Jahren bereits am Rhein eintreffen könnte«, schrieb der Tübinger Arzt Friedrich Schnurrer 1825
am Ende seiner zweibändigen »Chronik der Seuchen«.[2] Als er diese
Zeilen zu Papier brachte, stand die Seuche gerade in Astrachan an
der unteren Wolga. Von dort zog der eine Strom des Erregers weiter über Odessa zu den Hafenstädten am Schwarzen Meer und zur
Balkanhalbinsel, die umspült wird vom Mittelmeer mit seinem regen Handelsverkehr. Ein anderer Strom zog sogleich wolgaaufwärts
nach Norden. 1830 langte die Seuche in Odessa an, im September
in Moskau, wo sie 8 731 Menschen ergriff und an die 4 500 ins Grab
riss. Die Erhebung der Polen gegen die russische Herrschaft, im selben Jahr niedergeschlagen, begünstigte ihren Weg südlich der Ost-
see nach Westen.

Die preußische Regierung hatte rechtzeitig von dem Übel erfahren, sie ließ einen dreifachen Militärkordon aufstellen; doch damit
war das Eindringen der Mikroben nicht aufzuhalten. Im Frühjahr
1831 erreichte die Cholera die deutschen Ostseestädte, in Danzig
und Königsberg wütete sie schrecklich, in Königsberg erkrankten
2 221 Bewohner, 1 327 starben an der Cholera, fast zwei Prozent der
Einwohner. Vom nordöstlichen Deutschland breitete sie sich nach
Westen und Süden aus. Im Juni 1831 wütete sie in Posen, im August
in Hinterpommern, im Oktober in Hamburg und zog dann entlang
der großen Flüsse südwärts. Man beobachtete, dass unverhältnis-
mäßig oft Frauen, die am Wasser zu tun hatten wie Wäscherinnen,
von der Krankheit heimgesucht wurden. In Berlin erkrankte während dieser ersten Epidemie knapp ein Prozent der Bewohner, 2 271
von 230 000, davon starb mehr als die Hälfte. In der Regel verloren
Städte im Verlauf einer Epidemie selten mehr als einen von 100 ihrer Bewohner.[3]

Es gab kein anderes Thema mehr als diese neuartige Krankheit
aus Asien. Eine Vielzahl von kleinen Schriften entstand, die sich mit
der rätselhaften Seuche beschäftigten. »Die Verhandlungen wegen
der Cholera morbus umständlich durchgesprochen«, notierte der
greise Goethe am 18. Juni 1831 in sein Tagebuch. Was war die Ursache der Krankheit? Bezeichnend ist ein Gutachten, das die Universität München damals erstellte – es machte die Gestirne verantwortlich.

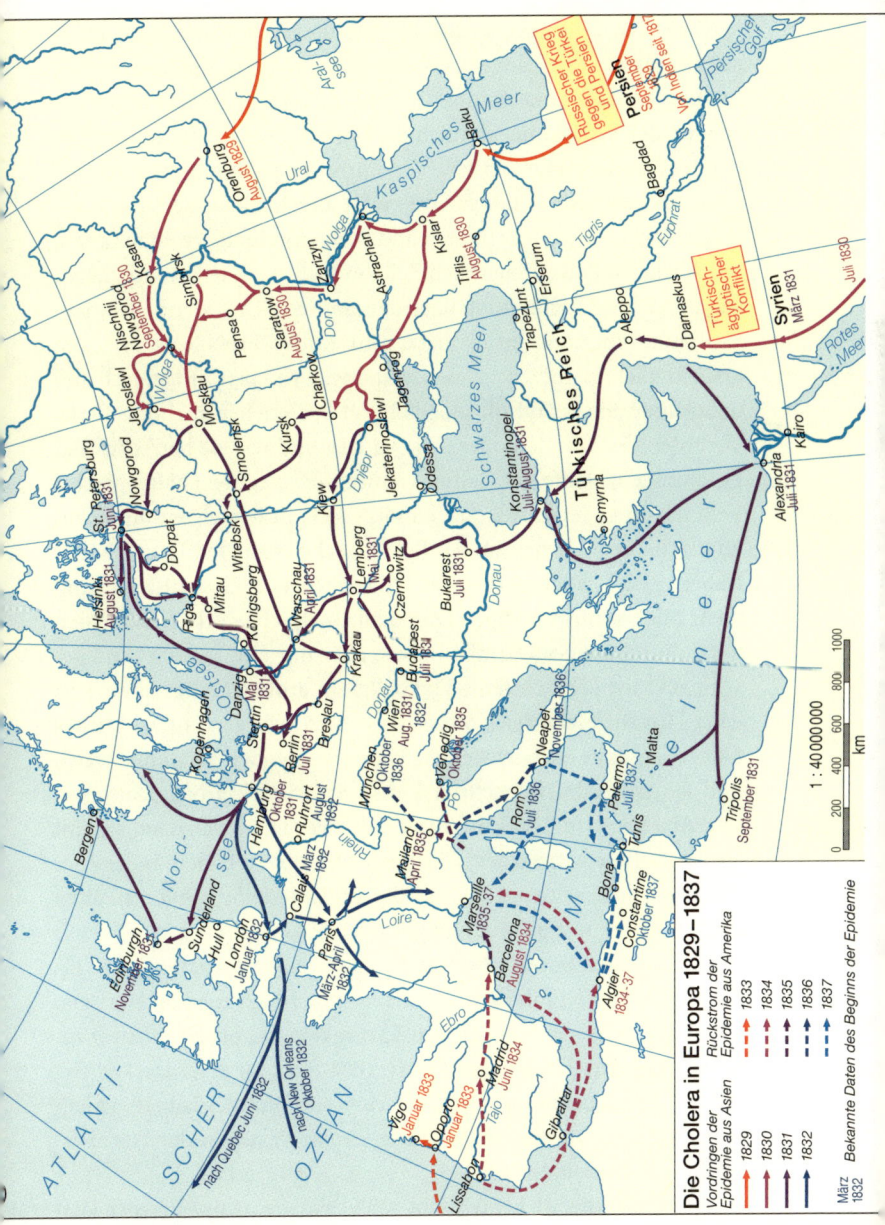

Ausbreitungsverlauf der Cholera

Zwischen der unbekannten Seuche, der Cholera asiatica, und einer in Europa seit Langem bekannten Krankheit, der heimischen Gallenruhr oder Cholera nostras, bestand eine oberflächliche Ähnlichkeit der Symptome, nämlich die starken Durchfälle. Tatsächlich handelte es sich aber um eine für Europäer vollkommen neue Infektionskrankheit. »Cholera (die) oder Brechruhr, auch asiatische, epidemische, bösartige Cholera und Brechdurchfall, jene Krankheit, welche die Welt in der neuesten Zeit durch ihre schnelle Tödtlichkeit, wie durch ihre Verbreitung über den größern Theil der bewohnten Welt mit Schrecken erfüllt hat«, schrieb der Brockhaus 1837, »ist ursprünglich in Indien heimisch und war vor 1831 in Deutschland unbekannt. Sie befällt oft plötzlich, oft auch gehen ihr mancherlei Vorboten um Stunden oder Tage voraus, und wie sie herrscht, sind Erkältungen, Diätfehler, heftige Gemüthsbewegungen häufig nächst Veranlassung derselben. Sie kündigt sich durch eigenthümliches unangenehmes Ziehen in den Beinen, schmerzhaften Druck in der Nabelgegend, Veränderung im Ausdruck der Gesichtszüge und mehr oder weniger heftigen Durchfall an, durch welchen anfänglich noch dünnflüssiger Darmkoth, bald aber nur eine geruch- und geschmacklose, gelblichweiße Flüssigkeit in großer Menge ausgeleert wird. Hierzu gesellen sich öfters Übelkeiten, Würgen und wirkliches Erbrechen eines gelblichweißen Schleimes, wobei die Zunge warm und feucht bleibt, vermehrter Durst, Schwindel, große Mattigkeit und Abspannung. Die Haut fühlt sich zwar noch warm an, scheint aber von ihrer natürlichen Elasticität verloren zu haben, indem besonders an der Seite des Halses oder am Unterleibe gebildete Falten derselben sich nur ganz allmälig wieder verziehen.«

Die Inkubationszeit beträgt bei der Cholera asiatica zwei bis fünf Tage. Der Kranke scheidet dann in heftigen reiswasserartigen Durchfällen riesige Mengen von Flüssigkeit aus, bis zu zwanzig Liter am Tag. Der hohe Flüssigkeitsverlust führt zu einer starken Exsikkose (Austrocknung), die wiederum von Blutdruckabfall, einem langsamen Herzschlag und Anurie, einem Versagen der Harnausscheidung, begleitet wird.

Die Diagnose ist heute nicht schwierig, denn der Erreger lässt sich im Stuhl oder im Erbrochenen des Kranken nachweisen. Aber auch in der Vergangenheit, vor der Entdeckung des Krankheitskeimes, war die Diagnose aufgrund der Symptome und der raschen Ausbreitung der Seuche in der Regel kein Problem. »Unbehandelt beträgt die Letalität bis zu 50 Prozent«, schreiben moderne medizinische Lehrwerke heute – »unbehandelt« heißt zugleich: nicht mit den richtigen Mitteln behandelt. Heute besteht die Therapie darin, dem Cholerakranken durch einen Ausgleich des gestörten Wasser- und Elektrolythaushalts zu helfen, außerdem verabreichen die Ärzte Antibiotika, namentlich Tetracycline.[4]

Die Cholera in Paris

Die neuartige Seuche breitete sich rasch nach Westen aus. Sie traf auch die große Stadt Paris.

Heinrich Heine hat in seinem Buch »Französische Zustände« die Cholera ausgiebig behandelt. »Ich rede von der Cholera, die seitdem hier herrscht, und zwar unumschränkt, und die ohne Rücksicht auf Stand und Gesinnung tausendweise ihre Opfer niederwirft«, schrieb er. Da man ihr anfangs wenig Respekt entgegenbrachte, wandte sie ein probates Mittel an: Terror. »Da war es nun der guten Cholera nicht zu verdenken, daß sie aus Furcht vor dem Ridikül zu einem Mittel griff, welches schon Robespierre als probat befunden, daß sie nämlich, um sich in Respekt zu setzen, das Volk dezimiert. Bei dem großen Elende, das hier herrscht, bei der kolossalen Unsauberkeit, die nicht bloß bei den ärmern Klassen zu finden ist, bei der Reizbarkeit des Volks überhaupt, bei seinem grenzenlosen Leichtsinne, bei dem gänzlichen Mangel an Vorkehrungen und Vorsichtsmaßregeln, mußte die Cholera hier rascher und furchtbarer als anderswo um sich greifen. Ihre Ankunft war den 29. März offiziell bekanntgemacht worden und da dieses der Tag des Mi-Carême ist und das Wetter sonnig und lieblich war, so tummelten sich die Pariser um so lustiger auf den Boulevards, wo man sogar Masken erblickte, die in karikierter Mißfarbigkeit und Ungestalt die Furcht vor der Cholera und die Krankheit selbst verspotteten. Desselben Abends waren die Redouten besuchter als jemals; übermütiges Gelächter überjauchzte fast die lauteste Musik, man erhitzte sich beim Cahût, einem nicht sehr zweideutigen Tanze, man schluckte dabei allerlei Eis und sonstig kaltes Getrinke: als plötzlich der lustigste der Arlequine eine allzu große Kühle in den Beinen verspürte und die Maske abnahm und zu aller Welt Verwunderung ein veilchenblaues Gesicht zum Vorschein kam. Man merkte bald, daß solches kein Spaß sei, und das Gelächter verstummte, und mehrere Wagen voll Menschen fuhr man von der Redoute gleich nach dem Hôtel-Dieu, dem Zentralhospitale, wo sie, in ihren abenteuerlichen Maskenkleidern anlangend, gleich verschieden. Da man in der ersten Bestürzung an Ansteckung glaubte und die ältern Gäste des Hôtel-Dieu ein gräßliches Angstgeschrei erhoben, so sind jene Toten, wie man sagt, so schnell beerdigt worden, daß man ihnen nicht einmal die buntscheckigen Narrenkleider auszog, und lustig, wie sie gelebt haben, liegen sie auch lustig im Grabe.

Nichts gleicht der Verwirrung, womit jetzt plötzlich Sicherungsanstalten getroffen wurden. Es bildete sich eine Commission sanitaire, es wurden überall Bureaux de secours eingerichtet, und die Verordnung in betreff der Salubrité publique sollte schleunigst in Wirksamkeit treten. Da kollidierte man zuerst mit den Interessen einiger tausend Menschen, die den öffentlichen Schmutz als ihre Domäne betrachten. Dieses sind die sogenannten Chiffoniers, die von dem Kehricht, der sich des Tags über vor den Häusern in den Kotwinkeln anhäuft, ihren Lebensunterhalt ziehen. Mit großen Spitzkörben auf dem Rücken und einem Hakenstock in der Hand schlendern diese Menschen, bleiche Schmutzgestalten, durch die Straßen und wissen mancherlei, was noch brauchbar ist, aus dem Kehricht aufzugabeln und zu verkaufen. Als nun die Polizei, damit der Kot nicht lange auf den Straßen liegen bleibe, die Säuberung derselben in Entreprise gab, und der Kehricht, auf Karren verladen, unmittelbar zur Stadt hinausgebracht ward, aufs freie Feld, wo es den Chiffoniers freistehen sollt, nach Herzenslust darin herumzufischen: da klagten diese Menschen, daß sie, wo nicht ganz brotlos, doch wenigstens in ihrem Erwerbe geschmälert worden, daß dieser Erwerb ein verjährtes Recht sei, gleichsam ein Eigentum, dessen man sie nicht nach Willkür berauben könne. [...] Als ihre Protestationen nichts halfen, suchten die Chiffoniers gewalttätig die Reinigungsreform zu hintertreiben; sie versuchten eine kleine Konterrevolution, und zwar in Verbindung mit alten Weibern, den Revendeusen, denen man verboten hatte, das übelriechende Zeug, das sie größtenteils von den Chiffoniers erhandeln, längs den Kais zum Wiederverkaufe auszukramen. Da sahen wir nun die widerwärtigste Emeute: die neuen Reinigungskarren wurden zerschlagen und in die Seine geschmissen; die Chiffoniers barrikadierten sich bei der Porte St. Denis; mit ihren großen Regenschirmen fochten die alten Trödelweiber auf dem Châtelet; der Generalstreik erscholl; Casimir Périer ließ seine Myrmidonen aus ihren Butiken heraustrommeln; der Bürgerthron zitterte, die Rente fiel; die Karlisten jauchzten. […] da vernahm man plötzlich das Gerücht: die vielen Menschen, die so rasch zur Erde bestattet würden, stürben nicht durch eine Krankheit, sondern durch Gift. Gift, hieß es, habe man in alle Lebensmittel zu streuen gewusst, auf den Gemüsemärkten, bei den Bäckern, bei den Fleischern, bei den Weinhändlern. […] An der Straße St. Denis hörte ich den altberühmten Ruf ›à la lanterne!‹, und mit Wut erzählten mir einige Stimmen, man hänge einen Giftmischer.«[5]

Das Rätsel Cholera

In Preußen starben 1831/32 fast 42 000 Menschen an der Cholera asiatica, in Frankreich weit mehr als 18 000, zwei Drittel davon in der Hauptstadt Paris.[6] Was war das für eine neuartige Infektionskrankheit, die nicht einmal den französischen Premierminister Casimir Périer verschonte? War gegen sie kein Kraut gewachsen?

Über die wirkliche Ursache wusste man vorläufig noch gar nichts, ebenso wenig über die Art der Verbreitung. Folglich gab es auch nirgendwo rationelle, auf Kausalerkenntnis beruhende Therapievorschläge. »Entschiedene Schutzmittel gegen die Krankheit, wie man deren hie und da empfohlen und vielfach versucht hat, gibt es nicht; die besten und zuverlässigsten sind Furchtlosigkeit, eine nüchterne Lebensweise, Vermeidung von Erkältungen, Schwelgereien, Ausschweifungen, übermäßigen geistigen und körperlichen Anstrengungen«, hieß es in einer Gazette. Eine andere Zeitung empfahl ihren Lesern: »Man soll jeden Morgen nüchtern fünf bis sechs Senfkörner verschlucken, ferner ein Stückchen trocknes Brod stark mit Knoblauch abgerieben, in der Tasche nachtragen, und solches täglich von Neuem mit Knoblauch einreiben.« Viele Ärzte sahen in der Eindickung des Blutes infolge der schweren Durchfälle die Ursache für den tödlichen Verlauf der Krankheit und rieten daher zum Aderlass.

An ein Heilmittel war vorläufig nicht zu denken, aber auch bei der Vorbeugung war guter Rat teuer. Die Behörden empfahlen warme Kleidung und den Verzehr heißer Suppen. Neuartige Kleidungsstücke wie die Leibbinde kamen jetzt in Mode, sie sollte den Körper warm halten.[7] Auch reformbewusste neue medizinische Zeitschriften empfahlen die alten Mittel: warme Kleidung und Aderlässe. Tatsächlich hat die Cholera das Bewusstsein der breiten Öffentlichkeit für Gesundheitsmaßnahmen gewaltig gestärkt. In vielen deutschen Städten wurden jetzt unter dem Eindruck der Choleraepidemien Sammlungen durchgeführt, um Gelder für den Erwerb von Leibbinden zu erhalten. Viele Städte richteten Suppenküchen ein, wo vor allem die ärmere Bevölkerung ein preiswertes Suppengericht angeboten bekam. Man darf nicht übersehen, dass dies noch immer eine sehr karge Zeit war, nicht jeder konnte sich satt essen. Viele Städte richteten über Nacht Notspitäler ein, welche die Cholerakranken aufnehmen sollten.[8]

Der Weg nach Süddeutschland

In den Westen Deutschlands gelangte die Cholera erst 1832. Düsseldorf leitete weitreichende Vorsichtsmaßnahmen ein: Der Schiffsverkehr auf dem Rhein wurde eingeschränkt. Die Behörden stellten Gesundheitspässe aus, Einreisende aus verseuchten Gebieten mussten sich einer zehntägigen Quarantäne unterziehen.[9]

Den Weg nach Süddeutschland fand die Cholera zunächst noch nicht. Aber in Südosteuropa breitete sie sich aus und bedrohte von dort aus die Donaumonarchie. In Wien wütete sie bald, von Südosten hereinbrechend. In Bayern trat sie dann erstmals 1836 in Erscheinung. Sie kam aus dem Süden, aus dem Mittelmeerraum. Die »Augsburger Allgemeine Zeitung«, eine der großen deutschen Tageszeitungen dieser Zeit, schrieb Anfang September 1836: »Die seit einiger Zeit in dem Städtchen Mittenwald, Landkreis Werdenfeld, herrschende […] Krankheit hatte gegen Ende August angefangen, einen ernsteren Charakter zu entwickeln, und allerneuestens sind Fälle vorgekommen, welche sich in nichts von der seit geraumer

Zeit in Oberitalien und selbst in einem Theile Tyrols herrschenden Brechruhr unterscheiden.«

Es dürfte den altertümlichen Verkehrsverhältnissen zuzuschreiben sein, dass die Cholera sich nicht sogleich im ganzen Land ausbreitete. Weite Teile Bayerns blieben verschont. Die bayerischen Behörden zeigten zunächst auch keine Reaktion. Sie bezweifelten, dass es sich tatsächlich um die Cholera asiatica handelte. In München stand gerade das Oktoberfest bevor, da wollte man die fremden Gäste nicht erschrecken. Am 7. Oktober erhielt der Nürnberger Korrespondent der »Augsburger Allgemeinen« folgende beschwichtigende Notiz: »Nach Briefen aus vielen Gegenden Deutschlands steht man zu unserm größten Erstaunen in dem Wahn, daß die Cholera in München sey. Viele Fremde sind dadurch abgehalten worden, nach München zu kommen, viele Quartiere für das Oktoberfest wurden abbestellt, und wirklich ist die geringe Anzahl von Fremden bei dem heurigen Feste auffallend bemerkbar. Man kann daher nicht genug wiederholen, daß keine Spur von Cholera weder in München noch in der ganzen Umgegend ist, und auch nicht der geringste Grund vorhanden, zu glauben, daß diese gefürchtete Krankheit hier auftreten könnte.«[10]

Diese Information erwies sich bald als falsch, noch im Oktober 1836 hatte München seine ersten tödlichen Fälle von Cholera. Und es dauerte nicht lange, da wurde die neue Krankheit auch nach Franken getragen. Es reiste nämlich just im November 1836 der griechische König Otto aus dem bayerischen Hause Wittelsbach mit einem kleinen Gefolge von München nordwärts durch das westliche Mittelfranken, und in seinem Tross trat erstmals in Franken die Cholera auf. In einer Würzburger Pressemeldung vom 13. November heißt es diesbezüglich: »Gestern langte Seine Majestät der König von Griechenland von Uffenheim, wo Allerhöchstderselbe übernachtet hatte, […] in einem offenen Wagen hier an. König Otto hatte ein sehr gesundes und blühendes Aussehen. Er setzte seine Reise nach Oldenburg über Brückenau, dem ferneren Nachtquartier fort. […] Kaum hatte derselbe die Stadt eine halbe Stunde verlassen, als mittels Estafette von der Posthaltung zu Uffenheim die Nachricht eintraf, der Marine-Kapitän Miaulis, Adjutant Seiner Majestät des Königs, sei gegen halb ein Uhr an der Brechruhr gestorben. Miaulis hatte noch mit seinem so verehrten Könige zu Abend gespeist, erkrankte indessen in der Nacht, musste zurückbleiben, und das Uebel erlangte bald eine solche Intensität, daß nicht einmal versuchte Aderlässe vor sich gingen, und der Kranke ohne Rettung ein Raub des Todes wurde.«

Die Schuld für die Erkrankung suchte man meist im Verhalten der Kranken. Was hatte Kapitän Miaulis falsch gemacht? Hatte er etwas Falsches gegessen? Den Leib nicht warm gehalten? War er im Essen unmäßig gewesen? Wie hatte er sich die Krankheit zugezogen und warum war er ihr so schnell erlegen? Der Nürnberger Korrespondent stellte dazu fest: »Ueber den zu Uffenheim erfolgten Tod des zweiten Adjutanten Seiner Majestät des Königs Otto, Kapitain Miaulis, erfährt man jetzt, daß derselbe in der Nacht auf den 12. November heftige Leibschmerzen spürte, statt aber sich ruhig zu halten, und die Transpiration abzuwarten, aufstand, und leicht gekleidet aus dem Zimmer ging, um sich selbst Hülfe zu holen. Der königliche Leibarzt leistete dieselbe sogleich mit Beistand des Amtsphysikus, und König Otto, der fortwährend am Bette des Kranken verweilte, hatte das Vergnügen, schnelle Besserung eintreten zu sehen, reiste mit Gefolge einstweilen ab, in der sichern Hoffnung, daß Miaulis bald nachfolgen werde, übergab ihn dem dortigen Physikus, der nicht mehr von seiner Seite wich.«

Der griechische Hauptmann scheint 1836 der Einzige gewesen zu sein, der die Cholera aus Altbayern nach Franken trug und dort sein Leben aushauchte. In Altbayern, vor allem in München und Umgebung, wütete die Cholera indes schrecklich – die Stadt München verlor in diesem Winter mehr als 800 Menschen an die Cholera.[11]

Warum breitete sich die Seuche nicht weiter aus? Das hat vermutlich sehr viel mit dem geringen Verkehrsaufkommen und der mäßigen Verstädterung zu tun. Zwar fuhr damals gerade seit knapp einem Jahr, seit Dezember 1835, die erste Eisenbahn in Deutschland, aber sie verband vorläufig eben nur die Städte Nürnberg und Fürth miteinander; König Otto und seine Gesandtschaft reisten mit der Kutsche. Die Cholera ist eine ansteckende Krankheit, von lebenden Erregern hervorgerufen, und diese Erreger begeben sich gern auf die Reise – aber wo die Verkehrsmittel so wenig entwickelt waren wie in Deutschland, da kamen sie nicht recht voran.

Im Spätwinter 1836/37 flaute die erste bayerische Choleraepidemie ab. Doch in den folgenden Jahren, in deren Verlauf Verstädterung und Verkehr sprunghaft zunahmen, derweil die hygienischen Verhältnisse sowie die Ernährungssituation der breiten Massen sich nicht besserten, kam die Cholera immer wieder.

Das Jahr 1848

Die nächste große Epidemie trat in Deutschland, wie auch in Frankreich, im Jahr der Revolution auf, 1848. In Berlin war sie ab der Jahresmitte zu beobachten. Der Erreger bevorzugt hohe Temperaturen, er gedeiht in unseren Breiten vor allem in der warmen Jahreszeit. Er benötigt eine gewisse Durchschnittstemperatur, um die 17 Grad Celsius, um sich rasch vermehren zu können. Wo diese Temperatur für einige Zeit unterschritten wird, kann er sich nicht ausbreiten, seine pathogene Wirkung schwächt sich ab.

In Berlin war der erste Tote »Ein Fuhrmann vom Schiffbauerdamm, der in der Nacht […] plötzlich unter heftigem Durchfall, Brechen und cyanotisches Aussehen litt, pulslos und marmorkalt wurde, während er über brennende Hitze innen klagte und nach 7 ½ Stunden in der Charité starb«, berichtete die 1848 neu gegründete Zeitschrift »Medicinische Reform«, die sich eben dies, eine Reform der Heilkunde, zum Ziel gesetzt hatte. Bis Dezember 1848 starben in Berlin 1595 Menschen an der Cholera, weitere 3500 Berliner erlagen ihr im folgenden Jahr 1849. Die Sterblichkeit in der preußischen Hauptstadt, die seit 1842 stets unter 25 Promille gelegen hatte, schnellte 1848 auf knapp 28 Promille, im folgenden Jahr sogar auf 32,7 Promille. Ganz Preußen hatte in diesen beiden Jahren, 1848 und 1849, mehr als 85 000 Cholerafälle zu verzeichnen. Zum Vergleich: Die Zahl der Märzgefallenen der Revolution von 1848 lag bei 300 Todesopfern.

Es war dennoch das Jahr der Revolution. Im März 1848 wuchsen auf den Straßen von Berlin die Barrikaden, der junge Arzt Rudolf Virchow (1821–1902), der kurz zuvor von der Reise nach Oberschlesien zurückgekehrt war, die ihn so erschüttert hatte, war der festen Überzeugung, dass die Regierungen hier etwas versäumt hatten: »Epidemien gleichen grossen Warnungstafeln, an denen der Staatsmann von grossem Styl lesen kann, dass in dem Entwicklungsgange seines Volkes eine Störung eingetreten ist, welche selbst eine sorglose Politik nicht länger übersehen darf«, mahnte er jetzt in seiner neuen Zeitschrift, die er zusammen mit seinem Kollegen Rudolf Leubuscher (1821–1861) herausgab.[12]

Die Verkehrsmittel der Seuche

Einzelfälle von Cholera und kleinere Epidemien gab es in diesen Jahren immer wieder in Deutschland, der Erreger war im Lande, da und dort kam es zu einem Ausbruch.[13] Im Sommer 1852 starb in München der bayerische Mundartforscher Andreas Schmeller an der Cholera. Dies war aber ein Einzelfall. Zwei Jahre später erst, im Sommer 1854, setzte eine große Epidemie ein, die nun wirklich weite Teile Deutschlands, vor allem aber Bayern, schwer traf.

Bis zur Jahrhundertmitte trat die Cholera im Norden und im Süden Deutschlands auf, aber niemals hatte sich die Seuche in der Mitte Deutschlands vereinigt, von Norden und von Süden zugleich vorrückend. Gerade in dieser Zeit jedoch verbesserten sich die Verkehrsmittel. Seit 1852 bestand zwischen Nürnberg und München eine direkte, vergleichsweise schnelle Eisenbahnverbindung, die Fahrzeit betrug rund sieben Stunden. Man konnte in München einen Zug um 5.00 Uhr besteigen, der um 12.30 in Nürnberg eintraf, oder einen späteren, um 12.40 Uhr, dann war man am Abend in Nürnberg.[14]

Der Zusammenhang mit der Cholera liegt auf der Hand: Wenn die Fahrt mit der Kutsche etwa ebenso lange dauerte wie die Inkubationszeit der Cholera währte, das waren mindestens zwei Tage, konnte diese Krankheit kaum von München nach Nürnberg gelangen, denn wer sich in München infizierte und tags darauf die Kutsche nahm, erkrankte unterwegs und blieb auf der Strecke. Mit der Bahn wurde das anders: Wer jetzt in München den Choleraerreger aufnahm und am nächsten Tag die Bahn bestieg, erreichte Nürnberg vielleicht noch scheinbar wohlauf und konnte hier den Erreger in aller Ruhe verbreiten.

Dass sich die Cholera in diesem Jahr in Bayern so weit verbreitete, hat mit der Allgemeinen Ausstellung der Industrie- und Gewerbeerzeugnisse zu tun, die in München gezeigt wurde und Hunderttausende in die bayerische Hauptstadt lockte. Die Nürnberger Firma Klett errichtete dazu einen Glaspalast als Ort der Ausstellung. Unzählige strömten im Sommer 1854 nach München, um die neuen Wunder der Technik zu bestaunen. Rund 200 000 Personen besuchten die Industrieausstellung, an einzelnen Tagen zählte man mehr als 5 000 Besucher.[15]

Und dann brach in München die Cholera aus. Eine Zeitlang versiegte der Besucherstrom, mit dem Abklingen der Seuche schwoll er indes wieder an. Auch der Nürnberger Fabrikant Wilhelm Spaeth sah sich diese wichtige Ausstellung an. Am 10. August 1854 reiste er todkrank aus München ab und starb am folgenden Tag in seinem Haus in Nürnberg. Er war der erste Nürnberger Choleratote. In den folgenden Wochen hatte Nürnberg seine erste und einzige Choleraepidemie. Sie forderte rund 300 Todesopfer, etwa fünf Promille der Stadtbevölkerung. Die meisten der Betroffenen wohnten in der Südstadt, in der Nähe des Fischbachs, der noch immer offen durch die Stadt floss, verschmutzt vom Wäschewaschen und von mancherlei Unrat.

Auch Städte zwischen München und Nürnberg, die bislang von der Cholera verschont worden waren wie Ingolstadt, litten 1854 unter einer Epidemie. Ganz Bayern zählte in diesem Sommer an die 15 000 Cholerafälle und 7 370 Tote, München allein hatte 2 220 Choleratote zu beklagen. Jeder zweite, der an der Cholera erkrankt war, starb daran. Das prominenteste Opfer war die Königinmutter Therese, die Gemahlin Ludwigs I. Sie verschied Mitte Oktober 1854, kurz vor dem Erlöschen der Seuche.[16]

Noch sehr viel verlustreicher verlief diese Choleraepidemie in Frankreich, dort starben 1854/55 fast 150 000 Menschen an der Cholera.[17]

Die Notjahre um 1854

Die 50er Jahre brachten eine überaus schwere Zeit, nicht weniger hart als die berüchtigten »hungrigen 40er«. 1852 waren die Ernteerträge in Deutschland gering, 1853 wurde erneut eine sehr schlechte Ernte eingebracht. Die Preise für Getreide gingen stark nach oben, der Scheffel Weizen, der 1835/36 nur zehn Gulden gekostet hatte, stand jetzt bei 28 Gulden.[18] Die Preise für Kartoffeln stiegen innerhalb weniger Jahre um 125 Prozent, die für Roggen um 150 Prozent. Infolge des Krimkrieges (1854–1856) waren russische Getreidelieferungen ausgeblieben, so hatte sich in Westeuropa zunächst ein Preisanstieg bei landwirtschaftlichen Produkten eingestellt. Entsprechend sanken die Reallöhne, der Lebensstandard fiel. Setzt man das letzte Jahr vor Ausbruch des Ersten Weltkriegs auf einen Indexwert gleich 100 (1913=100), so stand dieser Wert 1850 bei 64, er fiel auf 44 im Jahr 1854 und auf 43 im folgenden Jahr, das heißt, er ging innerhalb von vier Jahren um ein Drittel zurück. Das waren die niedrigsten Werte, die nach 1819/20 erreicht wurden, nicht einmal in den »hungrigen 40er Jahren« war dieser Index jemals unter 46 (1846) gefallen.[19]

Auf der Krim herrschte Krieg, England und Frankreich kämpften dort gegen das Zarenreich, das sich in die inneren Angelegenheiten des »kranken Mannes am Bosporus« eingemischt hatte. »Auf der Ferne liegen blutig dunkel die Donnerwolken des Krieges, und über die Nähe haben Krankheit, Hunger und Not ihren unheimlichen Schleier gelegt; – es ist eine böse Zeit«, klagte Wilhelm Raabe Mitte November 1854, gleich zu Beginn seiner »Chronik der Sperlingsgasse«, auf den Krimkrieg, die allgemeine Not und die Choleraepidemie anspielend.

Was war die Ursache dieser Not? Zwischen dem 20. August 1852 und dem 27. Mai 1853 brodelte der Ätna ständig,[20] Theodor Fontane hat in seinem Roman »Unwiederbringlich« darauf angespielt. Es könnte sein, dass infolge dieser lang anhaltenden Vulkanausbrüche die Temperaturen im Frühling 1853 sanken, sodass die Ernten schlecht wurden. Die Preise für Nahrungsmittel stiegen entsprechend.[21]

Wie reagierten die Deutschen auf diese Not? Sie wanderten aus, sie zogen scharenweise in die Neue Welt, nach Amerika. 1854 wanderten anteilmäßig mehr Deutsche aus als in jedem anderen Jahr, nämlich 0,7 Prozent, und dies trifft auch für Bayern zu.[22] Der Hungerkrise folgte 1857 eine allgemeine Wirtschaftskrise, »zum ersten Mal in der Wirtschaftsgeschichte haben Konjunktur und Krise in jenen Jahren weltweite Dimensionen angenommen«. Diese Krise hat »die Zeitgenossen geradezu traumatisch belastet, sie ist auch der folgenden Generation nachhaltig im Gedächtnis haften geblieben«.[23]

Medizinische Spekulationen

Mit Krieg und Hunger war Alt-Europa seit Langem vertraut, aber was waren die Ursachen der neuen tödlichen Krankheit? Darüber war man sich noch immer nicht im Klaren. Die Zeitgenossen waren ratlos. Einige gelehrte Ärzte richteten jetzt ihr Augenmerk vor allem auf den Umstand, dass die Cholera asiatica an manchen Orten weitaus heftiger zuschlug als an anderen.

Der Münchner Arzt-Apotheker Max Pettenkofer (1818–1901) ging der Frage mit Eifer nach, allein in München machte er von 2885 Cholerafällen Aufzeichnungen. Gemäß älteren geomedizinischen Vorstellungen hielt er den Wohnort der Erkrankten fest, ihr Lebensalter, ihren Stand, den Todestag und vieles mehr – nicht jedoch, woher sie ihr Wasser bezogen. Dabei hätte es ihm doch auffallen müssen, dass in der Münchener Straße »Im Tal«, mitten in der Innenstadt, in den Häusern mit eigenem Wasseranschluss nur halb so viele Cholerafälle auftraten wie in den Häusern ohne Wasseranschluss.

Pettenkofer reiste in ganz Bayern umher und nahm viele Örtlichkeiten in Augenschein. Er kam zu der Auffassung, dass die Cholera von einem »Miasma« ausgehe, einer Art Dunst, der wie ein Dampf aus der Erde steige und Menschen infiziere, daher seien Städte gegen sie gefeit, die auf felsigem Untergrund stehen. In Nürnberg zum Beispiel, so bemerkte Pettenkofer, waren im Verlauf der Epidemie von 1854 fast ausschließlich Bewohner der Südstadt betroffen, die um die Lorenzkirche herum wohnten, also in dem Stadtteil südlich der Pegnitz. Er stellte fest, dass »auf der Lorenzer Seite dreimal soviel erkrankten als auf der Sebalder (Nordseite).« Die Cholera hatte den südlichen Stadtteil weitaus stärker betroffen als den nördlichen, und an diesem Umstand biss er sich nun regelrecht fest.

Wie in der Antike, so suchten auch jetzt immer noch einzelne Gelehrte die Krankheit in Luft und Boden zu ergründen. Noch während die Cholera umging, verbreitete die »Augsburger Allgemeine«: »Indem aber Aerzte und Laien diesen Ursprung der Krankheit annehmen, werden die Anforderungen an die Meteorologie um so größer, je mehr man entweder einen der Luft beigemengten krankmachenden Stoff vermuthet, oder eine eigenthümliche Aufeinanderfolge der Temperatur, der Windströme, des Luftdrucks, sowie des Feuchtigkeits- und Electricitätszustandes als disponirende Ursache zur Hervorrufung einer specifischen Krankheit annimmt.«

Besonders ausführlich ging Pettenkofer sodann auf die Lage von Würzburg ein, wo 1854 nur drei Choleratote zu beklagen waren. »Was den Grund und Boden anbelangt, auf welchem Würzburg steht, so ist derselbe großentheils felsiger Art. Die meisten Häuser sind auf Felsen fundirt. [...] Mir ist bis jetzt kein Ort bekannt geworden, welcher von der Cholera epidemisch ergriffen worden wäre, soweit derselbe auf Felsen liegt, obwohl Cholerakranke häufig an solche Orte gelangt und dort gestorben sind. Nach meiner Ansicht kann Würzburg seine Thore gastfreundlich den Choleraflüchtlingen öffnen, ohne besorgen zu müssen, eine Epidemie unter ihre Bewohner zu bringen. Es können einzelne Erkrankungen von Einheimischen vorkommen, in denen sich eingewanderte Cholerakranke befinden. [...] Es war mir interessant, während meines Aufenthaltes in Würzburg zu vernehmen, daß Professor [Johann Lukas] Schönlein bereits vor Jahren den Ausspruch gethan, die Stadt Würzburg würde nie von der Cholera heimgesucht werden, weil sie auf einem eigenthümlichen Felsen liege. [...] Meine Ansicht, warum felsiger Grund der Häuser vor der epidemischen Entwicklung der Cholera schütze, geht dahin, daß sich in einem solchen Boden diejenigen Stoffe, womit der Mensch seine Wohnplätze verunreinigt, nicht einsaugen und ausbreiten können. Und daß der Felsen weder Feuchtigkeit empfängt, noch ausgiebt. Letzteres unterscheidet ihn wesentlich von einer Lehmunterlage, welche keinen Schutz gegen epidemische Cholera bietet.«[24]

Zu ganz ähnlichen Folgerungen kam Pettenkofer mit Blick auf Fürth, das er ebenfalls in diesen Tagen aufsuchte. »Der Verkehr zwischen Fürth und München im Monat Juli und August«, schrieb er, »ist nicht geringer gewesen als zwischen Nürnberg und München, der Verkehr zwischen Nürnberg und Fürth ist aber jahraus, jahrein

ein ganz ungewöhnlich lebhafter. In Fürth sind viele Fabriken mit ihrem zahlreichen Proletariat, ferner zahlreiche Judenfamilien den ärmeren Klassen angehörig. Die sozialen und diätetischen Verhältnisse sind in Fürth derart, daß die Cholera dort eine zahlreichere Ernte erwarten durfte als in München. Aber sieh da, es entsteht keine Epidemie daselbst.« Nicht die sozialen Umstände, so folgerte Pettenkofer, auch nicht die Wasserversorgung oder dergleichen seien schuld an der Verbreitung der Cholera, sondern der Boden, auf dem eine Örtlichkeit ruht. Nach dem Abklingen der Nürnberger Epidemie zog er mit folgenden Worten Bilanz: »Alle von der Cholera ergriffenen Orte und Ortsteile sind auf porösem, von Wasser und Luft durchdringbarem Erdreich erbaut und soviel bis jetzt bekannt geworden ist, gelangt man an allen in einer nicht zu großen Tiefe (etwa fünf bis fünfzig Fuß) auf Wasser. Diese Bodenbeschaffenheit ist es auch, welche für die Möglichkeit einer Epidemie gefordert erscheint. So weit indes Orte oder Ortsteile unmittelbar auf kompaktem Gestein oder auf Felsen liegen, welche vom Wasser nicht durchdringbar sind, hat man in denselben meist gar keine, oder höchstens selten nur vereinzelt Cholerafalle, niemals aber eine Cholera-Epidemie beobachtet.«[25]

Seit dem Spätsommer 1854 machte Pettenkofer seine Bodentheorie in den Versammlungen Münchner Ärzte bekannt; bald legte er ein Buch vor mit dem Titel »Untersuchungen und Beobachtungen über das Auftreten der Cholera nebst Betrachtungen über Maßregeln, derselben Einhalt zu thun«. Darin schilderte er auch seine Beobachtungen über die fränkischen Städte. Er hatte damals bereits einen Namen in der Öffentlichkeit, und seine Auffassung wurde bald von bedeutenden Naturwissenschaftlern geteilt. Einer von Pettenkofers akademischen Lehrern, der Chemiker Justus von Liebig (1803–1873), unterstützte die Bodentheorie. Er sandte im Dezember 1854 einen Brief an die »Medical Times« und setzte die Zeitschrift über Pettenkofers Beobachtungen und Folgerungen in Kenntnis. Kurz darauf druckte die »Medical Times« diesen Brief ab, wenig später erschien er in französischer Übersetzung in der »Gazette hebdomadaire de Médecine« in Paris.

Dies nahm nun Rudolf Virchow zum Anlass, der Hypothese zu widersprechen. Virchow hatte in den 1840er Jahren in Berlin Me-

dizin studiert und einer seiner Lehrer war der von Pettenkofer erwähnte Internist Schönlein (1793–1864). Nach seiner Entlassung
in Berlin 1849 war Virchow als junger Professor an die Universität
Würzburg gezogen. Nun protestierte er in einem offenen Brief gegen
die Auffassung Pettenkofers, die er für falsch und sogar für gefährlich hielt. Im Januar 1855 wurde Virchows Schreiben in der »Wiener
Medizinischen Wochenschrift« abgedruckt. »Ich bin fern davon, die
wissenschaftlichen Bestrebungen der Münchner Aerzte verkleinern
zu wollen«, hieß es da. Virchow spielte auf die Weissagungen Schön-
leins und Pettenkofers an, die Cholera werde in Würzburg aufgrund
seiner Lage niemals epidemisch auftreten. Er fürchtete, infolge dieser Aussage würden die Bewohner und der Magistrat sich in falscher
Sicherheit wiegen. Außerdem hielt er die Bodentheorie sachlich für
falsch und verstand nicht, wie Pettenkofer sich brüsten konnte, er
habe »das Wesen der Cholera nun so ziemlich ergründet«. Einen
weiteren Brief, diesmal in französischer Sprache, sandte der streit-
bare Gelehrte aus Würzburg an die »Gazette Hebdomadaire de Médecine«. Darin gab er zu bedenken: »Herr Pettenkofer hat erklärt,
daß Würzburg, dank der tellurischen Umstände, unter denen sich
diese Stadt befindet, sich bezüglich der Cholera einer vollständigen
Immunität erfreut. Folglich dürfte kein Bewohner von Würzburg
für diese Krankheit prädisponirt sein. Jedoch sind mehrere Fak-
ten, die das Gegenteil beweisen, zu unserer Kenntnis gelangt. Wir
könnten mehrere Einwohner Würzburgs nennen, die sich nach
München begaben, als dort die Epidemie herrschte, und bald Opfer
dieser Seuche wurden. Überhaupt heißt es, daß mehrere Personen
bereits angegriffen von der Krankheit und wohnhaft, wenn nicht in
Würzburg, so doch in der Umgebung, zu sich heimkehrten und dort
starben.«

Allen Anfeindungen zum Trotz, denen sich Pettenkofer wegen
seiner Bodentheorie ausgesetzt sah, vermochte dieser sich in den
folgenden Jahren als der große Sachverständige für die Cholera darzustellen. Das »Wesen« dieser Krankheit, so glaubte er, wäre nun
ergründet, und zwar von ihm.

Krieg und Cholera, 1866

Woher rührte die Seuche? Darüber wurde noch immer viel spe-
kuliert. Max Pettenkofer, der sich seit Veröffentlichung seiner Hypothesen weiteres Ansehen erworben hatte, denn er war seit 1865
der erste deutsche Inhaber eines Lehrstuhls für öffentliche Hygiene,
blieb dabei, dass der Untergrund die wichtigste Ursache sei. Bakteriologische Ansätze waren um diese Zeit noch selten. Pettenkofer
dachte wie so viele andere an Ausdünstungen, Miasmen, die aus
dem Boden aufstiegen und krank machend wirkten.[26]

Als sich im Sommer 1866 ein Krieg zwischen Preußen und Österreich abzuzeichnen begann und die bayerischen Behörden Regeln für den Fall eines Seuchenausbruchs ausgeben wollten, be-
auftragten sie Pettenkofer, zusammen mit zwei weiteren Ärzten,
Wilhelm Griesinger (1817–1868) und Carl Wunderlich (1815–1877),
für die bayerischen Sanitätsbehörden sowie für das allgemeine Publikum ein »Cholera-Regulativ« zu verfassen, in dem sie detailliert
Auskunft geben sollten über die Art der Ausbreitung dieser Krankheit und wie man sich dagegen schützen könne. Griesinger war ein
sehr erfahrener Tropenarzt, er hatte einige Jahre in Ägypten zuge-
bracht und dort Infektionskrankheiten studiert. Bevor die Bakteriologie belebte Mikroorganismen als die Ursache vieler Infektionskrankheiten erkannte, standen geomedizinische Erklärungen noch
immer hoch im Kurs, wenn es darum ging, die Ursachen seuchenar-
tiger Krankheiten zu ergründen. Neben den Glauben an tellurische
und atmosphärische Einflüsse trat die Idee, schlechte, verdorbene
Luft könnte die Krankheit hervorrufen. Man hatte sich noch nicht
weit entfernt von den Vorstellungen des gelehrten Lukrez aus altrö-
mischer Zeit, der in seinem Buch »Natura rerum« Wolken und Nebel verdächtigte, sie könnten krank machende Kräfte im Körperinneren begünstigen und sogar eine Seuche auslösen.

Die Ursachen des Krieges brauchen hier nicht im Detail erör-
tert zu werden. Es ging Otto von Bismarck, der seit einigen Jahren
das Amt des preußischen Ministerpräsidenten bekleidete, darum,
Österreich aus Deutschland hinauszuwerfen und so eine kleindeut-
sche Lösung zu erzwingen. Schon am 3. Juli 1866 fand im nördlichen
Böhmen, unweit von Königgrätz, eine entscheidende Schlacht zwi-

schen preußischen und österreichischen Truppen statt, welche die Preußen gewannen. In den nächsten Wochen folgten im unterfränkischen Raum, an der Grenze zu Thüringen und Böhmen, einige kleinere Scharmützel, sie zogen sich noch einige Zeit hin.

Deutschland brachte das Jahr 1866 eine große und böse Überraschung: Es kam in diesem Jahr zu einer schweren Choleraepidemie, die diesmal auch die Stadt Würzburg heimsuchte. Nicht von ungefähr war es ein Kriegsjahr, in dem die Epidemie sich in Unterfranken ausbreitete. Sie wütete in Franken am schlimmsten dort, wo auch die feindlichen Heere operierten, allerdings nicht weniger schlimm bald auch im Norden Deutschlands. In diesem Krieg starben weitaus mehr preußische Soldaten an der Cholera als an den Kriegsverletzungen. Es gilt sogar: In Preußen starben weitaus mehr Menschen in diesem einen Jahr an der Cholera, als der gesamte Krieg an Menschenleben forderte. Alt-Bayern südlich der Donau blieb von Kampfhandlungen verschont – und auch von der Cholera. Hingegen wurde Italien in diesem und im folgenden Jahr von einer furchtbaren Choleraepidemie heimgesucht, die zwischen 1865 und 1867 rund 128 000 Todesopfer forderte.[27]

Die Cholera brach in den heißen Sommertagen 1866 aus. Sie war so verheerend, dass die kriegführenden Parteien am 26. Juli in Nikolsburg rasch einen Waffenstillstand schlossen, damit sie sich nicht noch weiter ausbreitete. Trotzdem erlitten beide Heere hohe Verluste. Die Seuche ließ sich in diesem warmen Sommer nicht aufhalten. Anfang August hielt sie in Unterfranken im Gefolge des preußischen Heeres Einzug. Über das Städtchen Wertheim am Main stand in der Zeitung zu lesen: »Nachdem nun die Waffen ruhen, treten andere Sorgen und Schrecken an uns heran. Die Gefechte bei Helmstadt, Uettingen und Hettstadt waren äußerst blutig. Seit dem Schlachttage treffen täglich verwundete und kranke Soldaten hier ein. Das Hospital, die großen Säle im Amtsgebäude, im Löwensteiner Hof und im Gasthaus zur Kette, sowie die Räumlichkeiten des evangelischen Schulhauses, der Gewerbeschule und des Lyceums sind voll von Verwundeten und Kranken, obgleich schon 5–6 große Schiffe verwundete Krieger aufnahmen und weiter stromabwärts brachten, und immer kommen neue Verwundete und Kranke an. Das Elend ist groß. – Sehr verängstigend ist, daß unter den in die

hiesigen Lazarethe verbrachten Soldaten mehrere Cholerafälle vorgekommen und bis 14 Mann dieser Krankheit erlegen sind.«

Ähnliches war wenig später aus Miltenberg zu erfahren, auch
dort gab es die ersten Fälle von Cholera. Nicht nur im Heerlager,
sondern auch in einer Gastwirtschaft in der Stadt, wo man Verletzte
untergebracht hatte, waren Kranke gestorben. Am schwersten aber
betroffen war just Würzburg. Natürlich wurden die ersten Fälle von
Cholera – und auch der Erreger – von außen in die Stadt getragen.
Die Seuche breitete sich nun rasch aus – und keineswegs nur unter
den Militärs. Am 10. August 1854 schrieb der »Würzburger Stadt-
und Landbote«: »Die asiatische Cholera, welche unsere Maingegend
bisher immer verschont hatte, ist nun allerorts in den von Truppen (namentlich Hamburgern und Berlinern) durchzogenen Ortschaften ausgebrochen und hat bereits mehrfache Opfer gefordert.«

Das war erst der Anfang. In Unterfranken starben in diesem
Sommer mehr als 650 Menschen an der Cholera, davon 168 in der
Stadt Würzburg – obwohl sie doch »auf einem eigenthümlichen Felsen« lag. Das Königreich Preußen, das insgesamt stärker betroffen
war als Bayern, verlor 1866/67 mehr als 120 000 Menschen an die
Cholera. Der Krieg und die ihn begleitende Seuche entfalteten ihre
eigene Dynamik.

Pettenkofers Bodentheorie war falsch, das war eigentlich spätestens seit dem Jahr 1866 klar, seine Prognose hatte sich gerade mit
Blick auf Würzburg als unzutreffend erwiesen. Der Erreger der
Cholera asiatica kam nicht aus dem Boden, er kam aus dem Wasser,
daher musste man die Sauberkeit und die Zufuhr des Trinkwassers
unbedingt verbessern. Trotzdem büßte Pettenkofer kein bisschen
von seinem Ansehen ein. Im Jahr darauf, 1867, fand in Weimar eine
Cholera-Konferenz statt. Der Lehrstuhlinhaber Pettenkofer genoss
nach wie vor in der Fachwelt hohes Ansehen, und auf der Konferenz
gelang es ihm erneut, für seine – doch zumindest durch die jüngs-
ten Ereignisse widerlegten – wissenschaftlichen Auffassungen breite
Zustimmung zu bekommen. Die Lehre von der Übertragbarkeit der
Cholera wurde in Weimar abgelehnt.

Urbanisierung und Seuche

Die von der Cholera ausgehende Gefahr wurde im letzten Drittel des 19. Jahrhunderts nicht kleiner, sondern noch größer, denn seit die Hochindustrialisierung so machtvoll eingesetzt hatte und die Industriestädte so rasch mehr wurden und wuchsen, lebten immer mehr Menschen auf immer engerem Raum dicht beieinander und die Zufuhr »freier Güter« – wie saubere Luft und reines Wasser – war immer stärker gefährdet. Spätestens seit der Jahrhundertmitte wuchs die Stadtbevölkerung schneller als die deutsche Bevölkerung insgesamt.[28] Großstädte gab es in Deutschland auch schon davor, aber im Verlauf der Industrialisierung nahm die Zahl dieser Städte sprunghaft zu, die Zahl der Stadtbewohner stieg rasch an, noch mehr jene der Großstädter. Die Industrie siedelte sich vor allem in den Städten an, daher wuchsen diese besonders schnell, weil hier neue Arbeitsplätze entstanden. Industrialisierung und Urbanisierung gingen Hand in Hand. Zur Zeit der Reichsgründung (1871) lebte die große Mehrzahl der Deutschen, 82,5 Prozent, zwar noch immer in Orten mit weniger als 10 000 Einwohnern, nur jeder 20. in einer Großstadt, 26,2 Millionen (oder 63,9 Prozent) waren sogar noch in ländlichen Gemeinden mit weniger als 2 000 Einwohnern zuhause. Doch der Trend der Urbanisierung beschleunigte sich nach der Reichsgründung, in den folgenden 40 Jahren vervierfachte sich die Zahl der Großstädter. 1871 zählte das Deutsche Reich sieben Großstädte, 1918 mehr als 50. Zwischen 1871 und 1913 stieg die Zahl der deutschen Städte mit 200 000 Einwohnern von drei – Berlin, Hamburg, Breslau – auf 23. Viele Städte verdreifachten damals binnen weniger als 30 Jahren ihre Einwohnerschaft. In Süddeutschland setzte das explosive Städtewachstum etwas später ein als im Norden. In den Städten siedelten die Bewohner nun immer dichter aufeinander. Mehr Bewohner schieden mehr Stoffe aus, die Gefahr von Infektionskrankheiten nahm zu.

Nun darf man aber nicht glauben, dass Jahr für Jahr lediglich eine große Schar von Zuwanderern in eine solche Stadt strömte, sich dort niederließ und einfach die Bevölkerung mehrte. Tatsächlich stand einer sehr großen Anzahl von jährlichen Zuwanderern eine kleinere, aber immer noch beachtliche Anzahl von Abwanderern gegenüber: So hatte zum Beispiel Dortmund in dem Jahrzehnt nach 1880 einen Zuzug von 135 300 Personen und einen Abzug von 115 000 zu verzeichnen, mithin wuchs die Stadt in diesem Jahrzehnt nur um 20 300 Neubürger. Im folgenden Jahrzehnt waren es 245 800 Neuankömmlinge, 202 600 Menschen verließen Dortmund. Ähnlich erging es auch den anderen Industriestädten. Dieses ständige Kommen und Gehen brachte Unruhe in eine Stadt, Unruhe und Krankheitserreger.

Zwischen 1871 und 1873 wüteten in einigen deutschen Großstädten die Cholera und zugleich die Pocken und der Unterleibstyphus. Das Königreich Preußen hatte 1871/73 rund 29 000 Choleratote zu verzeichnen.[29] Noch weitaus mehr Opfer hatte in diesen paar Jahren Österreich-Ungarn zu beklagen, 436 000 Choleratote.[30]

Im Jahr 1873 gab es zum letzten Mal auf bayerischem Boden eine größere Choleraepidemie mit weit mehr als 5 000 Erkrankungen und mehr als 2 500 Todesfällen. Betroffen waren auch einzelne fränkische Gemeinden und das Männerzuchthaus zu Lichtenau bei Ansbach. Pettenkofer machte sich auf den Weg dorthin, um die Zustände persönlich in Augenschein zu nehmen. Er fand nichts, was seinen Glauben an die Bodentheorie erschüttert hätte. In seinem Bericht versuchte er abermals den Gedanken zu widerlegen, es könne sich bei der Cholera um eine ansteckende Krankheit handeln. »Die Theorie, welche die Erscheinungen durch die Annahme erklären wolle, daß bei epidemischem Vorherrschen in einem Jahr sehr viel Quellen des Trinkwasserbezuges in großer Ausdehnung durch Choleraausleerungen verunreinigt worden seien, während dies in Jahren, in welchen die Cholera schlummert, selten oder gar nicht der Fall gewesen sei, verfehlt ganz und gar sowohl die Thatsachen des weitverbreiteten Herrschens der Krankheit, als auch das Vorkommen einzelner Fälle zu erklären. Man hat keinen Beweis dafür, daß eine an Cholera leidende Person in sich selbst irgend ein specifisches Gift vermehrt oder [...] durch Ausscheidungen verbreitet.«[31]

Robert Koch findet den Erreger

Im Jahr 1881 hatte Deutschland seit 50 Jahren Erfahrung mit der Cholera asiatica. Die Ursache und die Übertragbarkeit erahnte man zwar seit Langem, aber der Erreger war noch nicht gefunden. Ein italienischer Gelehrter, Filippo Pacini (1812–1883), behauptete, er habe den Erreger bereits im Verlauf der Epidemie von 1854 gesehen.

In Berlin hatte die kaiserliche Regierung ein paar Jahre nach der Reichsgründung ein »Kaiserliches Gesundheitsamt« gegründet, seit 1880 leitete Robert Koch (1843–1910) diese neue Reichsbehörde. Koch war der führende Bakteriologe in Deutschland, ihm gelang es, 1876 den Erreger des Milzbrandes und 1882 jenen der Tuberkulose dingfest zu machen. Koch hatte während seines Medizinstudiums kaum etwas über Bakterien erfahren, schlichtweg zu neu war dieses Gebiet, einzig und allein sein Lehrer Jakob Henle (1809–1885) hatte über die Bedeutung der Bakterien als Krankheitserreger referiert. Von ihm hatte der junge Koch erfahren, dass es sich beim Erreger der Cholera um ein Contagium animatum handeln könne, um einen belebten Ansteckungsstoff, und dass dieses Contagium in einem parasitären Verhältnis zu seinem Wirt – ob Pflanze oder Tier oder ein anderer Mikroorganismus – stehe. In diesem Falle sei es der Mensch, bei dem der Erreger die Krankheit hervorriefe.

Koch begab sich nun auf die Suche nach diesem Erreger. In Ägypten regierte wieder einmal die Cholera, und Mitte August 1883 brach Koch auf, zusammen mit den beiden Stabsärzten Gaffky und Fischer sowie dem Chemiker Tresko. Gerade um diese Zeit gab es auch am westlichen Mittelmeer massive Choleraausbrüche: Das Königreich Spanien hatte zwischen 5. und 27. August 1883 bei einer Einwohnerzahl von wenig über 17 Millionen 111 000 Fälle von Cholera zu verzeichnen, es starben fast 38 000 Menschen.

Die deutschen Gelehrten nahmen das Schiff von Brindisi nach Port Said. Am 25. August 1883 schrieb Koch aus Alexandria an seine Frau: »Der Zufall fügt es, daß wir, obwohl die Cholera auch hier in schnellem Abnehmen begriffen zu sein scheint, doch noch am Tage unserer Ankunft einige Cholerakranke und auch eine Choleraleiche auftreiben konnten, um unsere Untersuchungen sofort zu beginnen.«[32]

Ägypten liegt am Schnittpunkt zweier Kontinente, und beide – Afrika und Asien – sind Erdteile, die lange Zeit eine Vielzahl von Infektionskrankheiten beherbergten. Der große Cholerastrom, der in den ersten Jahrzehnten des 19. Jahrhunderts von Hinterindien nach Westen geflossen war, hatte auch Ägypten nicht verschont. Das Land hatte seit der Eröffnung des Suezkanals und der Anwesenheit der britischen Kolonialmacht seit den 1880er Jahren eine neue weltpolitische Bedeutung erlangt, was auf das Eindringen von Krankheitserregern Einfluss nahm. Die Zunahme des Weltverkehrs zeigte Wirkungen.

Robert Koch schaute sich auch die Anstalten an, die Ägypten eingerichtet hatte, um die Choleragefahr abzuwehren. Er besuchte die Quarantäneanstalten unweit von Alexandria, am Nilarm bei Damiette und andere, um sich ein Bild von der Verschleppung des Choleraerregers zu machen. Andere Mitglieder seiner Gruppe studierten die Wasserversorgung und die Filtrierung des Wassers oder versuchten den Zusammenhängen zwischen dem Stand des Nil und dem Verlauf der Epidemie auf die Spur zu kommen. Auch auf das ägyptische Bestattungswesen und die meteorologischen Verhältnisse richteten die Forscher ihr Augenmerk.

In Ägypten versiegte die Cholera bald, und so zogen die deutschen Gelehrten weiter nach Osten, nach Indien, wo sie nach wie vor ihre Opfer suchte. Am Heiligen Abend 1883 schrieb Koch an seine Familie: »Soviel ich bis jetzt davon bemerkt habe, ist Calcutta gerade kein sehr angenehmer Ort. Mittags ist es jetzt immer verhältnismäßig warm, und die Sonne brennt noch so heiß [...]; aber abends ist es recht kühl, wenigstens was man hier kalt nennt, das ist nämlich 14–16° C.«

Wenig später machte er seine Entdeckung. »Es ist eine auffallende Tatsache, daß die Cholera auch in ihrem endemischen Gebiet sich sehr oft an bestimmte Lokalitäten gebunden zeigt und daselbst unverkennbare und deutlich abgegrenzte Epidemien bildet. Besonders häufig werden derartig lokalisierte kleine Epidemien in den Umgebungen der sogenannten Tanks beobachtet. Zur Erläuterung muß erwähnt werden, daß die über ganz Bengalen in unzähliger Menge verbreiteten Tanks kleine von Hütten umgebene Teiche und Sümpfe sind, welche den Anwohnern sämtlichen Wasserbedarf liefern und zu den verschiedensten Zwecken, wie Baden, Waschen der Kleidungsstücke, Reinigen der Hausgeräte und auch zur Entnahme des Trinkwassers benutzt werden.

Daß bei so mannigfaltigem Gebrauch das Wasser im Tank verunreinigt wird und keine den hygienischen Anforderungen entsprechende Beschaffenheit haben kann, ist selbstverständlich. Sehr oft kommt aber hierzu noch, daß Latrinen, wenn Einrichtungen der primitivsten Art so genannt werden dürfen, sich am Rande der Tanks befinden und ihren Inhalt in den Tank ergießen […] und daß auch die mit Choleradejektionen beschmutzten Kleider des ersten tödlich verlaufenden Cholerafalles im Tank geeinigt waren.«[33]

Die meisten Keime fand Koch im Darm der Toten. Es gelang ihm, den Erreger im Mikroskop sichtbar zu machen. Dieser Erreger selbst bestand aus einem kurzen stäbchenförmigen Bakterium, dem *Vibrio cholerae*. Der Mikroorganismus gehört ins Reich der Bakterien, er ist gramnegativ. Er ist den Stäbchenbakterien zuzuordnen, leicht gekrümmt und weist etwa die Form eines Kommas auf. Mit seiner Länge von 0,3 μm bis 0,5 μm ist das Bakterium mit dem bloßen Auge nicht mehr sichtbar. Auf einem einfachen Nährboden kann man es bei 37 Grad Celsius leicht wachsen lassen, am besten gedeihen solche Kommabazillen bei Temperaturen zwischen 30 und 40 Grad Celsius, gegen kurzzeitig niedrigere Temperaturen ist es nicht sehr empfindlich. Der Erreger bevorzugt ein alkalisches Milieu, einen pH-Wert von neun. Das Choleravibrio wächst schnell, vor allem in einigen Medien wie beispielsweise Milch. Es bringt sie, anders als andere Bakterien, nicht zum Gerinnen; die mit Choleraerregern verseuchte Milch sieht also unverändert aus, was sie besonders gefährlich macht. Untersucht man sie aber mikroskopisch, so wimmelt es darin von Choleravibrionen.

Der Erreger wird durch den Mund aufgenommen. Die Keime passieren Speiseröhre und Magen, dessen Säure sie überstehen, und gelangen in den Dünndarm, wo sie sich rasch vermehren, ohne in das Schleimhautepithel einzudringen. Während dessen setzen sie ein Exotoxin frei, und von diesem Gift geht die eigentliche Gefahr aus.[34]

Maßnahmen gegen die Seuche

In den 1880er Jahren herrschten in den Ländern nördlich des Mittelmeers erneut schwere Choleraepidemien. Unmittelbar nach Kochs Rückkehr und seiner Entdeckung brach im Mittelmeerhafen Toulon eine schwere Choleraepidemie aus; im Reichsgesundheitsamt fanden mehrere Beratungen darüber statt, an denen auch Koch teilnahm.

In Berlin tagte Anfang Juli 1884 aus Anlass des Choleraausbruchs im Mittelmeerraum eine Cholerakommission unter Vorsitz des Reichsamtes des Inneren, hier waren sowohl Koch als auch Pettenkofer zugegen. Die Cholera wütete gerade in Spanien heftig, sie kostete mehrere zehntausend Todesopfer. Koch reiste daher am 1. Juli 1884 über Paris nach Toulouse, um sich selbst ein Bild zu machen. Er bestätigte den Befund, dass es sich tatsächlich um die asiatische Cholera handelte.

Auch im Süden Italiens wütete die Seuche. Die Hauner'sche Kinderklinik in München entsandte damals einen jungen Arzt nach Neapel, der sich sehr für Bakteriologie interessierte, Theodor Escherich (1857–1911). Er trug seine in Neapel gewonnenen Einsichten dem »Aerztlichen Verein zu München« bei einer Sitzung am 3. Dezember 1884 vor; einige Tage später veröffentlichte er einen kleinen Aufsatz. Er hatte bemerkt, dass Kochs bakteriologische Entdeckungen über den Erreger neue Gesichtspunkte eröffneten. Ausführlich beschrieb Escherich die Ausscheidungen der Cholerakranken.[35]

Natürlich begriff Koch die Bedeutung eines sich immer rascher entwickelnden Welthandels und Verkehrs. »Man kann von Bombay, was ja selten frei von Cholera ist, jetzt schon in 11 Tagen nach Ägypten, in 16 Tagen nach Italien gelangen, und man kann in 18 oder höchstens 20 Tagen in Südfrankreich sein«, erläuterte er. Um künftig besser gewappnet zu sein, wurde nun im Kaiserlichen Gesundheitsamt im Herbst 1884 eine Reihe an Stabsärzten aus der preußischen Armee zu einem zehntägigen Kurs abkommandiert. Mehrmals hintereinander wurden solche Fortbildungsveranstaltungen mit einem Dutzend und mehr Ärzten durchgeführt. Eine Vielzahl von ausländischen Ärzten besuchte diese Kurse, Ärzte aus Ungarn, Russland,

Großbritannien, Italien, Spanien, Schweden, Luxemburg, den USA und Australien.

Nach der zweiten Cholera-Konferenz im Mai 1885 bemerkte Koch, dass nach Lektüre der Berichte, die nicht vom grünen Tisch kämen, sondern aus dem praktischen Leben, die Sache in einem anderen Licht erscheine. Unter diesen Berichten habe er keinen einzigen gesehen, »in dem nicht mit voller Entschiedenheit gesagt wird, daß das Pilgerwesen in Indien die Hauptrolle für die Ausbreitung der Cholera spielt, und daß das Trinkwasser eine der wichtigsten Ursachen der Infektion ist.«[36]

Die Not der Städte

In Deutschland waren vor allem die Städte aufgerufen zu handeln, denn die Cholera traf vorwiegend die städtische Bevölkerung. In der zweiten Hälfte des 19. Jahrhunderts zogen unzählige Menschen vom Dorf in die Stadt. Die »freien Güter«, namentlich Luft und Wasser, wurden immer schlechter, kein Unternehmer kümmerte sich um ihre Zufuhr. Das wurde zur Aufgabe der Kommune. In diesen Jahren machte sich in München Pettenkofer dafür stark, die Mangfallquellen für die Trinkwasserversorgung Münchens zu nutzen. Man müsse bereit sein, auch für ein Glas sauberen Wassers zu bezahlen.

Dass München bald nicht nur eine schöne, sondern auch eine saubere Stadt wurde, hat sie zu einem Gutteil Max Pettenkofer zu verdanken. Als es nach 1870 angesichts einer rasch wachsenden Bevölkerung darum ging, ob man die Auswurfstoffe durch eine Kanalisation oder mittels Abfuhr aus der Stadt bringen solle, sprach er sich für die Kanalisation aus. Damals galt München als ein »Typhusherd« ersten Ranges. Das Trinkwasser war verseucht, das mag den Bierkonsum begünstigt haben.

Die Cholera gab letztlich zusammen mit ihrem Verwandten, dem Unterleibstyphus, einen Reformimpuls. Eine Vielzahl von wissenschaftlichen Vereinigungen entstanden, welche die öffentliche Sauberkeit auf ihre Fahnen schrieben. Organisationen wie die »Versammlung Deutscher Naturforscher und Ärzte« bildeten eigene Sektionen, die sich mit öffentlicher Hygiene beschäftigten. Ärzte und Ingenieure gründeten schon 1873 den Verein für öffentliche Ge-

sundheitspflege, er wurde »zum Träger und Sprachrohr der Hygienebewegung«.[37] Öffentliche und private Sauberkeit wurden plötzlich
großgeschrieben.

Die Bilanz der Cholera war selbst in Mitteleuropa schrecklich.
Alleine das Königreich Preußen hatte in den 60 Jahren nach 1830
rund 380 000 Menschen an sie verloren,[38] ganz Deutschland sicherlich weit mehr als eine halbe Million. Gerade die Städte, die um diese Zeit explosionsartig wuchsen, mussten etwas gegen die aus dem
Trinkwasser stammenden Krankheitserreger unternehmen. Wo die
Kommunen nachlässig waren und die Gefahr geringschätzten, kam
es zu Seuchen.

Tod in Hamburg

Nur noch einmal gab es im Deutschen Reich einen großen Cho-
leraausbruch, 1892 in Hamburg. Ein englischer Historiker, Richard
Evans, hat in einem großartigen Werk davon berichtet.[39] Zwei Dinge
kamen in der Hansestadt zusammen: der alte Schlendrian einer
allzu liberalen Obrigkeit, die sich mehr um die Handelsgeschäfte
und Gewinne ihrer Kaufleute kümmerte als um die Sauberkeit in
den Vierteln, wo die Armen hausten, und der Antisemitismus im
Zarenreich, der sich 1890/91 in heftigen Pogromen entlud. Als Folge
davon flüchteten viele russische Juden, sie fuhren elbabwärts, um in
die Neue Welt auszuwandern, und mit ihnen kam die Cholera. Anfang August 1892 begann sie in Hamburg zu wüten. Die Behörden
der Hansestadt wollten zunächst nichts wissen, sie schauten weg,
beschwichtigten – wie es Thomas Mann in seinem Roman »Tod in
Venedig« (1912) für die Lagunenstadt geschildert hat. Die einfache
Bevölkerung war weniger sorglos als ihre Obrigkeit, schließlich ging
es um ihr Leben. Sie flüchtete, soweit sie konnte, aus der Stadt – ein
probates Mittel. Am 22. August 1892 wurden an den Hamburger
Reichsbahnschaltern über 8 000 Fahrkarten mehr verkauft als an
anderen Tagen. Wer die Stadt nicht verlassen konnte, suchte Trost:
In den Kirchen wurden Fürbittgottesdienste abgehalten und die
Hamburger, in religiösen Dingen sonst eher gleichgültig, drängten
sich in die Gotteshäuser. Erst jetzt wachte der Senat auf und ließ
öffentliche Veranstaltungen absagen.

Besonders betroffen von der Seuche und zugleich von der Sterblichkeit waren die Hamburger Armenviertel, vor allem die Kirchspiele St. Michaelis und St. Jacobi, deren Bewohner unter unbeschreiblichen Bedingungen hausten. Als Robert Koch in jenen Tagen Hamburg aufsuchte und diese schaurigen Zustände gewahrte, war er entsetzt. »Ich habe noch nie solche ungesunden Wohnungen, Pesthöhlen und Brutstätten für jeden Ansteckungsstoff angetroffen wie in den sogenannten Gängevierteln, die man mir gezeigt hat, am Hafen an der Steinstraße, an der Spitalerstraße oder an der Niedernstraße«, prangerte er an. »Ich vergesse, daß ich in Europa bin.«

Als die Hamburger Choleraepidemie im Oktober 1892 zu Ende ging, zählte man an die 8600 Todesopfer, 13 Promille der Bevölkerung. Im benachbarten Altona, das nicht hamburgisch war, sondern preußisch, starben wenig mehr als zwei Promille, und in Wandsbek war die Cholerasterblichkeit noch geringer. Warum Hamburg – und nur Hamburg – so heftig ergriffen wurde, lag auf der Hand: Es entnahm sein Trinkwasser direkt aus der Elbe und besaß noch keine wirksame Reinigungsanlage.

Die Nachricht von der Seuche breitete sich im Deutschen Reich aus wie ein Lauffeuer. 600 Kilometer weiter südlich, in Nürnberg, wurde gerade die 65. Versammlung Deutscher Naturforscher und Ärzte vorbereitet. Aber man befürchtete, dieser Kongress würde den Ausbruch einer allgemeinen Epidemie begünstigen, daher verschoben die Verantwortlichen die Tagung auf das folgende Jahr 1893, obwohl die Festschrift bereits gedruckt war und das Datum 1892 aufwies.

Pettenkofers Selbstversuch

Neue Theorien, so stellte der Physiker Max Planck in seiner Autobiographie fest, werden von älteren Wissenschaftlern selten aufgenommen; sie setzen sich nur durch, weil die Älteren eines Tages abtreten und junge Wissenschaftler nachwachsen, die die neuen Theorien als die richtigen gelernt haben und sie von ihren Lehrern übernehmen. So war es auch im Falle der Cholera: Obwohl Pettenkofers Bodentheorie sich während des Krieges von 1866 als unhaltbar erwiesen hatte, blieb sie doch die vorherrschende Auffassung. Pettenkofer war von den Einsichten der Bakteriologie nicht zu überzeugen.

Pettenkofer hatte einen Assistenten namens Emmerich. Dieser hatte in Neapel bei mehreren Choleraleichen und einem an Cholera Erkrankten im Blut und in den inneren Organen »eine ganz besondere Bakterienart gefunden«. Koch wie auch der bekannte Hygieniker Carl Flügge (1847–1923) hielten allerdings die von Emmerich angewandte Methode für unzulänglich. Koch hob vor allem hervor, »daß Emmerich sich mit seiner Behauptung von dem regelmäßigen Vorkommen der Bakterien im Cholerablut mit sämtlichen Forschern, die das Cholerablut und die Choleraorgane untersucht haben, in Widerspruch befindet«. Emmerichs bakteriologische Methode war fehlerhaft, doch Pettenkofer war nicht geneigt, Robert Koch zu glauben.

Als 1892 die Cholera in Hamburg wütete, bat Pettenkofer durch Emmerich Robert Koch um eine Kultur des Erregers. Er wollte nun dessen Unwirksamkeit beweisen, und falls er sich irrte, was war dabei? »Ich bin 74 Jahre alt, leide seit Jahren an Glykosurie [Zucker im Urin], habe keinen einzigen Zahn im Mund und spüre auch sonstige Leiden des hohen Alters. Selbst wenn ich mich täuschte, und der Versuch lebensgefährlich wäre, würde ich dem Tod ruhig ins Auge sehen«, äußerte er. Koch bat Gaffky, eine Kultur nach München zu senden. Gaffky ahnte, wofür der Alte in München die Erreger verwenden wollte, und sandte absichtlich eine schwache Kultur. Pettenkofer und Emmerich kamen mit schweren Durchfällen davon.

Pettenkofer war ein religiöser Mensch, aber in der Kirche vermochte er immer weniger Trost zu finden. Am 9. Februar 1901 richtete er in seinem Haus in Seeshaupt am Starnberger See eine Waffe gegen sich, die ihm jedoch den Dienst versagte. Tags darauf kaufte er sich einen neuen Revolver, mit dem er am Abend des 10. Februar 1901 seinem Leben ein Ende setzte.

Die Cholera in Venedig

Die asiatische Cholera berührte nicht nur die breite Bevölkerung, sie hat auch einzelne deutsche Dichter inspiriert. Um seinen großen Roman »Buddenbrooks« zu schreiben, unternahm Thomas Mann ausgiebige Recherchen, denn natürlich sollte alles stimmen: die Güter, mit denen die Firma Thomas Buddenbrook handelte, Buddenbrooks geschäftliche Verbindungen, die Organisationen des Handels usw. Auch die Beschreibung medizinischer Sachverhalte – z. B. der Diagnosen und der von Ärzten empfohlenen Heilbehandlungen – ist kenntnisreich. Umso mehr muss es erstaunen, dass in dieser Familiengeschichte, die an der Jahreswende 1833/34 mit der Gründung des Deutschen Zollvereins ihren Anfang nimmt und knapp über die Reichsgründung (1871) hinausgeht, von der Cholera niemals die Rede ist, die doch ab 1830/31 gerade die Waterkant mehrfach so stark heimgesucht hatte.

Ganz anders der »Tod in Venedig«. Diese Novelle handelt von einem Ausbruch der Cholera in der Lagunenstadt und vom Verhalten der städtischen Behörden. Man könnte glauben, Thomas Mann habe mit dem »Tod in Venedig« sein früheres Versäumnis wettmachen wollen.

Der Autor hat sich gründlich umgesehen, bevor er diese Novelle zu Papier brachte. Darin begibt sich ein Künstler, Gustav von Aschenbach, in den heißen Sommertagen des Jahres 19.. – das genaue Jahr verrät uns der Autor nicht – nach Venedig. Dort ereignen sich Unheil verkündende Dinge. Bald bricht eine Seuche aus: die Cholera. Thomas Manns Novelle erschien 1912, es dürfte sich um den Ausbruch von 1909 gehandelt haben. Die Signoria, der Magistrat der alten Lagunenstadt, wiegelte erst einmal ab, »Venedigs Obrigkeit« ließ verkünden, »daß die Gesundheitsverhältnisse der Stadt nie besser gewesen seien«. Die Wirklichkeit (im Roman) sah anders aus, seit »Anfang Juni füllten sich in der Stille die Isolierbaracken des Ospedale civico, in den beiden Waisenhäusern begann es an Platz zu mangeln.« Bald traten die ersten Todesfälle auf. »Fälle der Genesung waren selten; achtzig vom Hundert der Befallenen starben, und zwar auf entsetzlichste Weise«, schreibt Thomas Mann.[40] Dies fällt wohl unter die dichterische Freiheit des Romanautors, in der Regel starb ziemlich genau einer von zwei Cholerakranken, die Letalität lag also in der Realität meist bei 50 Prozent.

Der Niedergang der Cholera im 20. Jahrhundert

Im 20. Jahrhundert starben noch einzelne Deutsche, vor allem Soldaten, an der Cholera, die meisten von ihnen außerhalb des Deutschen Reiches. Die Cholera zog sich nämlich aus Europa zurück, dorthin, woher sie gekommen war, in das südliche Asien. Die Sterblichkeit war nun infolge der Behandlung mit Antibiotika und Kochsalzlösungen deutlich niedriger als in der Vergangenheit. In den Ländern Asiens und im östlichen Afrika trat die Krankheit in den 1960er und 1970er Jahren nicht selten auf, zumal der internationale Schiffsverkehr schnell zunahm. Sie breitete sich sogar ostwärts über den Pazifik aus. In Südamerika hat es noch in den 1990er Jahren in einigen weitläufigen Epidemien mehrere hunderttausend Fälle von Cholera gegeben.

Mithilfe einer gründlichen Vorbeugung gelang es, die Cholera aus Europa zu verdrängen. Nur in den Ländern der Dritten Welt trat sie am Ende des 20. Jahrhunderts noch in Erscheinung. Dort hat sie in den 1990er Jahren Hunderttausende ergriffen,[41] die noch immer unter Umständen lebten, wie sie 150 und mehr Jahre zuvor auch in Mitteleuropa geherrscht hatten.

---

1   Hubert H. Lamb, Klima und Kulturgeschichte. Der Einfluß des Wetters auf den Gang der Geschichte, Reinbek bei Hamburg 1989, S. 272, 330 f.

2   Friedrich Schnurrer, Chronik der Seuchen in Verbindung mit den gleichzeitigen Vorgängen in der physischen Welt und in der Geschichte der Menschen, Bd. 2, Tübingen 1825, S. 610.

3   Walter Krehnke, Der Gang der Cholera in Deutschland seit ihrem ersten Auftreten bis heute (Veröffentlichungen aus dem Gebiete des Volksgesundheitsdienstes 49), Berlin 1937, S. 345–348; Wille, Die erste Cholera-Epidemie in Berlin, in: Mitteilungen des Vereins für die Geschichte Berlins 49 (1932), S. 21–24; Barbara Dettke, Die asiatische Hydra. Die Cholera von 1830/31 in Berlin und den preußischen Provinzen Posen, Preußen und Schlesien, Berlin 1995.

4   Siehe Dietlinde Goltz, Pathogenese und Therapie der Cholera um 1830, in: Medizinhistorisches Journal 33 (1998), S. 211–244; Michael Stolberg, Gottesstrafe oder Diätsünde. Zur Mentalitätsgeschichte der Cholera, in: Medizin, Gesellschaft und Geschichte, in: Jahrbuch für Geschichte der Medizin der

Robert Bosch Stiftung 8 (Stuttgart 1991), bes. S. 9 f. Siehe auch Olaf Briese, Angst in den Zeiten der Cholera, 4 Bde., Berlin 2003.

5   Heinrich Heines Werke in fünf Bänden. Bd. 4: Französische Zustände, Weimar 1978, S. 96–98.

6   Johannes Willms, Paris. Hauptstadt Europas 1789–1914, München 1988, S. 276, 280.

7   Vgl. Norman Howard-Jones, Cholera Therapy in the Nineteenth Century, in: Journal of the History of Medicine 27 (1972), S. 373–395.

8   Manfred Vasold, Cholera und Choleranotspitäler in Nürnberg im 19. Jahrhundert, in: Mitteilungen des Vereins für Geschichte der Stadt Nürnberg 82 (1995), S. 249–274.

9   Alexander Stollenwerk, Die Cholera im Regierungsbezirk Koblenz, in: Jahrbuch für westdeutsche Landesgeschichte 5 (1879), bes. S. 241 f.

10   Siehe A. Fr. Spring, Ueber Ursprung, Wesen und Verbreitung der werdenden Cholera. Mit Beziehung auf die Epidemie in München, München 1836/37.

11   Hermann Kerschensteiner, Geschichte der Münchner Krankenanstalten insbesondere des Krankenhauses links der Isar, München 1913, S. 194; Ralf Zerback, Unter der Kuratel des Staates. Die Stadt zwischen dem Gemeindeedikt von 1818 und der Gemeindeordnung von 1869, in: Geschichte der Stadt München, hg. von Richard Bauer, München 1992, S. 300.

12   Rudolf Virchow, Die öffentliche Gesundheitspflege, in: Die medicinische Reform. Eine Wochenschrift 8 (25. August 1848), S. 1. Nachdruck Berlin-Ost 1983, S. 45.

13   Carl Friedrich Riecke, die asiatische Cholera in Deutschland und den benachbarten Ländern im Jahre 1850, Nordhausen 1851.

14   Für diese Auskunft habe ich Herrn Illenseer vom Verkehrsarchiv des Nürnberger Eisenbahnmuseums zu danken.

15   Wilhelm Rimpau, Die Entstehung von Pettenkofers Bodentheorie und die Münchner Choleraepidemie vom Jahre 1854. Eine kritisch-historische Studie (Veröffentlichungen auf dem Gebiete der Medizinalverwaltung 44), Berlin 1933, S. 412.

16   Dazu Anton Hörl, Die Cholera-Epidemie vom Jahre 1854/55 in München, med. Diss., München 1949. Siehe auch den Atlas zum amtlichen Hauptbericht über die Choera-Epidemie des Jahre 1854 in Bayern, München 1857.

17   Massimo Livi Bacci, Europa und seine Menschen. Eine Bevölkerungsgeschichte (Europa Bauen), München 1999, S. 187.

18   Nürnberg vor 125 Jahren. Die Medizinaltopographie von 1862, verfaßt von A. Küttlinger / H. Reuter, bearb. von Jutta Seitz (Nürnberger Forschungen 24), Nürnberg 1987, S. 61; Stadtarchiv Nürnberg, C 23/I Nr. 120.

19   Reinhard Gömmel, Realeinkommen in Deutschland. Ein internationaler Vergleich (1810–1914) (Vorträge zur Wirtschaftsgeschichte 2, hg. von Hermann Kellenbenz u. a.), Nürnberg 1979, S. 27. Vgl. Harm-Hinrich Brandt,

Deutsche Geschichte 1850–1870. Entscheidung über die Nation, Stuttgart 1999, S. 14.

20 Wolfgang Sartorius von Waltershausen, Der Aetna, hg. von Arnold von Lasaulx, Bd. 1, Leipzig 1880, S. 302–304. Die Ausbrüche des Ätna sind seit dem 13. Jh. gut überliefert.

21 Vgl. Hermann Treutler, Die Wirtschaftskrise von 1857, in: Hamburger Übersee-Jahrbuch 1927, S. 5; Reinhard Spree / Jürgen Bergmann, Die konjunkturelle Entwicklung der deutschen Wirtschaft 1840 bis 1864, in: Sozialgeschichte Heute (Festschrift für Hans Rosenberg), hg. von Hans-Ulrich Wehler, Göttingen 1974, S. 289–325.

22 Toshio Horii, La Crise Alimentaire de 1853 à 1856 et la Caisse de la Boulangerie de Paris, in: Revue Historique 272 (1984), S. 375–401. Zur Auswanderung siehe Propyläen Technikgeschichte, hg. von Wolfgang König, Bd. 4, S. 159.

23 Gerhard Ahrens, Die Überwindung der Hamburgischen Wirtschaftskrise von 1857 im Spannungsfeld von Privatinitiative und Staatsintervention, in: Zeitschrift des Vereins für Hamburgische Geschichte 64 (1978), S. 1–29, hier: S. 1.

24 Max Pettenkofer, Untersuchungen und Beobachtungen über die Verbreitung der Cholera nebst Betrachtungen über Maßregeln, derselben Einhalt zu thun, München 1855, S. 109–111. Siehe ders., Zur Frage der Verbreitungsart der Cholera, München 1855, S. 22 f.

25 Pettenkofer, Untersuchungen (wie Anm. 24), S. 89–93.

26 Max von Pettenkofer, Der Boden und sein Zusammenhang mit der Gesundheit des Menschen, in: Deutsche Rundschau (1881), S. 217–226.

27 Livi Bacci (wie Anm. 17), S. 187.

28 Jürgen Kocka, Lohnarbeit und Klassenbildung. Arbeiter und Arbeiterbewegung in Deutschland 1800–1875, Berlin/Bonn 1983, S. 60.

29 Zahlen nach Walter Kruse, Die Verminderung der Sterblichkeit in den letzten Jahrzehnten und ihr jetziger Stand, in: Zeitschrift für Hygiene und Infektionskrankheiten 25 (1897), S. 126 f.

30 Alois Brusatti, Hg., Die Habsburgermonarchie 1848–1918. Bd. I: Die wirtschaftliche Entwicklung, Wien 1973, S. 16 f.

31 Max Pettenkofer, Auftreten und Verlauf der Cholera in dem Kgl. Baierischen Zuchthaus Wasserburg und in dem Kgl. Baierischen Zuchthaus Lichtenau, 1877.

32 Zit. nach Bernhard Möllers, Robert Koch. Persönlichkeit und Lebenswerk 1843–1910, Hannover 1950, S. 138 f.

33 Zit. nach ebd., S. 144; Manfred Vasold, Robert Koch (Spektrum der Wissenschaft – Biografie), Heidelberg 2002, S. 59 f.

34 Fritz H. Kayser, Erreger bakterieller Infektionskrankheiten, in: Ders. u. a., Medizinische Mikrobiologie, Stuttgart/New York [8]1993, S. 219 f.

35 Theodor Escherich, Klinisch-therapeutische Beobachtungen aus der

Cholera-Epidemie in Neapel, in: Aerztliches Intelligenzblatt. Münchener Medicinische Wochenschrift 31 (1884), S. 561–563.

36 Robert Koch, Zweite Konferenz zur Erörterung der Cholerafrage, in: Ders., Gesammelte Werke, Bd. II/1, hg. von Julius Schwalbe, Berlin 1912, S. 118.

37 Anne I. Hardy, Ärzte, Ingenieure und städtische Gesundheit. Medizinische Theorien in der Hygienebewegung des 19. Jahrhunderts, Frankfurt/M. 2005, S. 207.

38 Kruse (wie Anm. 29), S. 126 f.

39 Dazu die große Studie von Richard J. Evans, Death in Hamburg, Harmondsworth 1987 (dt.: Tod in Hamburg. Stadt, Gesellschaft und Politik in den Cholera-Jahren 1830–1910, Reinbek 1990).

40 Thomas Mann, Gesammelte Werke in dreizehn Bänden, Bd. VIII, Stuttgart ²1974, S. 513.

41 Eugene Linden, The Exploding Cities of the Developing World, in: Foreign Affairs 75 (1996), S. 57.

Die Lepra (Aussatz)

Der Aussatz, die Lepra, hat in Europa eine sehr lange Geschichte. Infolge der weiten Ausbreitung des Römischen Reiches gelangte die Seuche auch ins westliche Europa: Schon in der Spätantike entstanden hier die ersten Leprosenhäuser, so nannte man die Anstalten, in denen aussätzige Menschen in Isolation lebten. Die Kreuzzüge, die seit dem Ende des 11. Jahrhunderts Europa in engen Kontakt zum Morgenland brachten, beförderten offenbar Lepraerreger in großer Menge nach Europa; seit dem 12. Jahrhundert nahm hier der Aussatz zu, man kann dies an der steigenden Zahl der Leprosenhäuser ablesen. Man nannte die Krankheit »Aussatz«, weil man die Erkrankten tatsächlich aus-setzte, isolierte. Das dritte Laterankonzil (1179) hat dieses Verfahren ausdrücklich vorgesehen. Die Kranken wurden isoliert, weil man schon sehr bald ahnte, ohne es indes genau zu wissen, dass die Krankheit von Mensch zu Mensch übertragbar war.

Es gab den Aussatz also seit der Spätantike in Europa, vermehrt seit dem Hohen Mittelalter. Die Ausgesetzten wurden in Leprahäusern untergebracht, die man auch als Siechenkobel oder Sondersiechenhäuser bezeichnete. Diese Anstalten befanden sich am Rande größerer Städte. Meist waren sie klein, denn sie nahmen in der Regel nur so viele Kranke auf, wie Christus einst Apostel um sich geschart hatte, also zwölf. Die Kranken lebten hier, nach Geschlechtern getrennt, ein klosterähnliches Dasein. Es gab jedoch keine Pflicht, sich als Aussätziger in eine solche Einrichtung zu begeben. Wer ausreichend Mittel besaß und vielleicht sogar ein eigenes Heim, der konnte auch zuhause in Isolation leben. Finanziert wurden die Leprosenhäuser von religiösen Stiftungen. Wer als Lepröser selbst genug Geld hatte, musste sich bei seinem Eintritt in ein Sondersiechenhaus als Pfründner einkaufen.[1] Die Aussätzigen in den Leprosorien trugen eine eigene Tracht mit einem weiten Umhang. Auf ihrem Hut mit Krempe prangte ein Bildnis des Erlösers. Viele Lepröse verdienten ihren Lebensunterhalt mit Betteln. Sie waren verpflichtet, mit einer Klapper darauf aufmerksam zu machen, dass sie mit einer ansteckenden Krankheit behaftet waren. Der Aussatz war im Mittelalter weit verbreitet, erst nach dem Dreißigjährigen Krieg wurde er sehr viel seltener. Vielerorts bestanden zwar die alten Siechenhäuser noch weiter, aber sie wurden nun mit anderen Kranken belegt, meist mit solchen, die an ansteckenden oder ekelerregenden Krankheiten litten, etwa an Geschlechtskrankheiten. Im 18. Jahrhundert spielte der Aussatz in Deutschland keine Rolle mehr.

Lepra ist ansteckend. Es handelt sich um einen lebenden Mikroorganismus, in dem Falle um ein Bakterium, das *Bacterium leprae,* welches diese chronisch verlaufende Krankheit verursacht. Nur selten tötet die Lepra einen Kranken, aber sie macht diese Patienten anfällig für andere Krankheiten. Viele Lepröse starben an chronischen Infekten. Lepra gilt zu Recht als eine »Schmutzkrankheit«, es gibt sie gegenwärtig noch dort, wo es um die hygienischen Verhältnisse schlecht bestellt ist.[2] Die größten Lepraherde liegen heute in Süd- und Südostasien. Lepra ist gut zu behandeln, aber diese Behandlung kostet Geld, und das ist nicht immer vorhanden.

Die Lepra in Norwegen

Die Lepra war im 19. Jahrhundert in den Randgebieten Europas noch immer verbreitet, z. B. sehr stark in Norwegen. Das Königreich war von 1814 bis 1905 mit Schweden in einer Union verbunden, es wurde vom schwedischen Königshaus regiert. Die Lepra berührte in Norwegen zu Beginn des 19. Jahrhunderts endemisch die gebirgigen südlichen Teile des Landes, Fjord-Norwegen. Die Zeitgenossen, vor

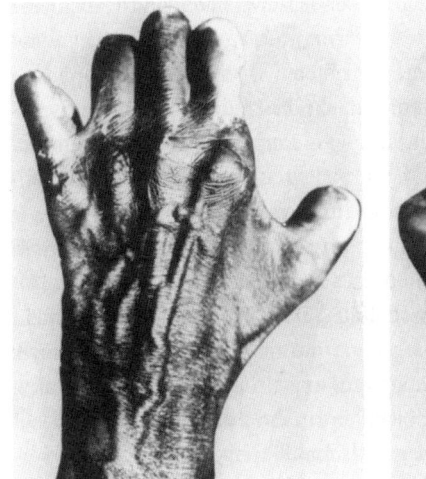
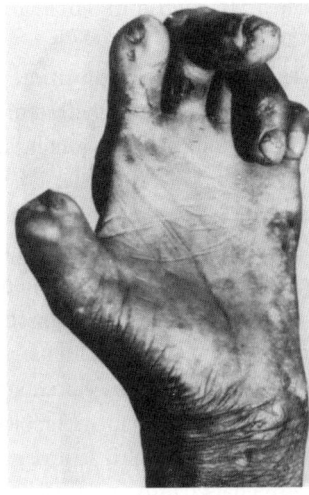

Fortgeschrittene Verstümmelung bei einer seit mehr als 12 Jahren bestehenden Lepra

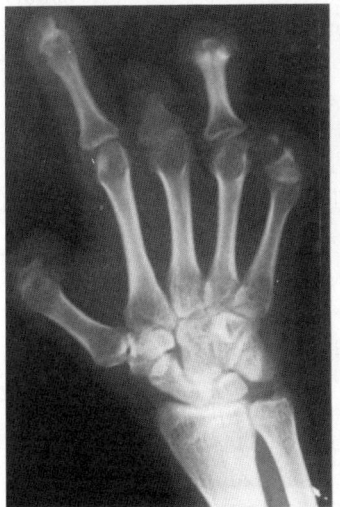
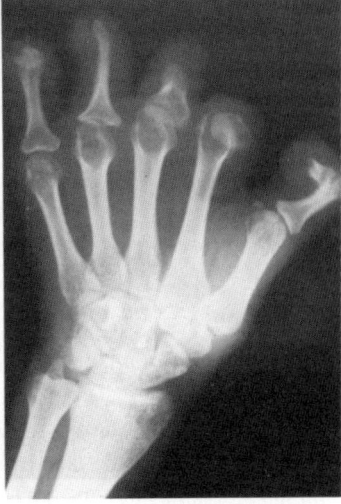

Röntgenbilder: Darstellung einer fortgeschrittenen Verstümmelung der Hände mit Verlust der Phalangen, Absorption, Luxation und Ankylose.

allem die Ärzte, wussten darüber gut Bescheid: »Kein Ort der Welt bietet demnach zum Studium dieser schrecklichen Krankheit mehr Gelegenheit dar als [die Stadt] Bergen, indem man hier nicht allein alle graduellen Abstufungen, vom ersten Beginn bis zur höchsten Entwickelung und wieder zurück, die Involution bis zur vollständigen Genesung beobachten kann, sondern auch die von einander so wesentlich verschiedene Krankheitsbilder zu sehen Gelegenheit hat«, berichtete Ferdinand Hebra (1816–1880), ein Dermatologe aus der jüngeren Wiener Schule, der im Sommer 1852 eine Privatreise nach Norwegen unternommen hatte.[3]

Heute gilt Skandinavien zu Recht als ein Muster an Sauberkeit, aber Mitte des 19. Jahrhunderts war das noch ganz anders. Norwegen und weite Teile Skandinaviens waren damals im Vergleich zu Mittel- oder Westeuropa erstaunlich rückständige Randregionen. In seinen wirtschaftlichen und gesellschaftlichen Strukturen war Norwegen damals einem Schwellenland in der Dritten Welt oder einem

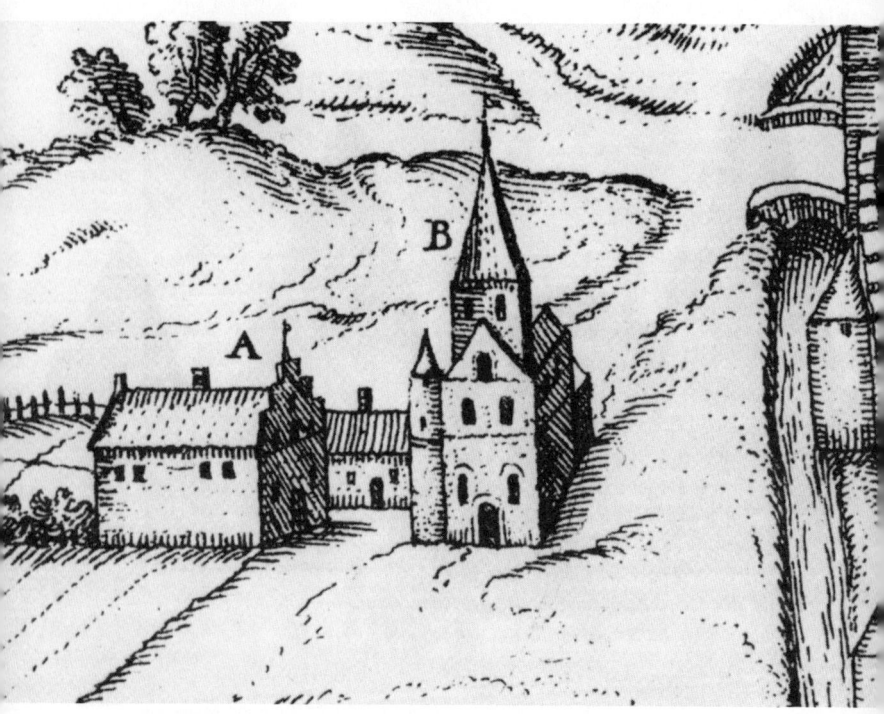

Ehemalige Leproserie in St. Göran/Visby

Land auf dem Balkan des 19. Jahrhunderts ähnlicher als Frankreich oder Deutschland. Die Lebensumstände waren zwar im 19. Jahrhundert in ganz Europa noch sehr hart, in Norwegen waren sie jedoch deprimierend ärmlich. Ein deutscher Forscher und Geograph, Christian Leopold von Buch (1774–1853), unternahm zu Beginn des 19. Jahrhunderts große Reisen durch Norwegen und Lappland und war erstaunt über die Enge und Drangsal der Wohnverhältnisse.

Der Aussatz tritt »vorwiegend unter ungünstigen hygienischen und sozialen Verhältnissen auf«,[4] und genau diese Umstände scheinen damals zumindest in Fjord-Norwegen vorgeherrscht zu haben. Das raue Klima, die große Armut, die engen Täler und die Knappheit an bestellbarem Boden zwang die Norweger, ihre Häuser eng zusammenzubauen. In den Wohnhäusern gab es »arme, enge und schmutzige Wohnungen, schlechte und oft durchnäßte Bekleidung, Erfrierungen einzelner [Körper-]Theile, ungesunde und einförmige

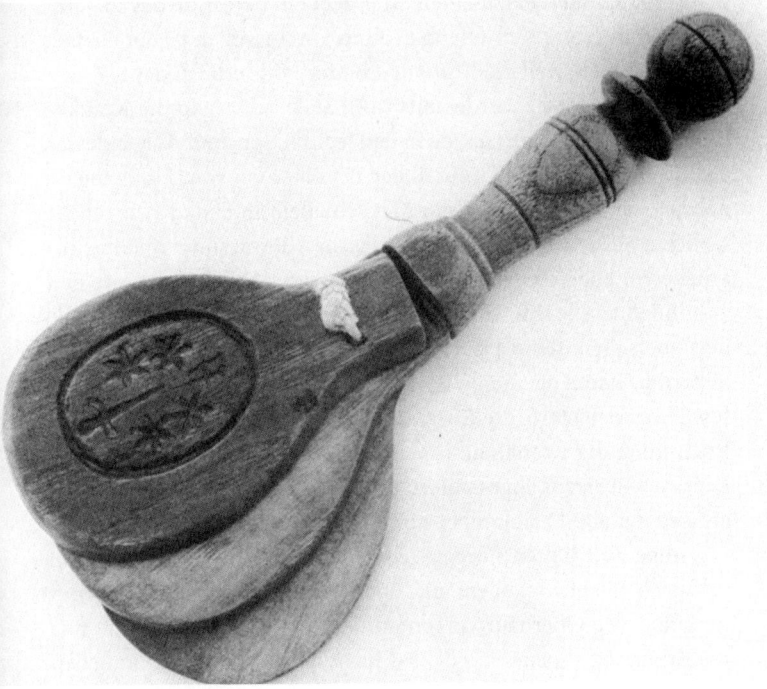

Lepraklapper als akustisches Warnsignal

Lebensweise und Lebensmittel. [...] Alle diese Potenzen finden sich in reichlichem Maasse an den Küstenstrichen, in welchen die Krankheit zu Hause ist, vereinigt«, berichtet T. Kierulf, ein norwegischer Arzt, der in der Hauptstadt Christiania (heute Oslo) praktizierte und die Umstände gut kannte.[5] Der Wiener Arzt Ferdinand Hebra schreibt in seinem Reisebericht aus dem Jahr 1852, »dass der Indifferentismus in punkto der Reinlichkeit in manchen Gegenden Norwegens ein bedeutend grosser ist, so dass die Einwohner, besonders im Kreise (dort Stift genannt) Bergen weder auf ihre Wohnung, noch auf ihre Kleidungsstücke, noch auf ihren eigenen Körper irgend eine Sorgfalt verwenden, und dass die Procedur des Waschens sehr selten geübt zu werden scheint.«[6]

Auch Armauer G. Hansen (1841–1912), der norwegische Arzt, der den Lepra-Erreger später entdeckte und nach dem diese Krankheit bisweilen noch immer »Morbus Hansen« genannt wird, klagte über die Unreinlichkeit seiner Landsleute, vor allem aber darüber, dass Gesunde mit Leprösen frei verkehrten, ohne irgendwelche Vorsichtsmaßnahmen einzuhalten. Man lebte in der Mitte des 19. Jahrhunderts in Norwegen offenbar ohne Furcht vor der Lepra – teils wohl deswegen, weil die Krankheit häufiger als erblich denn als ansteckend angesehen wurde, teils wohl auch, weil man die Kranken nicht verletzen wollte. Gerade in den lepraverseuchten Gegenden an der Küste, wo sich ein Großteil der Bevölkerung vom Fischfang ernährte, war es selten, dass ein Mensch allein in einem Bett schlief. Üblicherweise teilten Bauern oder Fischer, die tagsüber miteinander arbeiteten, auch das Nachtlager miteinander, selbst wenn der eine von ihnen leprös war. Oft wurden die ersten Anzeichen der Krankheit übersehen, denn Hautverletzungen, wie sie bei Lepra anfangs auftreten, waren bei diesen Bevölkerungsgruppen sowieso nicht selten. Dies erleichterte die Ansteckung und erschwerte die frühzeitige Erkennung der Krankheit. In den norwegischen Kirchen saßen die Leprösen übrigens abgesondert, für sie gab es eigene Bankreihen, in einigen der alten Stabkirchen sind sie noch zu sehen.

Lange Zeit hatten norwegische Ärzte über die Lepra geforscht und sich dabei vor allem die oberflächlichen, sichtbaren Symptome auf der Oberhaut vorgenommen. In Norwegen nannte man die Krankheit »Spedalskhed«, das heißt Spitalkrankheit. Ein bedeutendes medizinisches Werk, verfasst von Daniel C. Danielssen und Wilhelm Boeck, erschien 1848 in Paris unter dem Titel »Traité de la Spédalskhed ou Eléphantiasis des Grecs«. Darin berichteten diese beiden norwegischen Ärzte, dass die Lepra keineswegs nur eine Erkrankung der Haut sei, sondern mit pathologischen Veränderungen der Organe einhergehe. Sie standen bei ihren Beschreibungen noch immer unter dem Eindruck veralteter humoralpathologischer Vorstellungen, folgten also der Annahme, dass Krankheiten eine Störung der Körpersäfte zugrunde liegen würde.

Die norwegische Regierung begann, die Ausbreitung der Seuche mit Sorge zu betrachten. Sie fürchtete, dass die Leprakranken immer mehr wurden, daher ließ sie die Kranken zählen. 1836 wurde die Zahl der norwegischen Leprösen auf 659 geschätzt, 1845 auf 1122, 1856 auf 2833, allerdings wurde diese hohe Zahl wenig später auf 2079 korrigiert, wobei vermutlich bei der Ermittlung des niedrigeren Wertes größere Sorgfalt geherrscht hatte.

Vor der Jahrhundertmitte wurde die Zählung von Geistlichen vorgenommen. Die Volkszählung von 1856 war dann die erste, die von ausgebildeten Ärzten vorgenommen wurde. Bei einer Bevölkerung von knapp 1,7 Millionen, von denen noch immer rund 70 Prozent in der Land- und Forstwirtschaft, in der Fischerei oder im Bergbau tätig waren, zählte Norwegen also mehr als 1,6 Promille seiner Bewohner zu den Aussätzigen. Es ist fraglich, ob der Anteil der Leprakranken in Zentraleuropa vor dem Jahr 1500, also im Mittelalter, größer war als um 1850 in Norwegen.

Nach der dritten Zählung beschloss die Regierung, die Leprakranken im ganzen Land zu erfassen. Aufgrund eines königlichen Dekrets vom 30. Juli 1856 wurde für Norwegen ein zentrales Leprösenregister eingerichtet, das weit über 100 Jahre lang Bestand hatte. Es enthielt am Ende die Krankenakten von mehr als 8000 Personen. Für einige Distrikte im Süden, entlang der bergigen Küste, führt es in einzelnen Dörfern mehr als sieben Prozent Lepröse auf. Alles wurde hier festgehalten: Name und Wohnort, Geschlecht, Ehestand, Beruf, Erkrankung des Ehepartners, Anzahl der leprösen Verwandten, Anzahl der Kinder und ob sie Anzeichen der Krankheit aufwiesen, das alles wurde in diesem Zentralregister säuberlich vermerkt. Seit dem Jahr 1875 war der norwegische Arzt Armauer

G. Hansen der Vorstand der Lepra-Behörde, seit 1912 ein Dr. H. P. Lie.[7] Als dieses Amt seine Tätigkeit aufnahm, gab es in Norwegen keinerlei öffentliche Proteste gegen die Erfassung und Verwahrung persönlicher Daten, doch als 50 Jahre später auch die Tuberkulosekranken in ähnlicher Form erfasst werden sollten, setzte deswegen eine öffentliche Diskussion ein.

Virchows Forschungsreise 1859

Mitte des 19. Jahrhunderts nahm die Zahl der Fälle von Lepra noch zu, dies beunruhigte die Regierung. Am Ende der 1850er Jahre vermochten die norwegischen Leprosorien die vielen Aussätzigen nicht mehr zu fassen, obwohl gerade in den Jahren davor neue, größere Häuser eingerichtet worden waren. Über die Ursache der Lepra, vor allem aber über den Modus ihrer Ausbreitung, war noch nichts Zuverlässiges bekannt.

Die norwegische Regierung war jetzt entschlossen, die Krankheit energisch zu bekämpfen, und da sich norwegische Ärzte lange genug mit dem Leiden beschäftigt hatten, ohne es zurückdrängen zu können, lud die Regierung einen deutschen Arzt ein, das Land zu bereisen und ihr zu raten, wie man das Übel bekämpfen könnte. Die Einladung erging an den Pathologen Rudolf Virchow (1821–1902). Im Jahr 1859 wurde der Berliner Professor gebeten, im Sommer nach Norwegen zu kommen und der Regierung mit Rat und Tat zur Seite zu stehen. Anfang August 1859 reiste Virchow über Lübeck und Kopenhagen weiter nach Christiania und von dort nach Bergen, denn in dessen Nähe verdichtete sich die Lepra. Die Reise sollte wenigstens fünf bis sechs Wochen dauern.

Warum wurde gerade Virchow eingeladen? Die deutsche Medizin fand seit den 1840er Jahren immer mehr Beachtung im Ausland, und Virchow war seit der Jahrhundertmitte ein hervorragender Vertreter dieser Wissenschaft. Rückblickend entsteht der Eindruck, dass gerade in den Jahren nach 1850 ein neuer Wind in der Medizin wehte. Einen eigenen Lehrstuhl für Hygiene oder für Bakteriologie gab es damals noch nicht in Deutschland, aber Virchow hatte sich als Pathologe durchaus sehr viel mit Fragen der Sozialhygiene beschäftigt. Er hatte mehrmals in regierungsamtlichem Auftrag Reisen unternommen, 1848 nach Oberschlesien und 1852 in den Spessart. Er hatte sogar über die Lepra geforscht und »Eigene neue Dokumente zur Geschichte des Aussatzes« veröffentlicht. Er war der Herausgeber eines vielbändigen »Handbuchs der speciellen Pathologie und Therapie«, das seit 1854 erschien. Darin hatte der namhafte Wiener Dermatologe Moriz Kaposi (1837–1902) den Beitrag über die Lepra verfasst. Außerdem hatte sich Virchow mit seinem großen Werk »Die Cellularpathologie in ihrer Begründung auf physiologische und pathologische Gewebelehre« einen Namen gemacht. 1858 lag dieses Buch in Deutschland in dritter Auflage vor, zudem gab es bereits Übersetzungen in fünf Sprachen.

»In Europa ist der Aussatz heut zu Tage selten geworden«, schrieb Virchow. »In einzelnen Theilen von Schweden, in Finnland und in den Ostseeprovinzen Russlands, namentlich aber in grossen Districten Norwegens kommt er noch jetzt in einer Verbreitung vor, welche zum Theil über das hinausgeht, was durchschnittlich im Mittelalter bestanden hat. In Norwegen allein zählt man auf eine Gesamtbevölkerung von noch nicht 2 Millionen am Schlusse des Jahres 1862 nicht weniger als 2129 Aussätzige, und diese fanden sich sämmtlich unter der an sich sehr dünnen Bevölkerung der Westprovinzen. Nach der Zählung von 1856 fand sich im Nord-Bergenhus-Amt je 1 Aussätziger auf 113, ja in einzelnen Kirchspielen 1 auf 71 bis 47 Einwohner.«[8]

Virchow hielt sich im Sommer 1859 ausschließlich in Fjord-Norwegen auf, im Dreieck Oslo, Bergen, Trondheim und auch am Sognefjord, wo er die Trachten der Einheimischen neugierig beäugte und sie mit jenen seiner pommerschen Heimat verglich.

Man unterschied bereits zwei beziehungsweise drei Erscheinungsformen der Lepra. Schon Hebra trennte eine tuberkulöse von einer anästhetischen, wobei die letztgenannte mit Taubheit der Haut einhergeht. Hingegen sprach Moriz Kaposi in dem von Virchow herausgegebenen Handbuch von drei Formen: einer tuberösen, einer maculösen und einer anästhetischen. Virchow sah in diesen Wochen all diese Formen, er bekam in kurzer Zeit Hunderte von Aussätzigen zu Gesicht. Virchow interessierte sich als Pathologe vor allem für die anatomisch-pathologischen Veränderungen der Leprösen und studierte sie gründlich. Er erkannte, dass Lepra und

Elephantiasis zwei verschiedene Krankheiten sind. Über den Modus der Ausbreitung konnte er nichts Endgültiges sagen.

Die Ursache der Krankheit und die Wege ihrer Übertragung

Was war die Herkunft des Übels? Und wie übertrug es sich von Mensch zu Mensch? Viel später sagte Virchow zur Frage der Übertragung: »Ich fand eingewanderte Personen, die aus ganz gesunden, unverdächtigen Gegenden herein gekommen und dann erst nach kurzer oder meist nach längerer Zeit erkrankt waren.« Für erblich hielt er also die Lepra nicht, er neigte eher dazu, sie als ansteckend einzustufen.

Die älteren Mutmaßungen kreisten um drei Vorstellungen, wobei oft wenig begriffliche Klarheit über die Bedeutung im Einzelnen bestand: erstens Ansteckung von Mensch zu Mensch, zweitens Erblichkeit, wobei die Forscher in den Jahren, bevor Gregor Mendels (1822–1884) bahnbrechende Entdeckungen wirklich bekannt wurden, Schwierigkeiten hatten, einen angeborenen Defekt von einem erblich übertragbaren zu unterscheiden, und an dritter Stelle wurden äußere Einflüsse genannt, vor allem Nahrung, Wohnung und Klima.

Erstaunlich wenig verbreitet war in dieser Zeit in Norwegen die Ansteckungstheorie. Dies ist bemerkenswert, zumal man schon im Mittelalter in Zentraleuropa die Lepra für ansteckend gehalten und aus diesem Grunde die Kranken isoliert hatte. Vielleicht waren es die Erfahrungen mit anderen Infektionskrankheiten, namentlich mit Pocken, Cholera und Diphtherie, welche die Menschen des 19. Jahrhunderts bei ansteckenden Krankheiten vor allem an einen akuten und häufig tödlich endenden Verlauf denken ließen – Lepra hingegen ist sehr viel weniger ansteckend und verläuft chronisch. Bei Lepra ist die Ansteckungsgefahr, namentlich für Erwachsene, sogar außerordentlich gering. Der norwegische Arzt Danielssen hatte 1844 Versuche mit Lepragewebe gemacht und dieses auf Gesunde übertragen – ergebnislos. »Ich selbst habe mich von der Nichtcontagiosität der Spedalskhed überzeugt«, behauptete Hebra nach seiner Rückkehr aus Norwegen, als ob dies so leicht gewesen wäre. Trotzdem hielt sich auch in Norwegen die Furcht, dass die Krankheit vielleicht doch ansteckend sein könnte – zu eindrucksvoll war einfach die Tatsache, dass alle, die erkrankten, irgendwann einmal Umgang mit Leprösen gehabt hatten. Aber andererseits: Wer hatte in diesen norwegischen Gebirgsdörfern keinen Kontakt zu Leprösen?

Weiter verbreitet war um 1850 die Vorstellung, Lepra sei erblich, denn es trat in einigen Familien gehäuft auf. Kierulf, der praktische Arzt aus Oslo, sprach davon, der Grund der Krankheit sei »ohne Zweifel in der erblichen Fortpflanzung« zu suchen. Er wusste zwar, dass einige Forscher von einem »Contagium« als Erreger sprachen, hielt davon aber nicht viel. »Die Uneinigkeit liegt hauptsächlich in der Unklarheit, die über den Begriff der Contagiosität herrscht«, schrieb er.[9] Er selbst glaubte an eine erblich bedingte Prädisposition, zu der dann ein Kontagium, ein als ansteckender Erreger wirksamer Stoff, hinzutreten müsse, damit die Krankheit zum Tragen komme. Er wollte aber auch den lokalen Umständen nicht »allen Einfluß« absprechen. »Die gewöhnliche Zeit, die an dem Krankheitsheerd zugebracht werden muß, damit die Disposition jenen Grad erreicht, daß eine äußere Ursache den Ausbruch der Krankheit hervorbringen kann, ist 3 bis 5 Jahre«, meinte er. Bekannt war ihm auch, dass das Neugeborene eines leprösen Ehepaares – anders als bei Syphilis oder bei den Pocken – bei der Geburt noch nicht »die ererbte Affection« zeigte.[10]

In den Jahren vor 1870 waren die beiden wichtigen biologischen Fachgebiete Bakteriologie und Genetik noch wenig entwickelt, sodass vieles vollkommen unklar war, was heute zu den Kenntnissen eines Gymnasiasten gehört. Die grundlegenden Einsichten der Bakteriologie und der wissenschaftlichen Genetik kamen erst später. Die theoretische Schwierigkeit, zwischen einer relativ niedrigen – und überdies vom Lebensalter abhängigen – Ansteckung, einer Kontagiosität, und einer Veranlagung (Disposition) zu unterscheiden, verführte auch Virchow dazu, eine – wie auch immer geartete – Disposition in Betracht zu ziehen. Lepra kommt »fast nie congenital vor, sondern sie entwickelt sich erst im Laufe der Jahre«, schrieb er ganz richtig. Eben aus dem Grund konnte er allerdings auch nicht an eine »erbliche Fortpflanzung« glauben. Die norwegischen Bevölkerungsregister zeigten, dass nicht eine Generation um die andere an dem Übel litt, da gab es durchaus Ausnahmen und Sprünge. »Die

Nachforschungen [...] haben übereinstimmend ergeben, dass nur bei einem Viertel der norwegischen Aussätzigen in der gerade aufsteigenden Linie die Krankheit nachweisbar ist«, so Virchow.[11] Klimatische oder äußere Einflüsse hielt er nicht für entscheidend, denn die Klimata und die Lebensumstände, unter denen Lepra vorkam, waren allein in Europa viel zu unterschiedlich. Es gab die Krankheit weiterhin am Mittelmeer ebenso wie in Skandinavien. Er machte sich Gedanken darüber, ob unter Umständen – dies war damals eine verbreitete Theorie – »der Genuß von schlechten Fischspeisen« die Krankheit begünstigen oder gar auslösen könne. Dass eine direkte Übertragung von Mensch zu Mensch möglich war, hielt er für wenig glaubhaft, denn er hatte von allzu vielen Fällen gehört, »wo gewisse Personen viele Jahre lang immerfort mit derartigen Kranken in Berührung waren, wie das namentlich in Hospitälern der Fall ist, wo einzelne Wärter zwanzig bis dreißig Jahre in Verbindung mit den Kranken leben, ohne dass Uebertragung erfolgt«. Er ahnte weder die geringe Kontagiosität der Lepra noch die außerordentlich lange Inkubationszeit, die bis zu 20 Jahre betragen kann. Alles war höchst undurchsichtig. Die Ansteckung ist bei Lepra für Erwachsene kein Problem. In Norwegen war es seinerzeit durchaus üblich, dass Enkelkinder bei ihren leprösen Großeltern mit im Bett schliefen. Bis die Krankheit sich dann bei dem Enkel zeigte, war dieser längst den Kinderschuhen entwachsen und der lepröse Ahne verstorben.

Doch war jetzt sowohl für die Bevölkerung als auch für die Regierung die Frage immens wichtig, auf welche Weise die Lepra übertragen wurde, denn dann konnte man ihr vielleicht einen Riegel vorschieben. Weil die norwegische Öffentlichkeit wie auch die medizinische Wissenschaft an eine erbliche Form der Übertragung dachten, wurde dem Storting, dem norwegischen Parlament, ein Gesetzentwurf vorgelegt, der allen Personen aus leprösen Familien die Eheschließung verbieten wollte. Selbst der lutheranische Bischof von Trondheim stimmte diesem Vorschlag zu, doch im Parlament fand sich dafür keine Mehrheit, der Entwurf wurde mit einer Stimme Mehrheit abgelehnt.

Armauer Hansen lüftet das Geheimnis

In den 1870er Jahren gelang es dann dem schon erwähnten norwegischen Arzt Armauer Hansen, den Erreger der Lepra aufzuspüren.
»Hansen [...] nimmt die Uebertragbarkeit der Lepra an, trotzdem
allerdings nicht in allen Fällen der Weg, auf dem die Uebertragung
stattfindet, nachgewiesen werden kann«, schrieb der junge Bakteriologe Theodor E. Klebs (1834–1913), ein gebürtiger Königsberger,
nach einer Reise durch Norwegen im Sommer 1877.[12] Tatsächlich
hatte Hansen den Erreger gefunden; er stritt sich dann mit Albert
Neißer (1855–1916), einem Privatdozenten der Universität Breslau,
um die Frage der Bedeutung dieser Entdeckung.

Eine Besonderheit des ausgehenden 19. Jahrhunderts half Hansen zu seiner Erkenntnis: die Massenauswanderung nach Übersee.
Von 170 leprösen Personen, die aus Norwegen in die Vereinigten
Staaten von Amerika ausgewandert waren, so fand Hansen heraus,
hatte kein einziger einen leprösen Nachkommen. Dies überzeugte
ihn, dass Lepra unmöglich eine erbliche Krankheit sein konnte.[13]

Hansen berichtete mehrmals vor deutschen Ärzten über seine
Forschungsergebnisse. Er veröffentlichte einige wissenschaftliche
Aufsätze in deutscher Sprache in Virchows »Archiv«,[14] einer höchst
angesehenen Fachzeitschrift – sie ist heute die älteste fortlaufend
geführte Fachzeitschrift ihrer Art –, und er referierte 1897 auf der
Ersten Internationalen Lepra-Konferenz in Berlin über die Seuche
in seiner Heimat. »Schon als ich anfing, die Lepra zu studieren, habe
ich auf Grund einer von mir ausgearbeiteten, sehr genauen Statistik gefunden, dass die Lepra überall abgenommen hat, wo Isolation
stattfand, dass sie aber überall da zugenommen hat, wo keine oder
eine ungenügende Isolation stattfand. Daraus schloss ich ganz lo-
gisch [...], dass die Isolation nöthig ist, um die Zahl der Leprösen
zu vermindern«, sagte Hansen auf dieser Konferenz in Berlin. Er
versuchte auszurechnen, wie die Leprösenzahl zurückgehen würde,
falls man sich an eine strenge Isolation hielte. Isolation und Reinlichkeit, so lauteten seine Rezepte gegen die Lepra. Beides wurde in
den folgenden Jahren in Norwegen erfolgreich angewandt. Als sich
Hansen 1897 in Berlin aufhielt, berichtete er, er habe manche Orte in

Norwegen nach 20 Jahren nochmals besucht und sie nicht wiedererkannt, so viel sauberer sei inzwischen alles geworden.[15]

Überreste einer alten Krankheit

Rudolf Virchow interessierte sich weiterhin für die Geschichte der Lepra in Zentraleuropa. Er durchforstete alte Stadtchroniken und las lokalgeschichtliche Abhandlungen, die sich mit dem Aussatz in der Vergangenheit beschäftigten. Er appellierte an Archivare und Historiker, ihn über die Verbreitung des Übels ins Bild zu setzen, er erließ Aufrufe an Mediziner, das Problem auch historisch zu untersuchen.

Virchow, der sein Leben lang mit offenen Augen durch die Welt ging und später noch große Reisen unternahm, bekam immer wieder Fälle von Lepra zu Gesicht: 1880 in Spanien, dann an der Küste des Tyrrhenischen Meeres, vor allem in der Nähe von San Remo, später auch in Bosnien und in Skutari sowie in Konstantinopel und in Ägypten, das er 1888 mit seinem Freund Heinrich Schliemann (1822–1890), dem berühmten Archäologen, bereiste – Virchow schrieb für den Baedeker das wichtige Kapitel über die Bevölkerung Ägyptens –, außerdem bei seinem Besuch in den baltischen Provinzen des Russischen Reiches im Jahr 1896. In der Nähe von Riga, aber auch bei Dorpat fand er »schreckliche Fälle« von Aussatz vor. Ende des 19. Jahrhunderts traten die letzten neuen Leprafälle in Deutschland in Erscheinung, nicht von ungefähr im Nordosten des Deutschen Reiches, in der Nähe von Tilsit, vermutlich eingeschleppt aus den Ostseeprovinzen des Russischen Reiches.

Um 1900 lebten in deutschen Leprosenhäusern etwa 20 Kranke, davon zwölf in Hamburg; die Endemie berührte hauptsächlich den Norden des Deutschen Reiches.[16] Das Statistische Jahrbuch für das Deutsche Reich verzeichnet in seiner Tabelle »Todesursachen« letztmals für das Jahr 1924 einen Menschen, der an Lepra verstorben war.

An den Rändern Europas und im Mittelmeerraum hielt sich diese alte Seuche noch eine Weile. In Griechenland, auf einzelnen Inseln, lebten noch in den 1960er Jahren Leprakranke. Die Behörden sprachen lieber von »Morbus Hansen«, um die Touristen nicht zu erschrecken.

Kleine Überreste der Lepra fanden sich auch in Norwegen noch bis weit ins 20. Jahrhundert. Ernst Jünger berichtet in seiner Reiseerzählung »Myrdun«, wie er dort eine leprakranke Frau kennenlernte, die von »dieser Krankheit von altersgrauem und furchtbarem Ruf« gezeichnet war, »ein Mütterchen von über siebzig Jahren, bei dem das Leiden schon im Mädchenalter zum Stillstand gekommen war. Es hatte an den Händen begonnen, und man sah seine Spuren wie einen ausgelöschten Brand. An der Rechten fehlten alle Finger und an der Linken der kleine, während die beiden folgenden verkümmert waren.«[17]

Die kleinen abgesonderten Räumlichkeiten in einzelnen norwegischen Kirchen, wo einst die Leprösen dem Gottesdienst beigewohnt hatten, kann man da und dort noch sehen. Und das Leprosorium der Stadt Bergen ist nunmehr ein Leprosen-Museum, das einen Besuch lohnt.

Heute ist Lepra eine Seuche der weniger entwickelten Länder, Schatzungen der Weltgesundheitsorganisation aus den 1970er Jahren sprechen von zwölf Millionen Leprakranken auf der Welt.[18] Lepra ist inzwischen gut heilbar, die Zahl der Fälle ist inzwischen auf etwas eine Viertelmillion (2006) gesunken.[19]

---

1   Dazu ausführlich, mit Blick auf die Leprosenhäuser in Nürnberg, Ernst Mummenhoff, Die öffentliche Gesundheits- und Krankenpflege im alten Nürnberg, Ndr. Neustadt/A. 1986, bes. S. 86–103; Ingrid Busse, Der Siechenkobel St. Johannis vor Nürnberg (1234–1807), Nürnberger Werkstücke 12, Nürnberg 1974.

2   Hans Schadewaldt, Die wissenschaftliche Erforschung der Lepra in der Medizin des 18. bis frühen 20. Jahrhunderts, in: Aussatz – Lepra – Hansen-Krankheit. Ein Menschheitsproblem im Wandel (Kataloge des Deutschen Medizinhistorischen Museums, hg. von Jörge Henning Wolf / Christa Habrich, H. 4), Ingolstadt 1982.

3   Ferdinand Hebra, Skizzen einer Reise in Norwegen, in: Zs. der k. u. k. Gesellschaft der Aerzte zu Wien 9 (1853), S. 68.

4   Egon Wetzels, Lepra, in: Infektionskrankheiten, in: Alexander Sturm u. a., Grundbegriffe der Inneren Medizin, Stuttgart/New York[13] 1984, S. 577 f.

5   T. Kierulf, Ueber die norwegische Spedalskhed (Elephantiasis Graecorum, Lepra Arabum), in: [Virchows] Archiv für pathologische Anatomie und Physiologie und für klinische Medicin 5 (1853), S. 13–37, hier: S. 27 f.

6   Hebra (wie Anm. 3), S. 68.

7   L. M. Irgens / T. Bjerkedal, Epidemiology of Leprosy in Norway: The History of the National Leprosy Registry of Norway from 1856 until today, in: International Journal of Epidemiology 2 (1973), S. 81–89.

8   Rudolf Virchow, Die krankhaften Geschwülste, Bd. 2, Berlin 1864/65, S. 501 f.

9   Kierulf (wie Anm. 5), S. 27 ff.

10   Ebd., 33 f.

11   Virchow (wie Anm. 8), Bd. 2, S. 503–505.

12   E. Klebs, Reisebriefe, in: Prager Medizinische Wochenschrift 2 (1877), S. 790.

13   A. Hansen, Ist die Lepra eine »im Aussterben begriffene« Krankheit und ist sie erblich, in: Archiv für pathologische Anatomie und Physiologie und für klinische Medicin 120 (1890), S. 476–484; ders., Die Erblichkeit der Lepra, in: ebd. 114 (1888), S. 560–562; ders/Lie, Die Geschichte der Lepra in Norwegen, in: Lepra, in: Bibliotheca internationalis 8 (1909/10), S. 314–340.

14   Vgl. A. Hansen, Bacillus leprae, in: Archiv für pathologische Anatomie und Physiologie und für klinische Medicin 79 (1880), S. 32–42.

15   A. Hansen, Redebeitrag, in: Mittheilungen und Verhandlungen der internationalen wissenschaftlichen Lepra-Conferenz zu Berlin, im October 1897, Bd. 2, Berlin 1897, S. 162–164; ders., Facultative oder obligatorische Isolation, in: Mittheilungen und Verhandlungen der internationalen wissenschaftlichen Lepra-Conferenz zu Berlin, im October 1897, Bd. 1, 2. Abt., Berlin 1897, S. 1–5.

16   A. Blaschko, Die Lepra in Deutschland, in: Mittheilungen und Verhandlungen der internationalen wissenschaftlichen Lepra-Conferenz zu Berlin, im October 1897, Berlin 1897, Bd. 1, 4. Abt., S. 195–207.

17   Ernst Jünger, Reisetagebücher (Sämtliche Werke. Erste Abteilung: Tagebücher, Bd. 6: Tagebücher VI), Stuttgart 1998, S. 75.

18   Frankfurter Allgemeine Zeitung vom 24.1.1987, S. 8.

19   Alan Niederer, Vom »alten und neuen Gesicht« der Lepra, in: Neue Zürcher Zeitung v. 20.2.2008, S.31.

Die Pocken (Variola maior)

Die Pocken sind eine von alters her bekannte gefährliche Infektionskrankheit. Die Mumie des ägyptischen Pharaos Ramses V. (12. Jh. v. Chr.) zeigt ein von den Pocken verunstaltetes Gesicht. Die Archäologen nehmen an, dass der Herrscher im Alter von etwa 30 Jahren an den Pocken gestorben ist. Spätestens seit dem Eindringen der Araber in Spanien im frühen 8. Jahrhundert ist auch Europa mit den Pocken vertraut. Im Mittelalter erkrankten fast alle Kinder daran, die Pocken gehörten lange Zeit zu den wichtigsten Todesursachen. Aber es war zugleich die erste Infektionskrankheit, gegen die – vor weit mehr als 200 Jahren – eine wirksame Schutzimpfung entwickelt und in Teilen Deutschlands auch zwangsweise durchgesetzt wurde. Trotzdem gab es im Deutschen Reich weiterhin Pockenepidemien, die verlustreichste in den Jahren 1871/73. Die Seuche breitete sich am Ende des Deutsch-Französischen Krieges (1870/71) aus und forderte unter den beiden Krieg führenden Nationen weitaus höhere Verluste als die Kämpfe. Im Deutschen Reich starben 1871–1873 etwa 180 000 Menschen an den Pocken; rund viermal so viele wie wegen des Krieges gegen Frankreich.[1]

Dass nicht in erster Linie der Krieg, der im Januar 1871 mit dem Frieden von Frankfurt beendet wurde, die Sterblichkeit gewaltig in die Höhe trieb, zeigt sich an der Mortalitätsstatistik des Deutschen Reiches. Es verstarben in den Jahren 1868 27,6 Promille der deutschen Bevölkerung, 1869 26,9 Promille, im Kriegsjahr 1870 waren es 27,4 Promille, in den Pockenjahren 1871 und 1872 jedoch 29,6 beziehungsweise 29,0 Promille, im letzten Pockenjahr 1873 noch einmal 28,3 Promille, 1874 erreichte die Sterblichkeit mit 26,7 Promille wieder den Vorkriegsstand.[2]

Die Pocken – eine Infektionskrankheit

Die Blattern oder Pocken waren in Deutschland wenigstens seit dem späten Mittelalter als eine eigene, unverwechselbare Krankheit bekannt.[3] Sie waren vor dem Jahr 1500 in der Alten Welt so weit verbreitet, dass sie im Zeitalter der Großen Entdeckungen wie selbstverständlich auch in die Neue Welt gelangten, wo sich das Pockenvirus unter der indigenen Bevölkerung Amerikas rasch ausbreitete. Das Massensterben unter den Völkern der Neuen Welt in der ersten Hälfte des 16. Jahrhunderts ist vor allem auf Infektionskrankheiten – namentlich auf Pocken, Masern und Grippe – zurückzuführen. Der demographische Schwund dieser Völker war außerordentlich hoch.[4]

Die Pocken werden von einem relativ großen, quaderförmigen Virus verursacht. Sie sind sehr ansteckend: Wenn man 100 nichtimmune Personen mit dem Pockenvirus in Berührung bringt, erkranken mehr als 95. Die Pockensterblichkeit ist unterschiedlich hoch, je nach Virulenz des Erregerstammes und Immunitätsgrad der Population. Moderne medizinische Lehrbücher geben die Letalität (also die Mortalität der Erkrankten) mit 30 bis 40 Prozent an – manche nennen bis zu 80 Prozent. Die Sterblichkeit ist dann besonders hoch, wenn eine Bevölkerung keinerlei Immunität besitzt, wie dies für die indigenen Völker Amerikas zutraf, wenn die Menschen eng miteinander verwandt sind und wenn es den Erkrankten an Pflege fehlt.

Traten die Pocken in der Vergangenheit in einer Region epidemisch auf, wie dies alle paar Jahre geschah, dann lag der Anteil der Pockentoten dort in der Regel bei 15 oder 20 Prozent aller Verstorbenen, und in den Städten machte der Anteil der verstorbenen Säuglinge und Kleinkinder, der ohnehin schon hoch war, weit mehr als die Hälfte aller Verstorbenen aus.

Die Inkubationszeit beträgt bei Pocken acht bis zwölf, in seltenen Fällen auch bis zu 18 Tagen; danach tritt die Krankheit mit Pusteln oder Blattern in Erscheinung. Der Erkrankte kann die Erreger vom zweiten Tag vor Krankheitsbeginn bis zwölf Tage danach über die Schleimhäute vornehmlich der oberen Luftwege beim Sprechen, Niesen oder Husten durch Tröpfcheninfektion an andere weitergeben. Die Krankheit beginnt mit einem dreitägigen Initialstadium, das mit Schüttelfrost, hohem Fieber, Übelkeit, Erbrechen, Kopf-, Glieder- und Kreuzschmerzen einhergeht. Am zweiten oder dritten Krankheitstag zeigt sich ein Ausschlag, der sich – zumeist am Morgen des folgenden Tages – stark verändert darbietet: Das Pockenexanthem beginnt in der Regel im Gesicht in Gestalt von Papeln. An Kopf und Rumpf treten dann papulöse blassrote Hautveränderungen in Erscheinung, die am folgenden Tag zu linsengroßen spitzen Knötchen werden und weitere drei Tage später zu erbsengroßen, flüssigkeitsgefüllten, hochinfektiösen schmerzhaften Blasen mit einer charakteristischen Delle und einem ödematösen roten Hof, der rasch vereitert. Der Ausschlag hält etwa zwei Wochen an. In den ersten zehn Tagen der Erkrankung sind gelegentlich akute toxische Psychosen zu beobachten, in deren Verlauf Kranke nicht selten das Bett verlassen und in geistiger Verwirrung orientierungslos umherstreifen. Es kommt zu Reizerscheinungen der Hirnhäute; Symptome einer schweren Meningoenzephalitis sind in dieser Zeit nicht ungewöhnlich. Sofern eine Pockenerkrankung letal endet, tritt der Tod zumeist am achten oder neunten Tag auf.[5] Viele Schwangere verlieren während einer Pockenerkrankung ihre Leibesfrucht.

Pockenerkrankungen zeitigten oftmals grausame Folgen, einige der Erkrankten litten hinterher unter Lähmungen, Taubheit oder Erblindung. In der Vergangenheit, vor allem in den Zeiten allgemeiner Armut, bedeutete dies eine schwere Behinderung. Vor allem auf den Blinden lastete ein schweres Schicksal.

Das Zeitalter der Pocken

Das 18. Jahrhundert war in Europa ein Zeitalter der Pocken. Der preußische Feldprediger Johann Peter Süßmilch (1707–1767), der

Begründer der historischen Demographie in Deutschland, schreibt in seinem großen Werk über »Die göttliche Ordnung«, »daß fast alle Menschen die Pocken bekommen«, und er glaube nicht, »daß ihnen unter hundert Personen eine entgeht«.[6] Das ist zwar übertrieben; richtig ist aber doch, dass die Pocken alle sozialen Schichten heimsuchten und nur die wenigsten Individuen verschonten. In den Steckbriefen dieser Zeit wird oft auf die Narben hingewiesen, die diese Krankheit hinterlassen hatte, doch gibt es auch solche, in denen es ausdrücklich heißt, der Gesuchte sei »nicht pockennarbig.«[7] Manches Gesicht, wie das des Grafen Mirabeau, war nach einer Pockenerkrankung unansehnlich geworden, regelrecht verwüstet. Viele bedeutende Zeitgenossen – wie Mozart, Gluck, Haydn, aber auch die Gemahlin Kaiser Franz' I., Maria Theresia (1717–1780) – trugen allesamt die Spuren der Pocken im Gesicht.[8] Maria Theresia zog sich die Pocken als 50-jährige Frau zu, als eines ihrer Kinder daran erkrankte. Sie habe hinterher, heißt es, die Spiegel in ihrem Palast verhängen lassen, um sich nicht mehr ansehen zu müssen.

Johann Wolfgang von Goethe, der die Pocken (1758) durchlitten hatte und davon gezeichnet war, berichtet in seiner Autobiographie »Dichtung und Wahrheit« von der eigenen Erkrankung und von pockenverunstalteten Zeitgenossen. Von einem Hofrat Hüsgen schreibt Goethe: »Sein Gesicht, nicht allein von den Blattern entstellt, sondern auch des einen Auges beraubt, sah man die erste Zeit nur mit Apprehension.« Und von einem anderen namens Lerse: »An Gestalt war er gut gebildet, schlank und von ziemlicher Größe, sein Gesicht pockennarbig und unscheinbar.« Über seine eigene Erkrankung und die Entstellung seines Äußeren schreibt Goethe weiter: »Ich selbst war zufrieden nur wieder das Tageslicht zu sehen, und nach und nach die fleckige Haut zu verlieren, aber andere waren unbarmherzig genug, mich öfters an den vorigen Zustand zu erinnern; besonders eine lebhafte Tante […] konnte mich, selbst noch in späteren Jahren, selten ansehen, ohne auszurufen: Pfui Teufel! Vetter, wie garstig ist er geworden!«

Unter den politischen Führern des 20. Jahrhunderts gab es einen, der von den Pocken gezeichnet war. Er war in einem rückständigen Teil eines rückständigen Landes geboren und aufgewachsen, in Georgien: Josef Stalin (1879–1953). Er verfuhr damit wie die Großen

des 18. Jahrhunderts: Konterfeis seines Gesichts, welche die Pocken-
narben auffällig wiedergaben, ließ er einfach retuschieren.

Pocken oder Blattern – schon der Name spielt auf die beschriebenen pustelförmigen Erhebungen auf der Epidermis der Kranken
an. In den deutschsprachigen Räumen wurden diese Begriffe syno-
nym verwendet, wobei die Katholiken häufiger »Pocken« verwendeten, die Protestanten sprachen meist von »Blattern«.

Giacomo Casanova (1725–1798) berichtet in seinen Memoiren
über einen Fall, den er als junger Mensch in Padua, unweit seiner
Vaterstadt Venedig, selbst beobachtete:

»Das arme Mädchen war dermaßen von den Blattern bedeckt,
daß am sechsten Tage an ihrem ganzen Leibe kein Stückchen Haut
mehr zu sehen war. Ihre Augen waren ganz zugeschwollen, und
man gab die Hoffnung auf, sie am Leben zu erhalten. [...]. Das arme
Kind sah fürchterlich aus: Ihr Kopf hatte um ein Drittel an Umfang
zugenommen, von ihrer Nase war nichts mehr zu sehen, und man
befürchtete, sie würde auf alle Fälle ihr Augenlicht verlieren, selbst
wenn sie mit dem Leben davonkäme. Am unangenehmsten war
mir der Geruch ihrer Ausdünstung [...] Am neunten Tage kam der
Gemeindepfarrer, erteilte ihr die Absolution und versah sie mit der
heiligen Ölung [...] Am zehnten und elften Tag stand es mit Bettina
anscheinend so schlecht, daß wir jeden Augenblick erwarteten, sie
zu verlieren.«

Eines von drei pockenkranken Kindern erlag dieser hochansteckenden Krankheit. In der Regel blieben die Überlebenden von dem
Ausschlag gezeichnet. Aber Bettina kam durch. Giacomo Casanova,
der diesen Fall in seiner »Geschichte meines Lebens« so anschaulich schildert, fährt fort: »Am dreizehnten Tag hörte das Fieber auf
[...] Endlich öffnete sie zum erstenmal wieder die Augen. [...] doch
mußte sie noch bis Ostern das Bett hüten.«[9]

Von der Variolation zur Vakzination

Im 18. Jahrhundert war die Krankheit weit verbreitet. Die Pocken
oder Blattern sind so hochinfektiös, dass sie buchstäblich jedermann ergreifen, nicht etwa nur die ärmeren Volksschichten. Wenigstens drei regierende Fürsten starben in diesem Saeculum an den

Pocken: Kaiser Joseph I. im Jahr 1713 als junger Mann, was den Ausbruch des Spanischen Erbfolgekriegs zur Folge hatte, außerdem der französische König Ludwig XV. (1774) und der bayerische Kurfürst Max III. Joseph (1727–1777).[10] Ein wirksames Heilmittel war nicht bekannt. Aber es gab schon längst eine Form der Immunisierung: Im Osmanischen Reich und noch weiter im Osten übertrug man seit geraumer Zeit eine kleine Menge des Schorfes von Pockenkranken auf Gesunde und löste damit eine zumeist leichte Erkrankung aus, welche sodann eine lange wirksame Immunität hinterließ. Eine Engländerin, Lady Mary Montagu (1689–1762), die Gemahlin des englischen Gesandten an der Hohen Pforte, erfuhr davon und begann diese Praxis in England einzuführen. Erprobt wurde sie zunächst an Menschen, die zum Tode verurteilt waren, und an Kindern aus Waisenhäusern. Seit der Mitte des 18. Jahrhunderts wurde diese nicht ganz ungefährliche Impfung, Variolation genannt (von *variola*, lat. die Pocken), auch in Mitteleuropa eingesetzt.[11]

Goethe hatte davon erfahren, er berichtet darüber in »Dichtung und Wahrheit«: »[D]ie Einimpfung derselben ward bei uns noch immer für sehr problematisch angesehen, und ob sie gleich populäre Schriftsteller schon fasslich und eindringlich empfohlen, so zauderten doch die deutsche Ärzte mit einer Operation, welche der Natur vorzugreifen schien. Spekulierende Engländer kamen daher aufs feste Land und impften gegen ein ansehnliches Honorar die Kinder solcher Personen, die sie wohlhabend und frei von Vorurteil fanden. Die Mehrzahl jedoch war noch immer dem alten Unheil ausgesetzt; die Krankheit wütete durch die Familien, tötete und entstelle viele Kinder. Und wenige Eltern wagten es, nach einem Mittel zu greifen, dessen wahrscheinliche Hülfe doch schon durch den Erfolg mannigfalt bestätigt war.«

Was war besser: Eine Pockenerkrankung abzuwarten oder ihr mit dieser Impfung zuvorzukommen? Es gab kluge Risikoberechnungen von Engländern, vorgenommen im Jahr 1727. Demzufolge lag die Wahrscheinlichkeit, an den Pocken zu sterben, für den nicht Geimpften bei 1:8,5, für den Geimpften bei 1:91, also nur einem Zehntel davon.

Diese Form der Impfung stieß in Mitteleuropa auf Zuspruch und Vorbehalte gleichermaßen. Süßmilch war ein Anhänger des

Impfens, er begründete seine Meinung mit Zahlen. Auch er war bei seinen Berechnungen zu dem Ergebnis gekommen, dass die Pocken »vermöge der vielen Proben durch die Einpfropfung [d. h. Impfung] fast ganz unschädlich können gemacht werden, daß kaum unter 300 Eingepfropften einer stirbt, daß sie auch nicht wiederkommen, wie man ohne Grund gewarnt hat. [...] Jetzt wendet man doch vor, es würde ein Eingriff in die Vorsehung seyn«, schrieb er weiter. »Ich will zugeben, daß Eltern ihre Kinder nicht dürfen in Gefahr setzen. Man wird mir aber auch dagegen müssen zugeben, daß Eltern aus zweyen Uebeln und Gefährlichkeiten das kleinste wählen müssen, wenn sie beide unvermeidlich sind. [...] Da nun unter 1000 Todten 80 sind, die an den Pocken gestorben, so folgt, daß von allen Menschen der 12te Theil an den Pocken stirbt. Da ferner alle Menschen, bis auf sehr wenige, die Pocken ausstehen müssen; so folgt, daß von allen, so die Pocken haben, welches fast alle Menschen sind, der 12the Theil verstirbt. Nun ist aber durch die in Engelland und in dem englischen America gemachten Versuche hinlänglich dargethan worden, daß unter denen, so die eingepfropften Pocken ausgestanden haben, kaum einer von 300 bis 400, ja mehrern, zufällig daran gestorben ist. Wir wollen nur 300 als das wenigste annehmen. So verhalten sich denn die an den gemeinen Pocken Gestorbene zu den eingepfropften Gestorbnen, wie 12 zu 300, oder wie 1 zu 25. Es ist also die Gefahr bei den eingepfropften 25 mal geringer als bey den ordentlichen. Die Hoffnung, glücklich durch die Pocken zu kommen, ist 25 mal größer.«[12] Am Ende seiner Ausführungen erwähnt Süßmilch, dass auch die Seefahrt gefährlich sei, dass aber trotzdem Menschen weiterhin zur See führen und damit ihr Brot verdienten.

Kritik an der Impfung kam von allen Seiten. Der Philosoph Immanuel Kant (1724–1804) griff die Worte Süßmilchs auf und erwiderte darauf in seinem Buch »Metaphysik der Sitten«: »Wer sich die Pocken einimpfen zu lassen beschließt, wagt sein Leben aufs Ungewisse; ob er es zwar tut, um sein Leben zu erhalten, und ist so fern in einem weit bedenklicheren Fall des Pflichtgesetzes, als der Seefahrer, welcher doch wenigstens den Sturm nicht macht, dem er sich anvertraut, statt dessen jener die Krankheit, die ihn in Todesgefahr bringt, sich selbst zuzieht.«[13]

Widerstände

In den letzten Jahren des 18. Jahrhunderts bemerkte der englische Landarzt Edward Jenner (1749–1823), dass Bauernmägde, welche die Kuhpocken durchgemacht hatten, nicht mehr an den Menschenpocken erkrankten. Diese Entdeckung wurde ziemlich genau zur gleichen Zeit ebenso auf dem Festland gemacht. Jenner veröffentlichte seine Einsicht 1798 in einem Büchlein, das im folgenden Jahr unter dem Titel »Untersuchungen über die Ursache und Wirkungen der Kuhpocken« (Hannover 1799) auch in deutscher Sprache erschien. Das war die Grundlage der Pockenschutzimpfung mit Kuhpockenlymphe. Diese Form der Impfung nannte man bald Vakzination, von dem lateinischen Wort »vacca«, »die Kuh«. Das junge Königreich Bayern war im August 1807 einer der ersten Staaten, die ihren Bewohnern die einmalige Impfung zur Pflicht machten.

Diese neue Form der Impfung mit Kuhpockenlymphe war bedeutend weniger gefährlich, trotzdem fand auch sie nicht nur Befürworter. Misstrauisch waren in erster Linie die bäuerlichen und die unterbürgerlichen Schichten, Menschen, die oft nicht des Lesens kundig waren und die aufgeklärten Intelligenzblätter nicht zur Kenntnis nahmen. Impfgegner gab es zumindest im deutschen Südwesten unter beiden großen Konfessionen gleichermaßen; allerdings haben doch die Pietisten mehr Widerstand gezeigt als Protestanten oder Katholiken. Das Argument, dass man den Wegen Gottes nicht vorgreifen könne, war vor allem von diesen Gläubigen zu hören.

Zudem bemerkten die Zeitgenossen nach der Einführung der Impfung um das Jahr 1800, dass die Pocken in Deutschland keineswegs von der Bildfläche verschwanden, was die Impfbefürworter eigentlich erwartet hatten. Selbst geimpfte Personen konnten erkranken.

Der aus Nürnberg stammende Arzt Johann Benjamin Erhard, ein Aufklärer, ja ein wahrer Jakobiner, sprach sich gegen die Impfung aus, weil er es unwürdig fand, einem Menschen eine tierische Substanz einzuimpfen. »Die Kuhpocken inoculire ich so wenig wie die natürlichen [Pocken]. Ich habe gegen die ersten noch den Grund, daß sich nicht vorhersehen läßt, was aus dieser endemischen Krankheit, wenn sie sich den menschlichen Körper in verschiedenen Gegenden aneignet, werden wird, und ob dadurch dem menschlichen Körper nicht unabsehbares Elend bereitet wird.«

Die aufgeklärten Geister des frühen 19. Jahrhunderts – und vor allem die Ärzte – haben gern ärztlich-aufgeklärte Ansichten und Laienmeinungen einander gegenübergestellt. In Wahrheit lagen diese Auffassungen gar nicht so weit auseinander, sie überschnitten sich sogar oft. Die Heilkunde war noch immer in einem wenig fortgeschrittenen Stadium, die Kenntnisse der medizinischen Wissenschaft gering. Die Ärzte haben die von den Laien, zumeist den Müttern, vorgebrachten Argumente selten ganz ernst genommen und sie der Nachwelt gern als »Vorurtheile« überliefert. Aber viele dieser Argumente hatten in ihrem Rahmen durchaus Hand und Fuß.[14]

Die rationalen Einwände gegen die Pockenschutzimpfung wurden in der von Johann Krünitz herausgegebenen zeitgenössischen »Oeconomisch-technologischen Encyclopädie« trefflich zusammengefasst. In dem langen Eintrag »Pocken (Schutz- oder Kuh-)« heißt es: »1) Die absolute Unmöglichkeit an den Kuhpocken zu sterben ist nicht erwiesen. [...] 2) Daß die Kuhpocken nicht unbedingt gegen die natürlichen Blattern schützen. [...] 3) Daß die Einimpfung nicht jedes Mal haftet und deshalb nicht selten mehrmalen wiederholt werde muß, imgleichen: 4) daß öfter auch von der ächtesten Kuhpockenmaterie dennoch falsche Kuhpocken entstehen, welche die Menschen nicht vor der Ansteckung der natürlichen Blattern sichern. [...] 5) Können aber nicht, heißt es ferner, mit dem Kuhpockengift zugleich auch andere Krankheitsstoffe eingeimpft werden? [...] 6) Daß, da die Kuhpocken ursprünglich eine Viehkrankheit sind, durch Mittheilung derselben der menschliche Körper gleichsam degradirt, und durch die Beymischung thierischer Säfte und thierischer Schärfen verschlechtert werden könne. [...] 7) Endlich so gibt es auch in Rücksicht der natürlichen Blattern noch einen ziemlich herrschenden Irrglauben unter dem Volke, der die Ausbreitung der Kuhpocken erschwert, und den man deshalb etwas umständlich erörtern muß. Man hält nämlich die natürlichen Blattern für eine Art Sauerteig, den jedes neugeborene Kind mit auf die Welt bringt, und der, wie jeder Sauerteig, eine Gährung hervorbringen müsse. Der Ausbruch der natürlichen Blattern sey nun nichts anders, als das Produkt dieser Gährung.«[15]

Eine ausführliche wissenschaftliche Arbeit über die Widerstände gegen die Impfung gibt es aus Württemberg, dem klassischen Land der Realteilung, wo nach dem Tod eines Bauern das von ihm hinterlassene Land gleichmäßig unter die Erben aufgeteilt wurde. Die Folge davon war die Zerstückelung von Grund und Boden, eine »Zwergwirtschaft« (Friedrich List). Aus diesem Grund sahen die Bauern ihre Kinderschar ungern stark anwachsen, denn je größer die Zahl der Nachkommen, desto geringer das landwirtschaftliche Erbe für den Einzelnen. Auch dies war in der Tat ein Argument gegen die Impfung: Vor dem Zeitalter der Empfängnisverhütung waren die Pocken durchaus ein akzeptiertes Mittel der Familienplanung.

Die Ärzte wollten natürlich, dass der Staat für die Impfung aufkam, aber dieser, finanziell schwach, verlangte, dass die Geimpften selbst bezahlten. Den Zwang zur Pockenschutzimpfung gab es in Württemberg indirekt ab 1814 durch Sperrung von Häusern mit Blatternkranken. Das Impfgesetz kam dann im Jahr 1818. Es verfügte, dass Kinder vor Ablauf des dritten Lebensjahres geimpft sein mussten. Dagegen gab es Widerstände, besonders seitens der ländlichen, unterbürgerlichen Schichten, die gemeinhin als sehr traditionell gelten. Die Pocken wurden auch als Strafe Gottes angesehen, Krankheit war sowieso eine von Gott gesandte Sache und somit hinzunehmen.

Die Impfung kostete viel Geld, etwa einen halben bis einen ganzen Tageslohn. Wer konnte gerade in diesen harten Jahren so viel Geld entbehren? Der Vormärz war ein Zeitalter der Massenarmut, und da allein die Nahrungsmittel bei den allermeisten Menschen den größeren Teil des Einkommens verschlangen, galt es jede weitere Ausgabe zu vermeiden. Folgerichtig gingen die Ärmeren, wenn überhaupt, lieber zu einem Bader zur Impfung als zu einem akademischen Arzt, denn der Bader war billiger. Daraus wird man also nicht »Vorurtheile« gegen den Arzt oder soziale Distanz folgern dürfen. Die wohlhabenderen und aufgeklärten Zeitgenossen verstanden lediglich die Argumente der Ärmeren nicht immer. Man sollte die Einstellungen und das Verhalten von einst nicht an den Kenntnissen von heute messen.[16]

Ein Argument der Impfgegner lautete, dass mit der Beseitigung der Pocken andere Übel heftiger würden, vor allem Masern und Scharlach. Dies erwies sich im Nachhinein als falsch. Es dauerte trotzdem eine Weile, ehe man bemerkte, dass die Pocken nun tatsächlich weniger heftig umgingen und dass vor allem die einmalig Geimpften leichter befallen wurden. Natürlich war das Impfen mit Kuhpockenlymphe eine Technik, die erst vollkommen beherrscht sein wollte. Auch die Übertragung von anderen Krankheiten durch die Impfung war möglich. Wie auch immer: Nach 1803 war die Pockenmortalität in Deutschland erheblich geringer als im Vierteljahrhundert davor.

Einige deutsche Regierungen übernahmen sehr bald diese neue Form der Impfung mit Kuhpockenlymphe, zumeist auf freiwilliger Basis. Die preußische Regierung erließ 1803 ein Reglement, in dem sie »die Beförderung der Schutzblatternimpfung« versprach; diese wurde dann unter Graf Hardenberg auf Staatskosten eingeführt, allerdings nicht jedermann zur Pflicht gemacht. In Frankreich befahl Kaiser Napoleon I. 1805, seine Soldaten gegen die Pocken zu impfen.[17] Zwei Jahre später, am 27. August 1807, erließ das Königreich Bayern ein Gesetz, in dem es seine Untertanen zu einer einmaligen Pockenimpfung in den ersten Lebensjahren verpflichtete. Einige andere Regierungen – allen voran Hessen, Württemberg und Baden – folgten bald mit ähnlichen Gesetzen, nachdem es bei ihnen immer wieder zu kleinen Epidemien gekommen war.

Es erwies sich allerdings sehr bald, dass die einmalige Impfung im frühen Kindesalter keine absolute Immunität gegen die Menschenpocken bot. So entstand neuerlich Verwirrung, als man feststellen musste, dass auch Geimpfte erkrankten. Und es dauerte wieder eine ganze Weile, ehe man bemerkte, dass sie weniger heftig erkrankten als ungeimpfte Personen. Die Erfolge der Heilkunst waren bis dahin ja eher gering gewesen.

Noch in den 1820er und 1830er Jahren waren kleinere Pockenepidemien in deutschen Landen nicht selten. Dennoch: Sie wurden mit Einführung der einmaligen Impfung seltener und schwächer. Als der greise Goethe davon erfuhr, dass im benachbarten Eisenach unter Geimpften leichte Pockenfälle aufgetreten waren, sagte er zu Eckermann: »Dennoch aber bin ich dafür, daß man von dem strengen Gebot der Impfung auch ferner nicht abgeht, indem solche kleine Ausnahmen gegen den unübersehbaren Wohltaten des Gesetzes nicht in Betracht kommen.«

Das Königreich Württemberg erließ 1829 ein neues Gesetz, es schrieb darin eine Zweitimpfung vor. 1834 führte Preußen für seine Soldaten die Revakzination ein. In den zehn Jahren davor waren in Preußen jährlich etwa 50 Armeeangehörige an den Blattern gestorben – nach 1834 nur noch ein einziger.[18] Außerdem erließ das Preußische Ministerium des Inneren am 8. Mai 1835 eine Verfügung, welche »Familienhäupter, Haus- und Gastwirthe und Medicinalpersonen« dazu verpflichtete, »jeden Fall von Erkrankung an Pocken« der Polizei anzuzeigen. Dieser Erlass wurde in Tageszeitungen abgedruckt, sobald sich neue Krankheitsfälle häuften. Allerdings wurden diese Gesetze längst nicht überall befolgt.

Die Pocken zur Jahrhundertmitte

Die Pocken traten also in der ersten Hälfte des 19. Jahrhunderts noch immer auf, wenngleich nicht ganz so häufig wie zuvor. So erklären sich auch die Worte des Dichters Theodor Fontane (1819–1898), der in seinem autobiographischen Werk »Meine Kinderjahre« schreibt, man habe in seiner Jugendzeit von den Pockennarbigen gesagt, »der Teufel habe Erbsen auf ihrem Gesicht gedroschen«, und einen habe er als junger Mensch gekannt, der habe »nicht erbsengroße Kuten, sondern halbhandbreite Narbenflächen« im Gesicht gehabt.

Deutschland war seinerzeit, zwischen 1815 und 1867, nur lose organisiert: Der Deutsche Bund bestand aus fast 40 Einzelstaaten, von denen jeder in Gesundheitsdingen alleine verfügen konnte. Diese Staaten entschieden über die Impfung unterschiedlich, und sie wachten kaum über die Einhaltung des Impfgesetzes. Die Folge davon waren größere und kleine Epidemien. Im September 1845 erhoben die Mitglieder der 23. Versammlung Deutscher Naturforscher und Ärzte in Nürnberg die Forderung, die Revakzination künftig als eine allgemeine Maßnahme bei jedermann vorzunehmen. Es blieb bei der Forderung. Zu Beginn der 1840er Jahre ließen die Pockenfälle in Deutschland wieder etwas nach, doch im Laufe der späteren 1840er, vor allem aber in den 1850er Jahren verdichteten sich da und dort einzelne Pockenfälle zu richtigen Epidemien. Ab den 1860er Jahren häuften sie sich noch mehr. Im Königreich Bayern zählte man schon in den zwölf Monaten vor dem Krieg von 1866, also 1865/66, 577 Fälle, im Jahr darauf (1866/67) mehr als doppelt so viele, 1210. Und danach waren die Pocken erneut auf dem Vormarsch. Die meisten Deutschen waren damals eben vermutlich doch nicht geschützt, weil nicht alle deutschen Staaten die Impfpflicht einführten und die wenigsten auf ihre Einhaltung pochten.

Die Erklärung dafür ist nicht schwer: Die Behörden waren schlecht besetzt und weit verstreut, die Bürger offenbar sorglos. Es kam daher immer wieder, in Norddeutschland übrigens viel häufiger als im Süden, zu lokalen epidemischen Ausbrüchen der Pocken, so zu einem sehr schweren 1858 in Berlin, der an die 4500 Menschen betraf. In der bayerischen Stadt Nürnberg gab es zwischen Oktober 1858 und September 1860 lediglich 602 Fälle von Pocken und 16 Pockentote.[19]

Solange es noch keine Bakteriologie oder Virologie gab und keine entsprechenden Kenntnisse, war man natürlich unbedacht, obwohl die grundsätzliche Möglichkeit der Ansteckung längst allgemein bekannt war. So hatte zum Beispiel die Stadt Nürnberg 1845 ein neues, großes Städtisches Krankenhaus errichtet und in dessen Satzungen verfügt, dass Kranke, »die sich nicht selbst in das Krankenhaus begeben« können, mit einer Kutsche von zuhause abgeholt werden. So wurde es dann tatsächlich gemacht – auch mit den Pockenkranken. Sie wurden abgeholt und zum Krankenhaus befördert, obwohl Pockenpatienten gerade im Anfangsstadium den Erreger reichlich versprühen. Oder es kam vor, dass ein Pockenkranker in diesem neuen Krankenhaus zu Fuß erschien und von den Zuständigen in das neuerdings eingerichtete Pockennotspital geschickt wurde, dieser gehfähige Pockenkranke jedoch auf dem Weg dorthin noch einmal schnell in einem Wirtshaus einkehrte, bevor er sich ins Pockenspital begab.[20]

Der Ausbruch der Epidemie von 1871/73

Kleine Pockenherde bestanden Ende der 1860er Jahre sowohl in Deutschland als auch im Nachbarland Frankreich. Nicht von ungefähr verfasste der berühmte badische Internist Adolf Kussmaul

(1822–1902) im Jahr 1869 ein Manuskript mit dem Titel »Zwanzig Briefe über Menschen- und Kuhpocken«, das zunächst als Folge in einer Freiburger Zeitung erschien, später auch als Buch. Die Pocken grassierten wieder einmal heftig und Kussmaul wollte die Zeitgenossen wachrütteln. Das gedruckte Buch erschien dann gerade rechtzeitig, so könnte man sagen, im folgenden Jahr, 1870, bei Ausbruch der großen Epidemie. Nun hieß es in Deutschland vielerorts, französische Gefangene hätten die Krankheit eingeschleppt. Doch größere Herde bestanden um diese Zeit auch schon auf deutschem Gebiet.

Die Pocken grassierten also vor 1870 zu beiden Seiten des Rheins, auch in Frankreich, in Paris schon zur Zeit des Kriegsausbruchs Mitte Juli 1870. Émile Zola hat die Pocken in seinem Roman »Nana« erwähnt, auf der letzten Seite dieses Romans stirbt seine Heldin an den Pocken, während von der Straße der Ruf erschallt: »À Berlin! À Berlin! À Berlin!« Zola hat Nanas Aussehen und ihr Sterbebett ausführlich geschildert: »Nana blieb allein, ihr Gesicht ruhte, nach oben gewandt, im hellen Schein der Kerze lag es da. Sie war nur noch ein Häufchen Gebein, Flüssigkeit und Blut, ein Häufchen verwesenden Fleisches, das da auf dem Kissen hingeworfen lag. Die Pocken hatte sich ihres Gesichts bemächtigt, eine Pustel saß da neben der andern. Sie waren eingeschrumpft und in sich zusammengefallen, boten einen grauenhaften Anblick, wie von Erde, und sahen aus wie Moder und Verwesung, ein einförmiger Brei, in dem keine Züge mehr zu erkennen waren. Ein Auge, das linke, war ganz und gar in das eitrige Fleisch gesunken; das andere, halb geöffnet, versank wie ein schwarzes vermodertes Loch in der Höhle. Die Nase eiterte noch immer. Eine rötliche Kruste zog sich von der einen Wange quer hinüber zum Mund und verzerrte ihn zu einem grauenhaften Grinsen. Und über diese scheußliche groteske Maske des Nichts floß in einem goldenen Geriesel ihr schönes Haar, das sich seinen Glanz von Sonne bewahrt hatte. Venus ging über in Verwesung. Es sah aus, als wäre der Krankheitskeim, den sie in der Gosse auf den nicht beseitigten Äsern [Tierkadavern] aufgelesen hatte, dieser Zersetzungsstoff, mit dem sie ein ganzes Volk vergiftet hatte, als ob er ihr ins Gesicht gestiegen wäre und es in Fäulnis geworfen hatte.«[21]

Im Verlauf dieses Krieges erlebte vor allem die belagerte Hauptstadt eine sehr schwere Zeit. Die Zufuhr von Lebensmitteln stockte, in der belagerten Stadt aß man alles Genießbare, bis hin zu Ratten. Gleichzeitig wüteten im Winter 1870/71 in Paris die Pocken.

Ein denkwürdiger Tag

Das Bild ist unvergesslich. Im linken Teil steht, erhöht, der preußische König Wilhelm I., darunter in der Bildmitte, Reichskanzler Otto v. Bismarck in weißer Kürassieruniform, ihm zur Seite Graf Moltke, dahinter und daneben, mit gezückten Schwertern, die deutschen Fürsten, die Wilhelm huldigen, dem neuen Deutschen Kaiser. Im Hintergrund wird die Kulisse sichtbar, der Spiegelsaal im Königsschloss von Versailles. Hier findet am 18. Januar 1871 die Gründung des Deutschen Reiches statt. Für Deutschland ist der Krieg, der genau ein halbes Jahr zuvor begonnen hatte, so gut wie vorbei. Zehn Tage später schließen die beiden Gegner in Frankfurt am Main einen Waffenstillstand.

An eben diesem 18. Januar 1871, einem Mittwoch, als in Versailles das Deutsche Reich so feierlich aus der Taufe gehoben wurde, öffnete – unbemerkt von der Göttin der Geschichte – vor den Toren der Stadt Nürnberg, in einem heruntergekommenen alten Gemäuer neben dem Johannisfriedhof an der Pegnitz, ein Notspital für Pockenkranke seine Pforten. Dasselbe Gebäude hatte 1854 und schon davor als Choleranotspital gedient. Eine schwere Pockenepidemie begann sich auszubreiten und ihr Leichentuch über das Land zu werfen.

Der Verlauf der Epidemie im Deutschen Reich

In den beiden folgenden Jahren, bis 1873, wütete die Seuche in ganz Deutschland, im Norden viel heftiger und zerstörerischer als im Süden. Viele norddeutsche Großstädte waren schwer betroffen. Schon 1871 starben weit mehr als 4000 Hamburger. In diesem ersten Jahr waren 29 Prozent aller Todesfälle in Hamburg auf die Pocken zurückzuführen, bei Kindern übrigens noch sehr viel mehr. Die Zwangsimpfung wurde dort als ein unerhörter Eingriff in die persönliche Freiheit verstanden. Die Hansestadt setzte daher, was die Pockenschutzimpfung betraf, auf den Grundsatz der Freiwilligkeit. Doch scheute sich die Obrigkeit, die Kosten für die Impfung zu tragen. Das Resultat: Nur ein Bruchteil der Bevölkerung war bei Ausbruch dieser Epidemie geimpft.

Im selben Jahr starben auch mehr als 5 200 Berliner an den Pocken, in der Reichshauptstadt lag die Sterblichkeit 1871 bei knapp 39 Promille.[22] Nicht ganz so hoch waren die Verluste in anderen norddeutschen Städten. Insgesamt erlagen dieser Seuche in Hamburg 4 053 Einwohner oder 15,4 Promille der Bevölkerung, dies war »the greatest of all epidemics in nineteenth century Hamburg« (R. J. Evans),[23] anteilsmäßig verlustreicher als die Choleraepidemie mit ihren 13,4 Promille Mortalität oder rund 8 600 Toten. Danzig mit seinen 70 000 Einwohnern verlor ebenfalls anderthalb Prozent – mehr als 1 000 Menschen – an das Pockenübel, Duisburg fast zwei Prozent, einen von 50 Bewohnern.[24] Auch Düsseldorf hatte schwere Verluste zu verzeichnen, was von der Düsseldorfer Historiographie bislang allerdings kaum zur Kenntnis genommen wurde.[25] Das Königreich Preußen litt enorm: 1871 starben in Preußen an die 60 000 Menschen an den Pocken, im Jahr darauf weitere 66 000. Preußen büßte 1871/73 infolge der Pocken mehr als fünf Promille seiner Bevölkerung ein – das Königreich Bayern, auf die gleiche Kopfzahl bezogen, nicht einmal ein Drittel davon, obwohl auch hier nur etwa sieben von zehn Personen geimpft waren.[26] Nur so lässt es sich ja überhaupt erklären, dass die Pocken immer wieder Opfer fanden – Ungeimpfte, die dem Erreger schutzlos ausgeliefert waren.

Dennoch: In den alten »Impfstaaten« – wie Baden, Bayern oder Württemberg – verlief diese Pockenepidemie längst nicht so dramatisch wie in den notorisch impfunwilligen Staaten Norddeutschlands. Keine der bayerischen Städte erlitt Verluste von einem Prozent oder mehr – selbst in Augsburg, wo die Zahl der Pockentoten mit 305 Opfern relativ hoch war, starben nur sechs Promille der Bewohner. Die kleine bayerische Stadt Mühldorf am Inn trug ihren Bürgermeister zu Grabe, auch er ein Pockenopfer. Nürnberg, seit 1806 Bayern zugehörig, zählte im Verlauf dieser Epidemie 2 120 Pockenfälle und 156 Todesfälle, das bedeutete eine Sterblichkeit von weniger als zwei Promille. Bei den Erkrankungen verbuchte man allerdings auch die einfacheren Fälle von Pocken und wohl auch die von Windpocken.

Die niedrige Sterblichkeit ist sicher auf die bayerische Impfpflicht zurückzuführen.

Pockenempfänglichkeit und -sterblichkeit: Die Beispiele Duisburg und Nürnberg

Die Stadt Duisburg wies eine hohe Pockensterblichkeit auf, 18 Promille ihrer Bevölkerung erlagen der Seuche. Duisburg hatte damals wenig mehr als 30 000 Einwohner, von denen (1871/72) 2 869 erkrankten und 542 starben. Bezüglich der Pockenempfänglichkeit und -sterblichkeit machte man hier folgende Erfahrungen: Es erkrankten (1871) 2 108 Personen, die nur einmal geimpft worden waren, und 121 Personen, die zweimal geimpft worden waren, zudem 640 Duisburger, die überhaupt nicht geimpft worden waren. Von den ungeimpften Erkrankten starben 249 oder 38,9 Prozent; von den einmal geimpften 284 oder 13,1 Prozent und von den zweimal geimpften 9 Personen oder 7,4 Prozent. Bei den ungeimpft Verstorbenen waren die Säuglinge (im ersten Lebensjahr) und die 15- bis 20-Jährigen anteilmäßig am heftigsten betroffen, von ihnen starb jeder zweite Erkrankte; hingegen erwiesen sich die über 20-Jährigen als ziemlich widerstandsfähig, von ihnen starb nur jeder achte Erkrankte. Die ungeimpft Erkrankten waren in der Regel sehr jung, die meisten von ihnen hatten ihr fünftes Lebensjahr noch nicht vollendet. Die einmal geimpften Personen hingegen waren zum Zeitpunkt ihres Todes um einiges älter. Und die zweifach geimpften waren erneut um Vieles älter; bei ihnen starben am ehesten diejenigen, die schon die Mitte des Lebens hinter sich hatten – deren Impfungen, so wird man annehmen dürfen, also schon sehr weit zurücklagen. Das entsprach genau den Erfahrungen, wie man sie auch in anderen deutschen Städten in dieser Zeit machte.

In Nürnberg machte man ganz andere Erfahrungen. Nürnberg hatte trotz einer fast zweieinhalbmal so großen Einwohnerschaft (85 000) insgesamt nur 2 120 Pockenfälle, also etwas weniger als das kleinere Duisburg. In Duisburg starben 18,9 Prozent der Erkrankten an den Pocken, in Nürnberg 7,4 Prozent. Und die Zahl von Nürnbergs Pockentoten – sie betrug 156 – war nicht nur absolut niedriger als die von Duisburg, gemessen an der Bevölkerungszahl war sie so-

gar um ein Vielfaches niedriger. Nürnberg hatte im Verlauf dieser
Epidemie eine Pockensterblichkeit von 1,8 Promille, in Duisburg
war sie mit 18 Promille zehnmal so hoch.[27]

Bezüglich der Pockenempfänglichkeit und der -sterblichkeit
machte man in Nürnberg folgende Erfahrungen: Wer nicht wenigstens einmal geimpft war, zog sich die Pocken leichter zu als ein
Geimpfter. Wer aus diesem Kreis der Nichtgeimpften erkrankte,
hatte zudem deutlich schlechtere Überlebensaussichten: Von den
ungeimpften Pockenkranken starben während dieser Epidemie in
Nürnberg 39,3 Prozent, von den Geimpften hingegen nur 11,3 Prozent. Empfänglichkeit für die Krankheit bestand jedoch selbst bei
den Geimpften, und zwar bereits vom ersten Lebensjahr an: Es erkrankten, mit anderen Worten, auch geimpfte Säuglinge und Kleinkinder unter zehn Jahren. Höher war allerdings die Empfänglichkeit
der nur einmal Geimpften im zweiten und dritten Lebensjahrzehnt;
sie blieb dann auf diesem Niveau stehen bis etwa zum 50. Lebensjahr und fiel danach jählings ab. Wer sich allerdings als 50-jähriger
oder noch älterer Mensch dennoch die Pocken zuzog, dessen Prognose war schlechter als die eines jüngeren Geimpften. Zwischen
der Pockensterblichkeit der Männer und der der Frauen war kein
Unterschied festzustellen. Von den im Pockennotspital befindlichen
Pockenkranken starben in Nürnberg elf Prozent, von den Zuhause-
gebliebenen jedoch 15 Prozent – ein beträchtlicher Unterschied. Die
im Krankenhaus angewandte Therapie vermag den Unterschied
nicht zu erklären. Pockenkranke brauchen jedoch Pflege, und diese
einfache Pflege konnte man vielleicht in einem Spital doch besser
bekommen als zuhause. Vermutlich waren die Pockenkranken, die
das Übel in den eigenen vier Wänden auskurierten, auch die sorg-
loseren, die häufiger auf den Schutz der Impfung verzichtet hatten.
Sofern der Tod bei einem Pockenkranken in Nürnberg eintrat, geschah dies zumeist gleich zwischen dem zweiten und dem fünften
Krankheitstag. In manchen Fällen stellte sich erst bei der Obduktion
heraus, dass die Menschen an den Pocken gelitten hatten, aber diese
waren unerkannt geblieben.

Die Epidemie mit ihrem Anstieg der Sterblichkeit hatte durchaus auch wirtschaftliche Folgen. Solange eine solch hochansteckende Epidemie wütete, wagte sich niemand aus dem Haus. Man

ging nicht unter Menschen, suchte keine Geschäfte auf; selbst die Gasthäuser blieben verwaist. Was Wunder, dass am Ende, 1873, eine wirtschaftliche Depression stand.

Die Abgeordneten des Deutschen Reichstages zogen die Schluss-folgerung, dass die Deutschen nicht nur einmal, sondern wenigstens zweimal zur Schutzimpfung gegen die Blattern verpflichtet werden müssten. Im Februar 1874 wurde im Reichstag eine entsprechende Gesetzesvorlage eingebracht, am 8. April 1874 setzte Kaiser Wil-helm I. seine Unterschrift darunter. Dieses neue Gesetz sah vor, dass fortan alle Neugeborenen im Deutschen Reich innerhalb des ersten Lebensjahres geimpft werden mussten, und spätestens im Alter von zwölf Jahren musste diese Impfung erneuert werden. Wer sich wei-gerte, seine Schutzbefohlenen impfen zu lassen, dem drohte eine Geldstrafe von 50 Mark oder drei Tage Haft.

Nicht alle modernen Staaten Westeuropas folgten sogleich die-sem Weg der Zwangsimpfung. Großbritannien zum Beispiel ließ sich nicht darauf ein. Trotzdem fiel die Pockensterblichkeit in Eng-land und Wales seit 1904 dramatisch ab, nachdem es 1902/03 noch einmal sehr viele Fälle von Pocken und eine hohe Pockensterblich-keit gegeben hatte.[28] Inseln zeigen, ganz allgemein gesagt, bei der Verbreitung von Lebewesen und von Krankheitserregern fast im-mer eine andere Entwicklung als ein großer Kontinent. Warum ver-schwanden die Pocken dann auch in England kurz nach Beginn des 20. Jahrhunderts? Vermutlich doch deswegen, weil seit Beginn des 20. Jahrhunderts kaum mehr Fälle von Pocken vom Kontinent her-überkamen.[29]

Die Pocken im 20. Jahrhundert

Im 20. Jahrhundert gab es in Deutschland außerordentlich wenige Pockenerkrankungen. Einzelfälle, einige davon während der Welt-kriege, wurden zumeist aus dem Ausland eingeschleppt. Alarm gab es noch einmal ganz unerwartet heftig, als sich an der Jahreswende 1958/59 in Heidelberg plötzlich die Pockenfälle zu einer kleinen Epi-demie verdichteten. Ausgelöst wurde sie von einem Arzt, der kurz zuvor von einer Reise aus Indien zurückgekehrt war und dessen letzte Schutzimpfung lange Zeit zurücklag. In Windeseile infizierte er ein paar Menschen aus seiner Umgebung, bevor man die Krankheit erkannte und eine strenge Quarantäne verhängte. Im Verlauf dieser örtlich eng umgrenzten, kleinen Epidemie kam es zu zwei Todesfällen: Die eine Tote war eine ungeimpfte Ärztin, bei der anderen Verstorbenen lag die letzte Impfung 50 Jahre zurück.

In der Bundesrepublik Deutschland gab es in den frühen 1960er Jahren einige weitere Fälle von Pocken, und zwar im Rheinland: 1961 vier Erkrankungen mit einem tödlichen Ausgang, im Jahr darauf 36 Erkrankungen mit drei Toten.[30]

Nur wenige Jahre später stellte sich die Situation ganz anders dar. Seit 1977 in Somalia gab es weltweit keinen einzigen Pockenfall mehr, daher wurde seither die strenge Einhaltung dieses Impfgesetzes in Deutschland nicht mehr für nötig befunden. Die Pocken sind damit, so scheint es, die einzige Infektionskrankheit, die dank der Immunisierung vom Angesicht der Erde verschwunden ist, was nicht heißt, dass einzelne bakteriologische Institute – und auch militärische Einrichtungen – das Pockenvirus nicht gelagert hätten.

Die Pocken sind heute gewissermaßen Vergangenheit. Aber wer hierzulande vor 25 oder mehr Jahren geboren wurde, trägt die leibhaftige Erinnerung an sie noch am Körper, zumeist auf einem der Oberarme.

---

1   H.-P. Pöhn / G. Stüttgen, Poxvirus-Infektionen, in: Handbuch der Inneren Erkrankungen, hg. von Gerhard Brüschke, Bd. 5: Infektionskrankheiten, hg. von Hans Wolfgang Ocklitz u. a., Jena 1983, S. 418–423, hier: S. 418. Stefan Winkle, Geißeln der Menschheit. Kulturgeschichte der Seuchen, Düsseldorf/Zürich 1997, S. 894.

2   Zahlen nach W. Fischer / J. Krengel / J. Wietog, Sozialgeschichtliches Arbeitsbuch I. Materialien zur Statistik des Deutschen Bundes 1815–1870 (Statistische Arbeitsbücher zur neueren deutschen Geschichte 1), München 1982 S. 28; G. Hohorst / J. Kocka / G. A. Ritter, Sozialgeschichtliches Arbeitsbuch II. Materialien zur Statistik des Deutschen Reiches 1914–1945 (Statistische Arbeitsbücher zur neueren deutschen Geschichte 2), München [2]1978, S. 27.

3   Lawrence Stone, The Family, Sex and Marriage in England 1500–1800, Harmondsworth 1979, S. 65; Albert Herrlich, Die Pocken. Erreger, Epidemiologie und klinisches Bild, Stuttgart 1960, S. 98.

4   F. J. Brooks, Revising the Conquest of Mexico: Smallpox, Sources, and
     Population, in: Journal of Interdisciplinary History 24 (1993), S. 1–29;
     R. McCaa, Spanish and Nahuatl Views on Smallpox and Demographic
     Catastrophe in Mexico, in: Journal of Interdisciplinary History 25 (1995),
     S. 397–431.

5   Franz Seraph Giel, Die Schutzpocken-Impfung in Baiern, vom Anbeginn
     ihrer Entstehung und gesetzlichen Einführung bis auf gegenwärtige Zeit,
     München 1830, S. 1.

6   Joh. Peter Süßmilch, Die göttliche Ordnung in den Veränderungen des
     menschlichen Geschlechts, Bd. 2, Berlin ³1765, S. 442.

7   Ernst Schubert, Arme Leute, Bettler und Gauner im Franken des 18. Jahr-
     hunderts, Neustadt/A. 1983, S. 280.

8   Winkle (wie Anm. 1), S. 874.

9   Giacomo Casanova, Mémoires. Bd. I: 1725–1756, Paris 1958 (Éd. Pléiade),
     S. 55 f. (Übersetzung M. Vasold).

10   Donald R. Hopkins, Princes and Peasants, Chicago/London 1983, S. 56;
     K. O. von Aretin, Kaiser Joseph I. zwischen Kaisertradition und öster-
     reichischer Großmachtpolitik, in: Historische Zeitschrift 215 (1972), bes.
     S. 595–606.

11   Pöhn/Stüttgen (wie Anm. 1), S. 418–423.

12   Süßmilch (wie Anm. 6), Bd. 2, S. 440–442.

13   Immanuel Kant, Metaphysik der Sitten (Werkausgabe, hg. von Wilhelm
     Weischedel, Bd. 8), Frankfurt/M. ²1978, S. 183 f.

14   Eberhard Wolff, Einschneidende Maßnahmen. Pockenschutzimpfung und
     traditionale Gesellschaft im Württemberg des frühen 19. Jahrhunderts
     (Jahrbuch des Instituts für Geschichte der Medizin der Robert Bosch Stif-
     tung, Beiheft 10), Stuttgart 1998; J. A. Elsässer, Beschreibung der Menschen-
     pockenseuchen, welche in den Jahren 1814, 1815, 1816 und 1817 im König-
     reich Württemberg geherrscht haben, Stuttgart 1820.

15   Johann Georg Krünitz, Oeconomische Encyclopädie, oder allgemeines
     System der Staats-, Stadt-, Haus- und Landwirtschaft, in alphabetischer
     Ordnung, Theil 47, Art. Pocken, S. 778–784.

16   Dazu Wolff (wie Anm. 14).

17   William McNeill, Plagues and Peoples, Handondsworth 1976, S. 232.

18   Christoph Klinger, Die Blatternepidemie des Jahres 1871 und die Impfung
     in Bayern, Nürnberg 1873, S. 42.

19   Carl Martius, Die Blatternepidemie zu Nürnberg, 1870–2, in: Aerztliches
     Intelligenzblatt 19 (1872), S. 639.

20   Stadtarchiv Nürnberg C 23/I Nr. 124.

21   Émile Zola, Nana, in: ders., Les Rougon-Macquart. Histoire naturelle et
     sociale d'une famille sous le Second Empire, Bd. II, Paris 1978 (Éd. Pléiade),
     S. 1485 (Übersetzung M. Vasold).

22   Rudolf Virchow, Gesammelte Abhandlungen aus dem Gebiet der öffentlichen Medicin und der Seuchenlehre, Bd. 2., Berlin 1879, S. 572.

23   Richard J. Evans, Death in Hamburg. Society and Politics in the Cholera Years 1830–1910, Harmondsworth 1987, S. 223 (dt.: Tod in Hamburg. Stadt, Gesellschaft und Politik in den Cholera-Jahren 1830–1910, Reinbek bei Hamburg 1990, S. 290).

24   A. Liévin, Die Pockenepidemie in den Jahren 1871 und 1872 in Danzig, in: Deutsche Vierteljahresschrift für öffentliche Gesundheitspflege 5 (1873), S. 366; Albert Guttstadt, Die Pockenepidemie in Preußen, insbesondere in Berlin 1870/72, in: Zs. des Kgl. Preuss. Statistischen Bureaus 3 (1873), S. 129.

25   Peter Hüttenberger, Die Entwicklung zur Großstadt bis zur Jahrhundertwende (1856–1900), in: Düsseldorf. Geschichte von den Ursprüngen bis ins 20. Jahrhundert, Bd. 2: Von der Residenzstadt zur Beamtenstadt (1614–1900), hg. von Hugo Weidenhaupt, Düsseldorf 1988, S. 490.

26   Claudia Huerkamp, The History of Smallpox Vaccination in Germany. A First Step in the Medicalization of the General Public, in: Journal of Contemporary History 20 (1985), S. 624 f.

27   Zum Folgenden Manfred Vasold, Die Pockenepidemie am Ende des Deutsch-Französischen Krieges 1870/71 in der Stadt Duisburg, in: Duisburger Forschungen 45 (2000), S. 77–96.

28   Bauer, Entwurf zu einer allgemeinen deutschen Verordnung über die Impfung der Schutzpocken, in: Deutsche Vierteljahresschrift für öffentliche Gesundheitspflege 4 (1872). Das vom Reichstag beschlossene Gesetz ist abgedruckt in: ebd. 6 (1874), S. 167–169.

 B.   Heymann / A. Gaedertz, Über Pockenhäufigkeit und Pockenschutz in außerdeutschen Kulturstaaten, in: Zs. für Hygiene und Infektionskrankheiten 98 (1922), S. 578–630. Vgl. Werner Sombart, Der moderne Kapitalismus, Bd. III/1, München-Leipzig 1927, Ndr. Berlin 1969, S. 360.

29   Siehe dazu E. P. Hennock, Vaccination Policy Against Smallpox, 1835–1914: A Comparison of England with Prussia and Imperial Germany, in: Society for the Social History of Medicine, 1998, S. 49–72, bes. S. 66 f. und Fig. 4; Thomas McKeown, Die Bedeutung der Medizin, Frankfurt/M. 1982, S. 145.

30   H. Denning, Infektionskrankheiten, in: Lehrbuch der Inneren Medizin, hg. von Helmut Dennig, Bd. 1, Stuttgart 1966, S. 119.

Überleben nach der Geburt

Von zwei Neugeborenen entwuchs nur eines den Kinderschuhen, das andere vollendete nicht einmal das fünfte Lebensjahr. Diese Aussage trifft nicht etwa auf das Mittelalter zu, sondern stimmte noch vor ein paar 100 Jahren, in der Neuzeit. Johann Peter Süßmilch schrieb Mitte des 18. Jahrhunderts in seinem großen Werk über »Die göttliche Ordnung«, dass von 1 000 Neugeborenen auf dem Lande 390 vor dem fünften Lebensjahr verstarben, in den großen Städten gar 478.[1] Schlimmer noch, im 19. Jahrhundert stieg in Deutschland die Säuglingssterblichkeit noch einmal an, sie erreichte ihren Höhepunkt erst in den 1860er Jahren, also kurz vor der Reichsgründung. In den großen Städten machten Säuglinge und Kleinkinder (bis fünf Jahre) mehr als die Hälfte aller Verstorbenen aus, in einzelnen Jahren noch viel mehr. Die Zahl der Neugeborenen war groß, und der Tod hielt reiche Ernte. In den 100 Jahren zwischen 1800 und 1900 wurden im Deutschen Reich mehr als 100 Millionen Kinder geboren, jedes fünfte starb im ersten Lebensjahr.

Die Säuglingssterblichkeit

Die Säuglingssterblichkeit, die Sterblichkeit von Neugeborenen innerhalb des ersten Lebensjahres, variierte in den Gliedstaaten des

Deutschen Bundes (1815–1866/67) wie auch später im Deutschen Reich. Im Königreich Preußen lag sie in den 1820er Jahren bei 17,4 Prozent, das bedeutet, dass eines von sechs Neugeborenen im ersten Jahr gleich wieder starb. Dann stieg die Säuglingssterblichkeit an, in den 1860er Jahren lag sie in Preußen bei 21,4 Prozent. Relativ niedrig blieb sie in Preußens westlichen Provinzen, im fortschrittlichen Rheinland und in Westfalen, aber auch in einigen ländlicheren Provinzen im Osten wie in Pommern und Ostpreußen. Sehr hoch war sie in Berlin, wo sie von 21,7 auf 31,5 Prozent hochging.[2]

Weitaus problematischer war die Säuglingssterblichkeit allerdings in Süddeutschland, und auch hier nahm sie nach 1820 noch einmal zu. 1825 starben in Bayern von 1000 Neugeborenen 284 im ersten Lebensjahr, gut 40 Jahre später, im Kriegsjahr 1866, erreichte die Säuglingssterblichkeit mit 32,8 Prozent ihren Höhepunkt.[3] Sehr hoch war sie vor allem in den süddeutschen Städten, was auch die allgemeine Sterblichkeit in die Höhe trieb.

Dabei gab es innerhalb der damals acht bayerischen Regierungsbezirke deutliche Unterschiede: Am niedrigsten war die Säuglingssterblichkeit mit knapp 20 Prozent in der linksrheinischen Pfalz, die damals noch zu Bayern gehörte, und in Ober- und Unterfranken, wo sie 22 beziehungsweise 25 Prozent betrug. Mittelfranken war mit 33 und die Oberpfalz mit 35 Prozent schlechter Durchschnitt. Ganz am Ende kamen Schwaben sowie Ober- und Niederbayern, wo sie über 40 Prozent ausmachte; in einzelnen Landkreisen – wie Eichstätt, Ebersberg und Ingolstadt – überwand sie in manchen Jahren gar die 50-Prozent-Marke, da starb tatsächlich eines von zwei Neugeborenen im ersten Jahr![4] Ähnlich hoch war sie auch in Teilen Württembergs, vor allem auf der Schwäbischen Alb.

Von dieser hohen Säuglingssterblichkeit waren eigentlich alle Schichten betroffen. Sehr viele adlige Familien starben aus, weil es ihnen nicht gelang, aus einer Vielzahl von Kindern wenigstens einen Knaben ins Erwachsenenalter zu führen. Es war nicht ungewöhnlich, nicht einmal bei den Hochwohlgeborenen, dass die vermeintlichen Nachkommen schon vor ihren Eltern das Zeitliche segneten. Und auch in den städtischen Oberschichten war es in der fernen Vergangenheit nicht ungewöhnlich, dass die Kinder noch zu Lebzeiten ihrer Eltern zu Grabe getragen wurden. Man braucht nicht

410 XXIV. C. Von der Ordn. der Sterbenden

gefunden, und durch die moralischen Unordnungen noch ungesunder gemachten Stadt, zu zeigen suchen.

§. 519.

Ich will zu dem Ende eine 73jährige, und dann auch eine 30jährige Liste der Gestorbenen in London mittheilen.

Mittelzahlen der in 73 Jahren in London Gestorbenen nach den Hauptkrankheiten.

	1675-1684. 10 J.	1685-1694. 10 J.	1695-1707. 10 J.	1708-1717. 10 J.	1718-1727. 10 J.	1728-37. 10 J.	1738-47. 10 J.	1748-50. 3 J.
Unzeitige Geburten	991	833	667	678	765	622	558	557
Convulsionen	2877	4115	5472	6353	7168	8025	7038	5971
Zähnkrankheite	1093	1291	1299	1187	1781	1464	1304	1106
Kinderpocken	1738	1651	911	2051	2376	2155	1891	881
Masern	65	22	81	110	205	150	197	142
Kopfkrankheiten bey Kindern	505	358	421	281	324	219	219	146
Husten	48	47	55	60	100	107	128	101
	100	47	43	77	100	83	140	134
Coliken	3047	2318	1206	825	953	456	232	193
Wassersucht	1265	1327	1283	1080	1305	1266	1229	1032
Podagra	21	18	42	43	75	68	74	62
Steinschmerzen	66	59	51	58	63	51	41	43
Auszehrung	3525	3751	3329	3257	3945	4682	5264	5210
Vener. Krankheit	97	85	56	72	83	111	99	73
Fieber	2892	3876	3070	3469	3723	3810	4271	4289
Pleurisie	18	13	29	33	35	57	48	48
Schwere Gebrechen	409	439	306	253	220	189	158	118
Im Kindbette	300	276	239	231	268	247	219	208
Schlagfluß	115	124	147	184	235	247	264	319
Schlafsucht	80	70	82	151	257	273	338	312
Vom Alter	1109	1314	1483	1926	2359	2003	2112	2002
Allerley zufällige Unglücksfälle	325	335	277	258	344	429	415	380
Totale	20695	23379	20555	22648	27095	26725	26247	24370

Uns

Überblick der Todesursachen bei Kindern in London im 17./18. Jahrhundert

in Akten zu blättern, um dies zu erfahren, schon ein Gang über den historischen Friedhof von Sankt Johannis in Nürnberg gibt einen guten Einblick in die hohe Säuglingssterblichkeit. Da findet man Grabplatten, links und rechts die Figuren von Vater und Mutter, dazwischen wie die Orgelpfeifen ein Dutzend Kinder und mehr, die über ihrem Köpfchen ein Kreuzeszeichen tragen. Das bedeutet, dass sie beim Tode der Eltern selber schon verstorben waren. Die Mutter des großen Nürnbergers Albrecht Dürer (1471–1528), Barbara Dürer, schenkte im Lauf von 24 Ehejahren 18 Kindern das Leben – wenn man wirklich so sagen darf, denn von diesen achtzehn Leibesfrüchten reiften nur drei zu Erwachsenen heran, Albrecht, der berühmte Maler, und zwei Brüder.

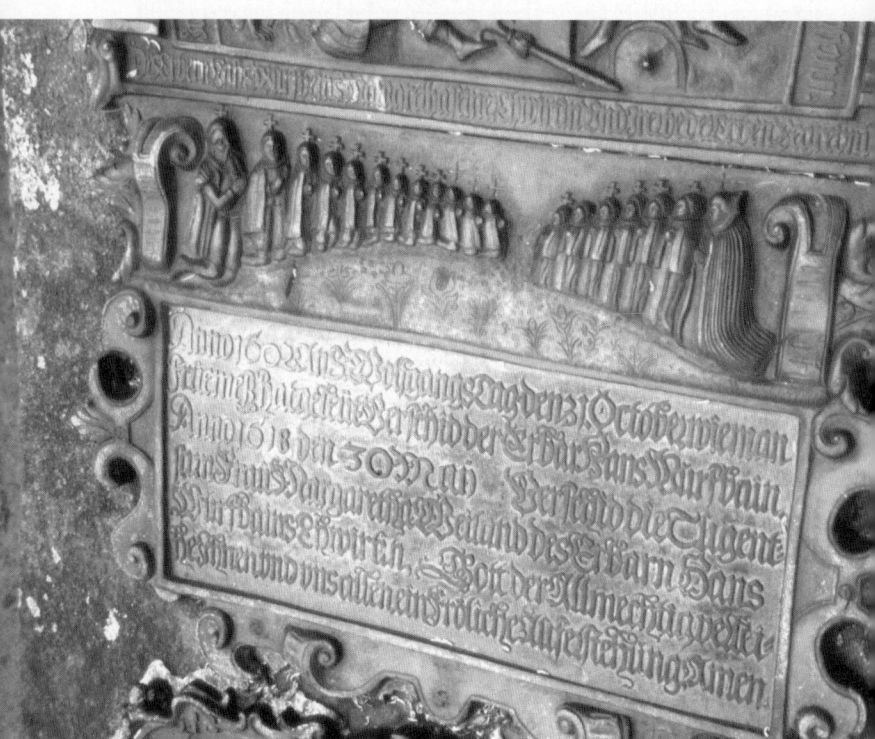

Familiengrab des Nürnberger Reisenden Hans Wurfbein (16./17. Jahrhundert) auf dem Johannisfriedhof in Nürnberg

Auch in dem Jahrhundert vor der industriellen Revolution war die Kindersterblichkeit noch sehr hoch. Lichtenbergs Mutter gebar 16 Kinder, die Hälfte davon kam tot zur Welt, ein weiteres Viertel starb in frühester Kindheit. Als letztes erblickte, bucklig und verwachsen, Georg Christoph Lichtenberg (1742–1799) das Licht der Welt, der Philosoph und Physiker, der vor Mutterwitz nur so sprühte. Die Kinderzahl und die Sterblichkeit war bei den Lichtenbergs allerdings wirklich ungewöhnlich hoch. Etwas näher dem Durchschnitt, wenngleich noch immer etwas darüber, stand die Familie Goethe: Frau Rat, die Mutter des Dichters, schenkte sechs Kindern das Leben, und es ist anzunehmen, dass sie in die beste der damals denkbaren Welten hineingeboren wurden. Von diesen sechs Kindern starben vier im Säuglings- oder Kindesalter, zwei brachten noch die Jugendzeit hinter sich, nur eines vollendete tatsächlich das 30. Lebensjahr. »Unter mehreren nachgeborenen Geschwistern, die gleichfalls nicht lange am Leben blieben, erinnere ich mich nur eines sehr schönen und angenehmen Mädchens, die aber auch bald verschwand, da wir denn nach Verlauf einiger Jahre, ich und meine Schwester, uns allein übrig sahen, und nur um so inniger und liebevoller verbanden«, schreibt Goethe in »Dichtung und Wahrheit«. Die Schwester, die mit ihm »übrig« blieb, war Cornelia, doch auch sie erlebte ihr 30. Lebensjahr nicht mehr. Goethe selbst setzte mit seiner späteren Frau Christiane fünf Kinder in die Welt, von denen nur eines erwachsen wurde, der Sohn August Goethe (1789–1830), der freilich ebenfalls ein paar Jahre vor seinem Vater das Zeitliche segnete. Und noch der erste Präsident der ersten deutschen Republik, Friedrich Ebert (1871–1925), hatte acht Geschwister, von denen drei im Kindesalter starben.

Stand oder Gewerbe	Alter			Krankheit	Zeit	Zeit
	Jahr	Monat	Tag		des Todes	der Be-erdigung
Kein	-	5	14	Krämpfe	August 25	August 27
»	-	2	5	»	August 25	August 27
»	-	3	15	»	August 26	August 28
»	3	6	-	»	August 25	August 27
»	-	2	20	»	August 26	August 28
»	-	10	-	»	August 27	August 29
»	-	4	10	»	August 27	August 29

Tab 1: Fortlaufender Auszug aus dem Kirchenbuch der Stadt Duisburg vom August 1871 mit sieben aufeinander folgenden Eintragungen von Kleinkindern

Eheverbote und ihre Folgen

Das Leben der allermeisten Menschen war hart, die Mütter hatten wenig Zeit für ihre Kinder. Vernachlässigung der Neugeborenen war ein wesentlicher Grund für die hohe Säuglingssterblichkeit, und dahinter verbarg sich häufig die uneheliche Geburt des Kindes. Zu Zeiten des Deutschen Bundes, also nach 1815, wurde in Deutschland jedes achte Kind außerhalb ehelicher Bande geboren. Aber in einzelnen Staaten dieses Bundes war die Unehelichkeit viel höher, im Königreich Bayern lag sie zur Mitte des 19. Jahrhunderts bei 21,5 Prozent, in Altbayern gar über 25 Prozent und in einzelnen Großstädten wie München oder Nürnberg zwischen 40 und 50 Prozent. Die Unehelichkeit war ein Ausdruck der Not, denn um heiraten zu können, musste man nachweisen, dass man die Grundlagen einer Existenz besaß; wo diese Mittel nicht vorhanden waren, musste der Einzelne ledig bleiben. Der Hintergrund dieser Heiratsverbote ist einfach genug: Die Regierungen fürchteten, die Armen könnten sich über Gebühr vermehren, und aus der Sicht der Jahre nach 1830 oder gar nach 1840 war diese Furcht nicht unbegründet.

Was Geschichtswissenschaft wie auch Kunstgeschichte so liebevoll als »Biedermeier« bezeichnen, dieses scheinbar so idyllische Zeitalter zwischen dem Ende der Napoleonischen Kriege und der Revolution von 1848, war in Wirklichkeit geprägt von bitterer Armut und Hunger. Die Bevölkerung wuchs sehr viel schneller als das Nahrungsmittelangebot. Eben dieser Sachverhalt hatte schon Ende des 18. Jahrhunderts den englischen Pfarrer Thomas Robert Malthus (1766–1834) dazu gebracht, den »Essay on the Principle of Population« (1798) zu verfassen. Malthus schrieb darin: Ein Junge, der »von seinen Eltern seinen Lebensunterhalt nicht bekommen kann [...] und dessen Arbeitskraft die Gesellschaft nicht will«, solle einfach den Tatsachen ins Auge blicken. »Bei dem gewaltigen Festmahl der Natur ist für ihn kein Gedeck frei. Sie sagt ihm, er solle sich entfernen, und setzt ihren Befehl auch sehr schnell durch.« Wer dieses Buch gelesen hatte, wusste Bescheid oder glaubte es zumindest. Man hatte Angst vor den nachkommenden Hungrigen, folglich wollte man das Bevölkerungswachstum drosseln.

In der ersten Hälfte des 19. Jahrhunderts, am Vorabend der Industrialisierung, herrschte mit Blick auf die künftige Entwicklung größte Schwarzseherei. Die Lehren aus der Vergangenheit zugrunde legend, konnte man nicht glauben, dass die Ernährungssituation sich bessern würde, die meisten nahmen das Gegenteil an. Dass bei weiterem Bevölkerungswachstum die Menge an Nahrungsmitteln für jeden Einzelnen zurückgehen müsse, galt als Binsenweisheit. Es schien nur eine Möglichkeit zu geben, dem Massenhunger zu entgehen, nämlich weiteres Bevölkerungswachstum zu vermeiden. »Noch nie waren die Armen so zahlreich im Verhältnis zu den Besitzenden wie jetzt, nie war [...] ihre Haltung gegen die Besitzenden so drohend, ihre Stimmung so feindselig«, schrieb der Schweizer Dichter Jeremias Gotthelf (1797–1854). Die Angst vor den Armen war groß. Der Hallesche Arzt Carl August Weinhold meinte: »Neun Zehntel einer nahrungslosen Menschenmasse sind der größte Feind, den ein Staat haben kann«. Er verfasste Schriften mit Titeln wie »Von der Übervölkerung in Mittel-Europa und den Folgen auf die Staaten und ihre Civilisation« oder »Ueber das menschliche Elend, welches durch den Missbrauch der Zeugung herbeigeführt wird«. »Den Proletariern das Heiraten zu verbieten, ist oft wenig ›human‹, aber desto menschlicher«, schrieb Wilhelm Heinrich Riehl (1823–1897) in seinem Buch »Das Land der armen Leute«.

In einigen deutschen Staaten hatte es ältere Ehebeschränkungen aus der Zeit des Absolutismus gegeben, sie waren kurz nach 1800 gefallen. Aber schon die schwere Hungersnot von 1816/17, Folge einer miserablen Ernte, die wiederum einem nassen, kalten Sommer folgte – die Auswirkung eines fernen Vulkanausbruchs –, rief Politiker auf den Plan, die neuerliche Eheverbote forderten. Einige Staaten im Norden wie im Süden Deutschlands erließen in den 1830er Jahren derartige Verbote gegen Personen, deren künftige Existenz die Behörden als nicht gesichert betrachteten. Im Königreich Bayern erging solch ein Gesetz am 1. August 1834. Andere Staaten folgten bald mit einer Abschaffung der Verehelichungsfreiheit, Hessen-Darmstadt ziemlich spät, 1851. In Bayern wurden rund fünf Prozent der beabsichtigten Ehen untersagt, in Württemberg sechs bis sieben Prozent. In den Jahren nach 1850 erreichte der Anteil der unehelichen Kinder in den rechtsrheinischen Gebieten Bayerns 24,6 Prozent. Während die anderen Staaten die Eheverbote mit Gründung des Norddeutschen Bundes, der 1868 die allgemeine Verehelichungsfreiheit verfügte, aufhoben, bestätigte Bayern 1869 ausdrücklich sein Verbot von »Ehen von moralisch und wirtschaftlich schwachen Personen«.

Das bayerische Bevölkerungswachstum war nach 1840 deutlich niedriger als das gesamtdeutsche. Im Königreich Bayern gab es zwischen 1834 und 1871 einen Anstieg um 14,5 Prozent, auf dem Boden des späteren Deutschen Reiches hingegen um 33,9 Prozent. Es kamen in Bayern auch weniger Kinder zur Welt, aber prozentual sehr viel mehr uneheliche als in anderen Teilen Deutschlands, und diese unehelich geborenen Kinder zahlten den Preis dieser Politik mit ihrem Leben.[5]

Unverheiratete Mütter waren etwa dreimal so häufig berufstätig wie verheiratete und der Anteil von schwer arbeitenden Fabrikarbeiterinnen war unter ihnen besonders hoch. »Sie werden dadurch ihren häuslichen Pflichten entzogen«, schrieb ein Arzt in Berlin, ein Doktor von Chamisso. Wenn die unverheiratete Mutter tagsüber zur Arbeit ging, blieb das Kind sich selbst überlassen. Ledige Mütter brachten viel häufiger tote Kinder zur Welt als verheiratete Frauen und die Sterblichkeit ihrer Säuglinge war besonders hoch. Noch im Jahr 1906, als die Säuglingssterblichkeit im Deutschen Reich 18,5 Prozent aller lebend Geborenen betrug, starben von den ehelich geborenen Kindern 17,5 Prozent im ersten Lebensjahr, bei den unehelich geborenen Säuglingen lag dieser Anteil jedoch bei 29,4 Prozent.[6]

Die Lebensumstände der werdenden Mütter

Am Ende des vorindustriellen Zeitalters waren die Lebensumstände in Deutschland kläglich, Männer wie Frauen waren von schmächtigem Wuchs, klein und unterernährt. Die wehrpflichtigen jungen Männer in Süddeutschland waren im Durchschnitt 1,64 Meter groß, die Frauen noch um zehn Zentimeter kleiner. Über die Körpergröße und den Ernährungszustand der Frauen sind wir im Einzelnen noch sehr viel schlechter im Bilde als über jenen der Männer, aber was wir über den körperlichen Zustand der Männer wissen, lässt uns nicht glauben, dass es den Frauen besser ging. Chronisch unterernährte Frauen, so weiß man heute, bringen nach normaler Schwangerschaft gewöhnlich kleinere, untergewichtige, weniger lebensfähige Kinder zur Welt. Was Wunder, dass so viele bald wieder das Zeitliche segneten.

Vor 1870 verdienten die meisten Deutschen ihren Lebensunterhalt in der Landwirtschaft. In dieser bäuerlichen Welt schenkte man den werdenden Müttern wenig Anteilnahme; man bürdete selbst den Schwangeren bis zuletzt schwere Lasten auf. Den Männern, die in dieser Welt bestimmten, waren die Nöte einer schwangeren Frau unbekannt oder gleichgültig. »Kühverrecke, großer Schrecke; Weibersterbe, kein Verderbe«, sagte man im Hessischen, und es gab dieses harte Wort, mit mundartlichen Abweichungen, in vielen anderen deutschen Regionen. Die Bauersfrauen arbeiteten bis kurz vor ihrer Niederkunft auf den Feldern mit. »Sie gebären gar wohl hinter den Hecken, packen den neugeborenen Wurm auf, tragen ihn eine Stunde Wegs weit nach Hause und stehen nach drei Tagen wieder an ihrer gewohnten Arbeit«, schrieb Wilhelm Heinrich Riehl, dieser mitleidsvolle Chronist deutschen Volkslebens, in seinem Buch über »Das Land der armen Leute«. Was der Bauer seinen trächtigen Stuten gönnte – »sechs Wochen vor und ebensoviel Wochen nach dem Fohlen von allen Frohnen befreyet gelassen werden« –, gestand er der Bäuerin und den Mägden nicht zu.

Der Anteil der Bauernschaft nahm rasch ab in jenen Jahren, je weiter das Jahrhundert vorrückte, desto kleiner wurde er. Zur Zeit der Reichsgründung war die Hälfte der Deutschen in der Landwirtschaft tätig, die andere Hälfte arbeitete in der Produktion, im Handel oder im Dienstleistungsbereich. Aber auch dort erging es den berufstätigen Frauen nicht viel anders: Je niedriger ihr Stand, desto früher mussten sie nach der Niederkunft zurück an die Arbeit.

Die Niederkunft

Sobald ein Kind den schützenden Mutterleib verlässt, tritt es hinaus ins feindliche Leben. Das ist keineswegs elegische Poesie, sondern nüchterne Wirklichkeit. Vielerlei Gefahren erwarten das Neugeborene. Die Säuglingssterblichkeit war daher in der Vergangenheit hoch – so hoch wie heute noch bei vielen Wildtieren. Mit ihren Geschöpfen geht die Natur höchst verschwenderisch um. Die Neugeborenen im ersten Lebensmonat sind besonders gefährdet, aus diesem Grund gibt es heute innerhalb der Pädiatrie einen eigenen Zweig, die Neonatologie, die ihre ganze Aufmerksamkeit dem allerersten Lebensabschnitt zuwendet.

Bis weit ins 20. Jahrhundert hinein wurden die meisten Frauen in Deutschland zuhause entbunden. Man rief eine Hebamme herbei oder bat, vor allem auf dem Lande, erfahrene Nachbarinnen um Hilfe. Nur die allerelendsten Frauen aus den städtischen Unterschichten, ledige Frauen ohne feste Bleibe, gingen in eine Gebäranstalt oder ein Spital. Die Hausentbindung war fraglos gefährlich, doch in den Spitälern drohten den Kreißenden keine geringeren Gefahren: Infektionen wie das Kindbettfieber. Letzteres erreichte seinen Höhepunkt gegen Mitte des 19. Jahrhunderts; hierzu im nächsten Abschnitt mehr. Das Hinzutreten außenstehender Personen als Geburtshelfer brachte nämlich große Risiken mit sich, solange sich diese Personen nicht bewusst waren, wie wichtig Sauberkeit war. Wenn Säugling und Plazenta aus dem Mutterleib austreten, hinterlassen sie im mütterlichen Uterus gleichsam eine wunde

Stelle, die für Krankheitserreger sehr empfänglich ist. Wenn die Hebamme gar an einer Infektionskrankheit litt, wie sie im 19. Jahrhundert noch weit verbreitet waren, wie leicht waren dann die Mutter oder der Säugling davon betroffen. In vielen Kliniken starb in einzelnen Jahren ein beträchtlicher Anteil der entbundenen Frauen am Kindbettfieber, und in der Regel verschonte der Tod dann auch das Kind nicht, wie überhaupt Mütter- und Säuglingssterblichkeit häufig Hand in Hand gehen.

Infolge der hohen Kindersterblichkeit war die Lebenserwartung im Königreich Bayern um 1860 etwas niedriger als anderswo in Deutschland, wenig über 30 Jahre. Überall erwiesen sich die Knaben als weitaus anfälliger als die Mädchen, sodass sich der ursprüngliche Überschuss an neugeborenen Knaben von etwa 105:100 bald ins Gegenteil verkehrte.[7] Ältere Menschen starben am häufigsten im Winter, wenn Erkältungskrankheiten umgingen; die Säuglinge suchte der Tod vor allem im Sommer heim. Je heißer ein Sommer, desto höher die Säuglingssterblichkeit. Auf die drei Sommermonate, dieses eine *Viertel*jahr, entfiel nahezu ein *Drittel* aller verstorbenen Säuglinge. Dabei wurden in dieser Zeit nicht etwa besonders viele Kinder geboren; ganz im Gegenteil, deutlich mehr Kinder erblickten zwischen Februar und April das Licht der Welt. Die Sommermonate waren kritisch, denn sie waren heiß, und in dieser Zeit ohne Kühlmöglichkeiten verdarb die Säuglingsnahrung sehr rasch. Außerdem war es die Erntezeit, in der vorwiegend bäuerlichen Gesellschaft verbrachten die Mütter viel Zeit auf den Feldern.

Das Kindbettfieber

»Die Zahl der Frauen, die infolge von Geburten sterben oder siechen, ist weit größer als die Zahl der Männer, die auf dem Schlachtfeld fallen oder verwundet sterben«, schrieb August Bebel, und für die 100 Jahre vor dem Ersten Weltkrieg (1914–1918) war dies sicherlich zutreffend.[8]

Eine sehr schwere Infektionskrankheit, die im Verlauf des 19. Jahrhunderts viele Todesopfer forderte und zugleich ernüchternde Einblicke in die hygienischen Verhältnisse erlaubt, ist das Kindbettfieber, eine Form der Pyämie. Dieser Begriff wurde derzeit gern verwendet, Pyämie oder »bösartiges Eiterfieber«, heute würde man von einer allgemeinen Sepsis sprechen. Diese schwere Infektionskrankheit suchte bevorzugt Krankenhäuser heim, denn hier waren die Erreger, bösartige Bakterien, weit verbreitet. Das Kindbettfieber war nur eine Abart der allgemeinen Sepsis, deren Erreger am häufigsten und schwersten Menschen angriff, die ihm gleichsam eine Wunde darboten, wie dies für die Wöchnerinnen zutraf.

Das Kindbettfieber wurde später durch das Wirken des ungarischen Arztes Ignaz Semmelweis (1818–1865) in Wien bekannt. Es griff aber schon in den 1820er und 1830er Jahren um sich und forderte vor allem in großstädtischen Krankenhäusern sehr viele Opfer. Berühmt wurden die Ausbrüche der hochfieberhaften Erkrankung in Wien, weil hier eben dieser Semmelweis der Sache kurz vor der Jahrhundertmitte auf die Spur kam. Er bemerkte, dass die Sterblichkeit der Mütter dort sehr viel größer war, wo sie von jungen Ärzten oder von Studenten entbunden wurden, die auch Leichen sezierten; sie war niedriger auf der anderen Abteilung, wo sich ausschließlich Hebammen um die Gebärenden kümmerten. Den werdenden Müttern war dieser Sachverhalt besser bekannt als den Ärzten, sie warteten gern auf den Stufen der Klinik, bis sie in die Abteilung der Hebammen mit der niedrigeren Sterblichkeit aufgenommen wurden.

Worauf waren die Unterschiede zwischen diesen beiden Abteilungen zurückzuführen? Darüber grübelte Semmelweis lange, ohne zu einem Ergebnis zu kommen. Dann starb ein Kollege, Professor Jakob Kolletschka (1803–1847). Er war bei einer Sektion mit einem Skalpell verletzt worden und das ging für ihn tödlich aus. Bei der Autopsie zeigten sich an seiner Leiche die gleichen Merkmale, wie sie auch die Körper der Wöchnerinnen aufwiesen, die an Kindbettfieber gestorben waren: Symptome einer allgemeinen Sepsis. Dies gab Semmelweis den entscheidenden Hinweis. Er hatte bereits bemerkt, dass seine Hände »rochen«, wenn er den Seziersaal verließ, und zwar auch nach den gewöhnlichen Handwaschungen. Semmelweis folgerte daraus, dass irgendwelche Giftstoffe an seinen Händen hafteten. Er dachte nicht an lebende Erreger, sondern an sich zersetzende organische Leichenteile, und vermutete, dass er dieses Gift auf Patientinnen übertrug, vor allem auf die Wöchnerinnen. Er bemerkte auch, dass die Hände nach Waschungen mit Chlorkalk den Geruch verloren. Also musste der Giftstoff entfernt worden sein, so folgerte er ganz richtig.

Wegen der beschriebenen Verhältnisse war auch das Operieren so gefährlich. In dieser Zeit, als Semmelweis seine Entdeckung machte, wurde die Vollnarkose seit Kurzem verwendet, was der Chirurgie großen Auftrieb gab. Aber man konnte mit dieser Neuerung vorerst wenig anfangen, denn das viel größere Problem war die Wundinfektion, die sich nach dem Eingriff fast zwangsläufig einstellte. Den Bauchraum eines Kranken zu öffnen, war für diesen weiterhin lebensgefährlich. Solange es weder ein antiseptisches Operationsverfahren noch einfache Gummihandschuhe gab, pflanzte der Chirurg dem Kranken im Verlauf der Operation die Krankheitskeime ein, die an seinen Händen hafteten. Und die Häufigkeit, mit der das Wundfieber auftrat, erlaubt den Schluss, dass die Erreger – bösartige Streptokokken – überall in großen Mengen vorhanden gewesen sein müssen. Fieberkrankheiten waren daher in den Krankenhäusern an der Tagesordnung.

Die Pyämie war in den 1850er und 1860er Jahren in vielen städtischen Krankenhäusern Europas verbreitet, vor allem in den chirurgischen Abteilungen. Dies war auch der Grund, warum man seit der Jahrhundertmitte das sogenannte Pavillonsystem einführte, d. h. Krankenhäuser auf viele Einzelgebäude aufteilte. Dies sollte verhindern, dass eine Seuche von der einen Station auf die andere übersprang.

Das Neugeborene

Ein eigenes Fach Kinderheilkunde gab es noch nicht, die Ärzte wussten wenig über die Bedürfnisse eines Neugeborenen. Die Neugeborenen wurde nicht gewogen, denn es war unbekannt, dass das Geburtsgewicht von Bedeutung ist.[9] Frühgeburten mit ihrer geringen Körpergröße sind weniger gefährdet als Säuglinge, die nach normaler, neunmonatiger Schwangerschaft stark untergewichtig geboren werden.

In Frankreich hatte man mit dem Wägen der Neugeborenen früher begonnen als östlich des Rheins. In der Anstalt Maternité de

Port-Royal wurden die Neugeborenen seit 1802 gewogen. Ein Arzt namens Michel Friedlander berichtete 1815 darüber in seinem Buch »De l'éducation physique de l'homme«, er gibt darin das Geburtsgewicht von mehr als 7000 Säuglingen wieder. 1816 erschien das »Dictionnaire des sciences médicales«. Im Eintrag »Foetus« wird dessen durchschnittliches Gewicht mit 2840 Gramm angegeben, ohne zwischen den Geschlechtern zu unterscheiden. Damit würde ein Neugeborenes heute zu den schwächsten zehn Prozent gehören. Allerdings erblickten in dieser Anstalt vermutlich nur die Kinder der ärmeren Frauen das Licht der Welt.

In Deutschland hob 1855 Gustav Veit, Professor in Rostock, hervor, dass bei gleichem Körpergewicht die Sterblichkeit der neugeborenen Knaben größer sei als jene der Mädchen. In München war es Carl von Hecker (1827–1882), seit 1859 Vorstand der Frauenklinik, der sich mit Messungen beschäftigte, vor allem mit solchen des Schädelumfanges. Er errechnete auch das durchschnittliche Geburtsgewicht – knapp 3200 Gramm –, schloss dabei allerdings Neugeborene von weniger als 2500 Gramm aus, sodass die genannten Werte verfälscht wurden. In Jena führte Frankenhauser 1859 den Nachweis, dass das Gewicht und die Größe des Kindes von den Maßen der Mutter abhingen: Mütter von 160 Zentimeter Körpergröße und mehr hatten auch vergleichsweise große Kinder.

Man darf nun diese einzelnen Messungen nicht für die gängige Praxis halten. Es war wissenschaftliche Neugier, nicht Sorge um das Kind, die einige Gelehrte dazu bewegte, Neugeborene auf die Waage zu legen. Es ging ihnen nicht um das Geburtsgewicht und seine Bedeutung fürs Überleben, sie wollten einfach wissen, wie schwer so ein neugeborenes Kind ist. Regelmäßig und systematisch gewogen wurde erst nach 1860, und selbst dann setzte das nur ganz langsam ein. Der spätere Kaiser Wilhelm II., der im Vorjahr, am 27. Januar 1859, im Schloss zu Berlin geboren und sicherlich mit aller Aufmerksamkeit bedacht wurde, die man einem Säugling schenken kann, wurde nicht gewogen, sein Geburtsgewicht ist nicht bekannt.[10] Allerdings wurden dann bereits einige der nachgeborenen Geschwister Kaiser Wilhelms bei ihrer Geburt auf die Waage gelegt.

Gerade um diese Zeit fingen manche Mediziner damit an, die Gewichtsbestimmung zu fordern. In den folgenden 20 Jahren erschienen etliche Aufsätze über das Gewicht von Neugeborenen und seine Zunahme im ersten Lebensjahr. 1872 veröffentlichte der Arzt Julius Cnopf, der Begründer der Nürnberger Cnopf'schen Kinderklinik, einen Aufsatz, in dem er die regelmäßige »Anwendung der Waage in der Kinderpraxis« forderte.[11]

Erst nach 1880 scheint das Wägen von Neugeborenen in städtischen Kliniken gängig geworden zu sein, doch muss man dabei bedenken, dass der Anteil der Kinder, die damals in der Stadt und auf dem Land das Licht der Welt in einem Gebär- oder Krankenhaus erblickten, unbedeutend war. Den meisten erging es wie dem späteren Arbeiterführer August Bebel, der in seinen Erinnerungen »Aus meinem Leben« gleich auf der ersten Seite schreibt: »Das ›Licht der Welt‹, in das ich nach meiner Geburt blickte, war das trübe Licht einer zinnernen Öllampe, das notdürftig die grauen Wände einer großen Kasemattenstube beleuchtete, die zugleich Schlaf- und Wohnzimmer, Salon, Küche und Wirtschaftsraum war.«

Die Ursachen der hohen Säuglingssterblichkeit

Warum war die Säuglingssterblichkeit so hoch und im 19. Jahrhundert weiter ansteigend? Als beste und allgemeine Erklärung wird man wohl die Industrialisierung und die Verstädterung nennen müssen. Den Preis für den Fortschritt, den diese Entwicklung auf lange Sicht brachte, bezahlten zunächst die schwächsten Glieder der Gesellschaft, die Säuglinge, und zwar mir ihrem Leben.

Die Aufzucht eines neugeborenen Menschenkindes ist nicht einfach, ein Neugeborenes bedarf einer speziellen Nahrung und umsichtiger Pflege. Als die häufigsten Todesursachen der Säuglinge wurden seinerzeit genannt: »Abzehrung« (infolge Nahrungsmangel), »Krämpfe«, »Fraisen« und »Convulsionen« – mit all diesen Begriffen bezeichnete man damals Krankheiten, die dann auftraten, wenn Säuglinge falsche oder verdorbene Kost bekamen.[12] Was Tacitus in seinem Buch »De Germania« über die Frauen der Germanen geschrieben hatte – »Die eigene Mutter nährt jedes Kind an ihrer Brust, und keines wird Mägden oder Ammen überlassen« –, das war nun ferne Vergangenheit. Jetzt wurden viele Säuglinge Ammen zur Pflege anvertraut oder bekamen überhaupt keine Muttermilch.[13] Da-

bei ist Muttermilch für den Neugeborenen sehr wichtig: Sie ist, er-
nährungswissenschaftlich betrachtet, optimal zusammengesetzt, sie
hilft dem Säugling, Immunität gegen eine Reihe von Krankheiten
zu entwickeln, außerdem ist sie sauber und billig.[14] Zwischen Säuglingssterblichkeit und Stillen besteht ein enger Zusammenhang:
Je weniger Säuglinge in einer bestimmten Region gestillt wurden,
desto größer war dort die Säuglingssterblichkeit.

Wie viele Säuglinge wurden gestillt und wie lange? Um dies zu
beantworten, sind wir vor der Mitte des 19. Jahrhunderts auf Zu-
fallsfunde angewiesen, auf Tagebücher, Reiseberichte und Briefe
etwa. Wolfgang Amadeus Mozart ist einer der wenigen Zeitzeugen
des 18. Jahrhunderts, die uns darauf eine Antwort geben: In einem
Brief vom 18. Juni 1783 schreibt er an seinen Vater über die Ernährung des eben geborenen Sohnes: »Meine Frau, sei sie imstande
oder nicht, sollte niemals ihr Kind stillen, das war immer mein
fester Vorsatz! – Allein, einer andern Milch sollte mein Kind auch
nicht hineinschlucken!, sondern bei Wasser, wie meine Schwester
und ich, will ich es aufziehen.«

Zwei Monate später, am 19. August, starb der kleine Mozart. Seinem Erzeuger war dies eine kurze Notiz wert, unter dem 6. Dezember 1783 teilte er dem Vater knapp mit: »Wegen dem armen, dicken,
fetten und lieben Buberl ist uns beiden recht leid.«[15]

Elisa von der Recke, die kurz nach 1800 durch Süddeutschland
reiste, berichtete über ihre Beobachtungen in der Nähe von Wasserburg: »Eine üble Gewohnheit scheint unter den wohlhabenden Bür-
gern einzureißen: die Mütter tränken ihre Kinder nicht mehr selbst;
sie nähren sie mit Kuhmilch. An zwei Orten fand ich hübsche junge
Postmeisterinnen, die ihren zarten Säuglingen die Brust entzogen.
Ihre Kinder hatten ein bleiches, sehr kränkliches Ansehn, indeß die
wohlgenährten Mütter in blühender Fülle umher wandelten, und
behaupteten, daß die jetzigen Aerzte das Selbstsäugen für etwas
den Weibern Nachtheiliges hielten. Wann werden die Menschen,
der Natur getreu, das Leben genießen lernen, und Freuden und
Pflichten zu vereinigen wissen? Wann werden sie lernen, schädliche
Vorurtheile ablegen, und unbedachtsamer Neuerungssucht wider-
stehen!«[16]

Eine ganz hervorragende Quelle über das Alltagsleben der Bay-

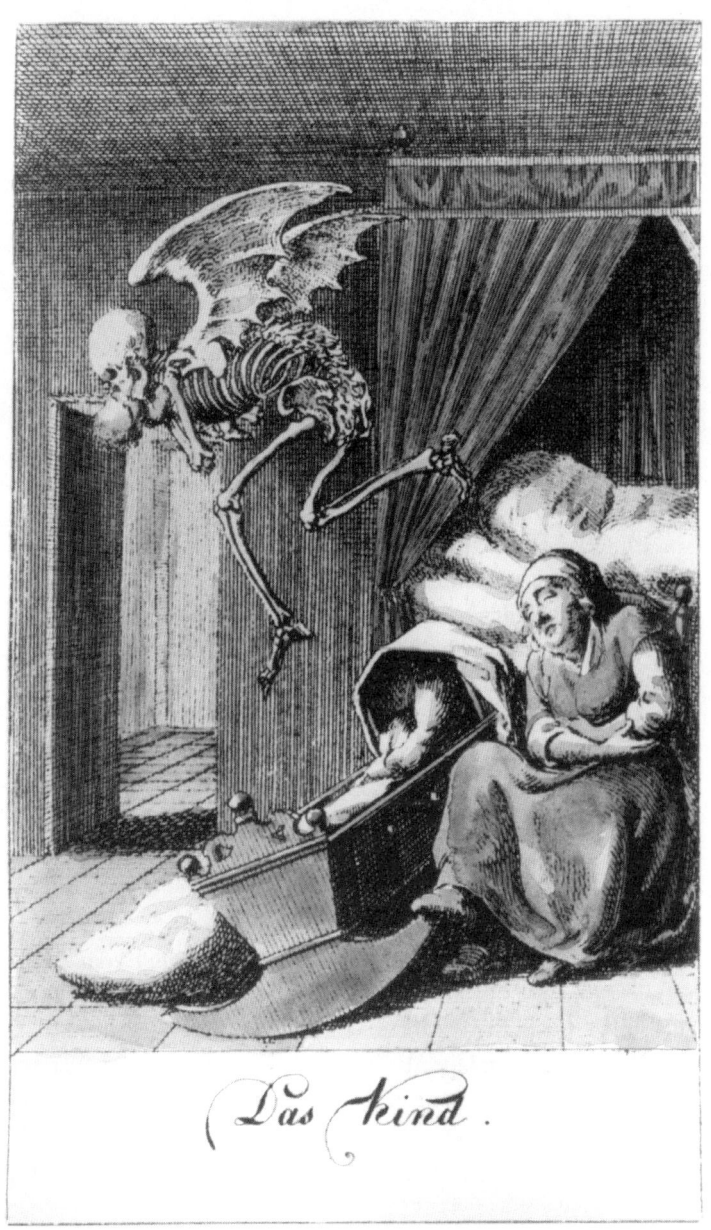

Das Kind.

Daniel Chodowiecki: »Der Totentanz«

ern um das Jahr 1860 findet man in den sogenannten Medizinal-
topographien. Im Jahr 1858 verfügte der bayerische König Maximilian II., dass für alle bayerischen Städte und Distrikte ausführliche
Beschreibungen über das Leben der Bewohner angefertigt werden
sollten. Diese nach einem einheitlichen Schema aufgebauten Berichte beschreiben im Teil A die »Topographie, die naturräumlichen
Gegebenheiten einer Region«, im Teil B behandeln sie »Ethnogra-
phisches«, darin finden sich auch Aussagen über Wohnung, Kleidung und Ernährungsweise der Erwachsenen wie der Säuglinge.
Viele dieser ärztlichen Berichte geben für die Jahrhundertmitte
eine ungefähre Auskunft darüber, welcher Anteil der Frauen selbst
stillte. Die meisten Mütter in Bayern und Württemberg stillten ihre
Neugeborenen nicht oder nur sehr kurze Zeit; die meisten fütterten ihre Kleinen mit einer Mischung aus Mehlbrei, Zuckerwasser
und dergleichen, und es war nicht ungewöhnlich, dass eine Mutter
den Schnuller ins Bier eintauchte oder Opium verabreichte, um das
Kind zu beruhigen. Gemeinhin wollte man vom Stillen nichts wissen. »Südlich von der Donau ist es beim Landvolk allgemeine Sitte,
die Kinder nicht an der Brust, sondern auf künstliche Weise aufzu-
ziehen. Die Bauersfrauen verwerfen das Säugen als eine Unbequem-
lichkeit, ja sogar als ein Geschäft, das unter ihrer Würde sei. An die
Stelle der Muttermilch tritt hier die unpassendste Nahrung, nämlich ein Milchbrei von möglichster Dicke, der dem Kinde in großer
Masse und oft auch in schlechter, saurer Qualität beigebracht wird«,
beschreibt zusammenfassend der zeitgenössische Medizinhistoriker
Wilhelm Stricker.[17]

In der Medizinaltopographie für das oberpfälzische Riedenburg
im Altmühltal heißt es: »Die Neugeborenen sind meist kräftig, siechen aber häufig in Folge mangelhafter und ungeeigneter Wart und
Pflege bald dahin. Die Ernährung der Kinder im ersten Lebensjahre
ist nicht als naturgemäß zu bezeichnen. Es herrscht leider auch im
Bezirke die beklagenswerthe Unsitte der Mütter, sich der Pflicht des
Stillens der Neugebornen zu entschlagen. Der leiseste Schatten von
Grund gilt ihnen als willkommener Vorwand und die Bemerkung
mancher Hebamme, daß ›die Mütter ihre Kinder nicht trinken lassen, weil sie nicht mögen‹ steht mit den gewonnenen Erfahrungen
ganz und gar nicht im Einklange. Die Eine sagt, das Kind trinke nicht,

so sehr sie sich bemühe, – ganz aus dem einfachen Grund, weil sie
es zu spät angelegt hat, eine Andere hält sich für entschuldigt, weil
sie sich nicht in Verhältnissen befinde, die ihr erlaubten, das erfor-
derliche Regime zu beobachten, sie besorgt, dadurch in ihrem Thun
und Treiben beengt zu werden, eine Dritte befürchtet, vor der Zeit
zu altern, und wie alle diese Ausreden lauten. Manche wähnt genug
gethan zu haben, wenn sie dem Kinde einige Wochen lang – häufig
6 Wochen – die Brust schenkte. Dem zurückgewiesenen Säuglinge
reicht man nun frisches Wasser und Muß (Mehlbrei) und sieht in
kurzem die gesund und kräftig Gebornen an Atrophie – eben nicht
zum Leidwesen der Eltern – hinwelken. Die Mutter drückt ihr Erstaunen darüber aus, daß das Kind nicht gedeihe, obwohl sie ihm
täglich 4 mal Muß koche, das es mit Heißhunger vollständig auf-
zehre, und von dem sie jedes Löffelchen zuvor im eigenen Munde
prüfe, damit es das Kleine nicht zu heiß bekomme, und obwohl sie
die Mühe nicht scheue, selbst Nachts, wenn es schreie, Muß zu kochen; dabei sehe sie wohl darauf, daß das Kind fortwährend seinen
Schnuller habe, und wenn es sich unruhig verhalte, sey sie zur Stelle,
um es auf den Armen schaukelnd in der Stube herumzutragen und
ihm wiederholt den mit Speichel durchfeuchteten Schnuller in den
Mund zu drücken. Bei dieser Sachlage ist es nicht zu verwundern,
daß die Ziffer der Sterblichkeit der Kinder im ersten Lebensjahre
bisweilen eine erschreckende Höhe erreiche, so starben i. J. 1856/57
in der Pfarrei Wolfsbuch 14 von 15 Geborenen. Angesichts dieser be-
trübenden Thatsachen wies man bei den jährlichen Prüfungen die
Hebammen ernstlich auf die in Hinsicht des Selbststillens der Mütter aufhabenden Verpflichtungen wie auf die Art der künstlichen
Ernährung der Kinder hin, jedoch ohne die gehoffte Wirkung.«[18]

In der Medizinaltopographie der Stadt Augsburg schreibt der
Arzt: »Die Ernährung der Kinder im ersten Lebensjahre war hier in
Augsburg von jeher und ist heute noch vorwiegend die künstliche.
Noch täglich stößt man selbst bei dem intelligenten Teile der Bevölkerung auf Vorurteile gegen das Stillen der Säuglinge, und wäre
nicht der größte Teil der Augsburger Mütter selbst *ohne* Muttermilch
aufgenährt, so könnte man wohl die Behauptung aufstellen, sie hätten dieses Vorurteil mit derselben eingesogen. Der Grund hiervon
mag zum Teil in der mangelhaften Beschaffenheit der beteiligten

Organe der eingeborenen Augsburgerinnen liegen: denn eine sehr
große Anzahl derselben ist entweder mit sehr welken und schlaf-
fen Brüsten ausgestattet, oder scheint fast gar keine zu besitzen. [...]
Die gewöhnlichste Nahrung des Kindes im ersten Lebensjahre ist
und war hier von jeher der Mehlbrei, dessen Zähigkeit nicht selten
mit der des Vorurteils der Mutter gegen das Stillen wetteifert.«[19]

»Irrige Ansichten über den Nahrungswerth von Zuckerwasser
und Fleischbrühe kommen bei Armen und Reichen nicht selten
vor«, gab 1862 der Nürnberger Amtsarzt in der amtlichen »Medi-
cinal-Topographie« zu Protokoll. »So kann man nicht selten auf die
Nachfrage, was denn ein Kind in den ersten vier Wochen bekommen habe, die Antwort hören: Zuckerwasser; oder Ältern glauben
ihr Kind recht zweckmäßig zu ernähren, wenn sie ihm schon vom
ersten Vierteljahr an 2–3 mal täglich Fleischsuppe geben, ja eine
sonst sehr tüchtige aber allezeit zum Kuriren und Ordiniren bereite
Hebamme kam auf den genialen Gedanken ein neugeborenes Kind
mit Kuhmolke ernähren zu wollen. Im ersten Lebensjahr wird Bier
nur aeusserst selten verabreicht.«[20]

»Eine stillende Frau bildet hier geradezu die Ausnahme«, klagte
1871 ein Arzt im altbayerischen Raum. »Alles Zureden, alle Vorstellungen wegen Verderblichkeit des Mehlbreifütterns in den ersten Lebenswochen, des Zuckerwassers zum Getränk, der häßliche
Schnuller, bei dessen Anfertigung das Brod vorher gekaut und mit
Zucker versetzt wird, sind erfolglos. Selbst die Kuhmilch wird vielen
Kindern in manchen Gegenden Schwabens aus Geiz, um dieselbe
zur Käsebereitung verkaufen zu können, entzogen.«

Fast überall wurden die Säuglinge mit Kuhmilch gefüttert, die
man mit Wasser verdünnte. Das war vor der Einführung der Pas-
teurisierung ein schlechter Ersatz für Muttermilch. Bis der Bauer,
Produzent und Lieferant in einem, die Milch – oft in verunreini-
gten Gefäßen – von seinem Hof in die Stadt brachte, vergingen viele
Stunden, die Milch war dann oft schon verdorben. Für die Säuglinge
galt diese Kuhmilch als zu fetthaltig, daher gab man gern Wasser
zu, und das Trinkwasser in den großen Städten war mit vielerlei
Erregern verunreinigt, vor allem mit Ruhr- und Typhusbakterien.
Die verdünnte Kuhmilch enthielt in der Regel pathogene Keime,
sie konnte dem Säugling gefährlich werden. Das war ein wichtiger

Grund, warum die Säuglingssterblichkeit während des 19. Jahrhunderts in den Städten höher war als auf dem Land. Besonders hoch war sie in großen Städten, in den Mietskasernen, und zwar im obersten Geschoss, unterm Dach, wo sich die Hitze staute. Solange es keine Kühlschränke gab, verdarb die Säuglingsnahrung in der Sommerwärme sehr rasch.

Theodor Escherichs Erkenntnisse

In München ging der junge Arzt Theodor Escherich (1857–1911) der Frage nach, wie viele Mütter nicht stillten und warum. Escherich war selbst der Sohn eines bayerischen Amtsarztes, sein Vater suchte vor allem zu klären, warum in unterschiedlichen sozialen Schichten unterschiedliche Sterblichkeit vorherrschte, anders gesagt: warum die evangelischen Geistlichen älter wurden als die katholischen und die Angehörigen dieser beiden Berufsgruppen wiederum älter als die Schneider. Der junge Escherich, der sich als Kinderarzt viel mit Bakteriologie beschäftigte, wurde später berühmt, das besterforschte Bakterium, *Escherichia coli*, trägt heute seinen Namen.

In München hatte schon ein anderer Arzt wichtige Vorarbeiten geleistet. Dr. Hauner, nach dem heute ein berühmtes altes Kinderspital benannt ist, ermittelte im Jahr 1858, dass in München nur eines von fünf Kindern gestillt wurde. Warum das so war, erfuhr er nicht. Escherich ging dieser Frage auf den Grund. Das war nicht einfach, denn die wenigsten Frauen suchten vor 1880 mit ihrem Säugling einen Arzt auf. Eine allgemeine Krankenversicherung gab es noch nicht, außerdem: Wie sollte ein Arzt einem Säugling schon helfen können? »Die Hilfe des Arztes wird bei Kindern nicht gesucht«, berichtete ein oberpfälzischer Landarzt. »Allgemein ist der Glaube verbreitet, gegen Kinderkrankheiten lasse sich nichts thun«.[21] Man darf also für das frühe 19. Jahrhundert keine allzu genauen Angaben erwarten. Alle, auch die Ärzte, nahmen die hohe Säuglingssterblichkeit gottergeben hin: In München waren vor 1860 rund 40 Prozent aller Verstorbenen Säuglinge – »ein Verhältnis, das im Vergleich zu anderen Orten, wo oft nahezu 50 Prozent in dieser Epoche sterben, nicht ungünstig genannt werden kann«, schrieb der Münchener Amtsarzt Carl Wibmer 1861 ungerührt in der Münchner Medizinaltopographie. Noch im Jahr 1913 waren in München 30 Prozent der verstorbenen Säuglinge unmittelbar vor ihrem Tod nicht in ärztlicher Behandlung gewesen.

Escherich, der in der Hauner'schen Kinderklinik beschäftigt war, fand heraus, dass in München zwischen 1861 und 1886 sage und schreibe 83 Prozent der Mütter ihre Säuglinge überhaupt nicht stillten. Sie fütterten sie mit einer Mischung aus Mehlbrei, Zuckerwasser und dergleichen. Escherich erkannte klar den Zusammenhang zwischen Nichtstillen und Säuglingssterblichkeit: Bei den Flaschenkindern war die Sterblichkeit vier- bis sechsmal, im Sommer sogar rund zehnmal höher als bei den gestillten Säuglingen. In seinem Aufsatz über die Ursachen und Folgen des Nichtstillens bei der Bevölkerung Münchens erläuterte er, es sei »zur Evidenz erwiesen, dass die ausserordentliche Häufigkeit der Erkrankungen des Digestionstraktus und damit die hohe Kindersterblichkeit überhaupt ihren Grund hat in der fehlerhaften Pflege und Ernährung der Säuglinge und zwar zunächst in der Entziehung der Mutterbrust.«[22]

Warum so wenige Frauen ihre Säuglinge stillten, war schwer zu begreifen, denn schon das Zeitalter der Aufklärung hatte eine Kampagne zugunsten des Stillens geführt. Rousseau hatte in seinem »Émile« von den Vorzügen des Säugens geschwärmt. Auch in anderen Kulturen wurde und wird das Stillen gepredigt: Der Koran sieht vor, dass Mütter ihre Kinder in den ersten zweieinhalb Jahren an die Brust legen. Das preußische Allgemeine Landrecht (1794) verlangte ausdrücklich, dass die Mütter ihre Kinder selbst säugten: »Eine gesunde Mutter ist ihr Kind selbst zu stillen verpflichtet«, hieß es. »Wie lange sie aber dem Kinde die Brust reichen solle, hängt von der Bestimmung des Vaters ab.«»Doch muß dieser, wenn die Gesundheit der Mutter oder des Kindes unter seiner Bestimmung leiden würde, dem Gutachten der Sachverständigen sich unterwerfen.« (§§ 67–69)

Von Escherich nach den Gründen für das Nicht-Stillen befragt, gaben viele berufstätige Frauen verständliche, zumeist praktische Erklärungen ab. Die große Mehrzahl der Münchner Frauen nannte 1886 als Grund für das Nichtstillen eine »mangelhafte Milchsecretion«. Sicherlich verfügten viele schlecht ernährte Frauen aus dem Arbeiterstand nicht über so viel Muttermilch wie nötig war, um das

Kind ausschließlich damit ernähren zu können. Und sicherlich fanden viele Fabrikarbeiterinnen schlichtweg nicht die Zeit, ihr Kind an die Brust zu legen. Beengte Wohnverhältnisse waren ein weiteres Hemmnis, wenn eine Mutter z. B. größere Kinder hatte, vor denen sie nicht stillen mochte.

Hatte eine unterernährte Frau gar nicht genügend Muttermilch, um damit ihr Kind zu stillen, war sie gezwungen, zu Ersatzstoffen zu greifen. Meist nahm sie Kuhmilch. Aber wie im vorhergehenden Abschnitt schon beschrieben: Unpasteurisierte Kuhmilch bot keine Garantie für Sauberkeit, und das Wasser in den Städten war mit jeder Menge Erreger verunreinigt. Erst als nach 1880 die Kanalisation und neue Wasserleitungen in den Großstädten die Typhussterblichkeit drosselten, ging zugleich die Säuglingssterblichkeit zurück.

Aber es scheint, dass sich – vor allem bei den höheren Schichten – hinter dem Nicht-Stillen auch Vorurteile verbargen. Manche Frau aus besseren Kreisen wollte nicht einer Tätigkeit nachgehen, die man gern mit anderen Säugetieren in Verbindung brachte. Eine Frau aus Schwaben erklärte Escherich: »Das Stillen gelte bei der dort weit überwiegenden katholischen Bevölkerung für unanständig, für eine ›Schweinerei‹.« »Keine Kaufmannsfrau säugt ihr Kind mehr, und die Adlichen sollen es thun?« fragte eine Edeldame erzürnt. »Kühe und Bäuerinnen mögen ihre Jungen stillen, aber für Personen von Stand ist so eine viehische Gewohnheit Schande.«

Heutzutage wird aus eben diesem Grund in Entwicklungsländern mitunter nicht gestillt: Es gilt als rückschrittlich, das Kind an die Brust zu legen – wer modern ist und beweisen will, dass er genügend Geld hat, kauft lieber ein Babynahrungsmittel. Ganz ähnlich scheint es im 19. Jahrhundert hierzulande gewesen zu sein.

Wer nicht selbst stillen wollte, nahm sich eine Amme, sofern er sie bezahlen konnte. August Bebel, der über die Gepflogenheiten seiner Zeit gut Bescheid wusste, klagte in seinem Buch »Die Frau und der Sozialismus« darüber, »daß die Landmädchen sich schwängern lassen, um nach der Geburt ihrer Kinder sich als Amme an eine wohlhabende Berliner Familie vermieten zu können. […] Mädchen, die drei und vier uneheliche Kinder gebären, um sich als Amme verdingen zu können, sind keine Seltenheit«, so fährt er fort.[23] Aber wie ging die Amme mit diesen fremden Kindern um? Und was wurde

derweil aus ihren eigenen? Manche von ihnen hatte drei, vier uneheliche Kinder, da wird man auch an Geschlechtskrankheiten denken müssen!

Genauere Angaben über die Stillhäufigkeit liegen aus anderen
Teilen Bayerns erst für die Zeit kurz vor 1900 vor: Damals befragten
die Ärzte die Mütter bei den Impfterminen und es stellte sich heraus, dass beispielsweise in Niederbayern drei Viertel aller Mütter
ihre Säuglinge überhaupt nicht stillten. In Oberfranken wurden
jetzt 80 Prozent der Säuglinge gestillt, ein Drittel von ihnen zwischen drei und sechs Monaten, zwei Drittel sogar noch länger. Auch
in der Pfalz und in Unterfranken wurde weitaus häufiger gestillt als
im Altbayerischen.

Kinderkrankheiten

Infektionskrankheiten trieben die Säuglingssterblichkeit zusätzlich
in die Höhe, vor allem jene, die man nicht ganz korrekt als »Kinderkrankheiten« bezeichnet. Epidemien von Scharlach, Masern, Keuchhusten, Tuberkulose und Lungenentzündung rissen viele Kinder in
den Tod. Diese hochansteckenden Infektionskrankheiten trafen
nicht-immunisierte Menschen meist früh im Leben, in der Regel in
der Kindheit, und hinterließen dann eine ausreichende Immunität,
sodass Erwachsene davon sehr viel seltener befallen wurden. Todesfälle gab es bei all diesen Krankheiten, bei Kindern aber seltener
als bei Erwachsenen. Neben den gastrointestinalen Erkrankungen
der nicht gestillten Säuglinge, die diese in großer Zahl dahinrafften,
waren vor allem die in der Regel hochkontagiösen Infektionskrankheiten eine tödliche Gefahr. Von den daran erkrankten Säuglingen
starben in deutschen Großstädten noch im Jahr 1877 fünf von sechs
(87 Prozent).[24]

Diphtherie: Die Pocken waren im 19. Jahrhundert bereits auf
dem Rückzug, aber andere Krankheiten, die bevorzugt Kinder trafen, traten jetzt an ihre Stelle, die Diphtherie war eine von ihnen. Sie
wütete gerade im letzten Viertel des Jahrhunderts heftig – und mit
einer Letalität von 80 Prozent!

Diphtherie ist eine akute Infektionskrankheit, hervorgerufen
wird sie von dem Erreger *Corynebacterium diphtheriae*. Dieser

bakterielle Erreger scheidet ein hochgefährliches Toxin aus, das zu schweren Allgemeinschäden und zum Tod führen kann. Die Krankheit wurde bereits im 2. Jahrhundert n. Chr. genau beschrieben. In der Frühen Neuzeit traten Diphtherieepidemien gehäuft auf, seit 1730 in ganz Europa. Kenntnisse über die Ursachen fehlten vollkommen, ja die Diphtherie wurde noch immer mit anderen Infektionen verwechselt. Süßmilch scheint auf sie anzuspielen, wenn er schreibt: »Sie tötet in 3 Tagen. Sie fängt mit einer Heiserkeit und Verstopfung an und ist mit heftigen Schmerzen in der Brust verknüpft. Bisher hat man noch kein Mittel dagegen gehabt, und sie ist noch zur Zeit wenigen Ärzten bekannt. […] Man fängt erst jetzt hier an, darauf aufmerksam zu werden, und gibt sie für ansteckend aus.«[25] Ansteckend ist sie in der Tat. Im Kindesalter erkranken mehr Knaben als Mädchen an ihr, bei Erwachsenen ist es jedoch umgekehrt, dann trifft es mehr Frauen.

Der schottische Arzt Home bezeichnete die Krankheit als »Croup«, fortan wurde dieser Begriff von Ärzten gern verwendet. In der breiten Bevölkerung sprach man lange Zeit einfach von Bräune, von Hals- oder Mandelbräune. Der französische Mediziner Pierre Bretonneau prägte 1826 den Begriff Diphtheritis, der sich in verkürzter Form erst viel später bei uns eingebürgert hat.

Die Diphtherie nahm mit der Urbanisierung zu. In einzelnen Jahren kam es in deutschen Großstädten zu Epidemien, die vor allem die Kinder betrafen. Im Frühjahr 1852 häuften sich in manchen Regionen Bayerns die Fälle von Diphtherie, zugleich traten vermehrt Scharlach und Pocken auf. Im letzten Drittel des 19. Jahrhunderts, als die Metropolen explosionsartig wuchsen, gab es in einigen deutschen Städten richtige Diphtherieepidemien: Zwischen 1874 und 1894 hatte Berlin stets mehr als 1 000 Fälle jährlich zu verzeichnen, 1882 bis 1885 mehr als 2 000 und einmal sogar knapp 3 000. Vier von fünf erkrankten Kindern starben daran.

In der Stadt Nürnberg trat Diphtherie erst seit 1868 »gesondert in den Todtenlisten« in Erscheinung. Zuweilen gab es viele Todesfälle, einzelne Jahre waren von ansteckenden »Kinderkrankheiten« sehr geprägt. Es kam vor, dass mehrere Infektionskrankheiten gleichzeitig umgingen: Die akuten – Diphtherie, Scharlach und Keuchhusten – grassierten in Nürnberg besonders heftig im Jahr 1875, an den genannten Krankheiten starben fast 200 Kinder, davon 52 an Diphtherie und 61 an Keuchhusten, weitere 73 an Scharlach. Im Jahr 1883 rafften die klassischen, alten Kinderinfektionen Keuchhusten, Scharlach, Diphtherie und Masern 296 Nürnberger Kinder hinweg. Zwischen 1868 und 1876 starben innerhalb von neun Jahren in Nürnberg 575 Einwohner an Diphtherie. Von der Gesamtmortalität in der fränkischen Stadt waren 2,4 Prozent dieser einen Krankheit zuzuschreiben; die meisten Verstorbenen waren vermutlich Kinder.

Im Jahr 1886 starben in Nürnberg 276 Personen an Diphtherie, im Jahr darauf waren es 267. Die Fälle häuften sich in einzelnen Stadtteilen.[26] Gerade bei Diphtherie zeigte sich zudem ein enger Zusammenhang, eine negative Korrelation, zur Arztdichte: Nürnberg hatte in der zweiten Hälfte des 19. Jahrhunderts von den zehn größten deutschen Städten die niedrigste Arztdichte. 1860 kamen auf einen der 44 Ärzte in Nürnberg 1428 Einwohner, 1870 waren es 1936, 1880 (bei 61 Ärzten) immer noch 1631 und im Jahr 1890 (78) sogar noch mehr, nämlich 1827.[27]

Diphtherie wurde in Nürnberg erst seit 1893 getrennt von anderen Krankheiten registriert und verursachte gerade in dem Jahr noch einmal viele Todesfälle (193), ging jedoch von da an zurück. Die Medizin hatte jetzt ein wirksames Serum entwickelt. Obwohl die Zahl der Neugeborenen und der Kleinkinder in Nürnberg in absoluten Werten noch anstieg, fiel jene der an Diphtherie Verstorbenen von 154 (1893) auf 35 im Jahr 1909 ab.

Die Diphtheriesterblichkeit hatte in Deutschland in den letzten Jahren des 19. Jahrhunderts den Höhepunkt erreicht. Mit der Entwicklung eines Serums durch den Berliner Arzt Friedrich Löffler (1852–1915) nahm ihre Bedeutung rasch ab.[28] Löffler entdeckte den Erreger der Diphtherie und veröffentlichte seine Forschungsergebnisse 1882/84. Ein paar Jahre später entwickelten Emil von Behring (1854–1917) und sein japanischer Mitarbeiter, der Bakteriologe Shibasaburo Kitasato (1853–1931), ein Antitoxin gegen Diphtherie. Dies war eine der wichtigsten Entdeckungen aus dem Bereich der Immunologie.

Im Deutschen Reich gab es auch noch im 20. Jahrhundert Diphtheriefälle, einige kleinere Epidemien grassierten vor allem während

Laienmedizinische Rezepte aus Süddeutschland (18./19. Jh.)

»Als Schutzmittel gegen Halsbräune [= Diphtherie] werde stets ein schwarzseidenes Floretband um dem Hals getragen. Als heilende Salbe bindet man den Dotter eines frisch gelegten, noch warmen Eies, mit etwas feinem Mehle gemengt, oder ein mit Unschlitt, auch mit Butter, bestrichenes blaues Zuckerpapier um den Hals des kranken Kindes und reicht dazu einen Löffel Wachholderlatwerge.«

»Auch ein Cataplasma, bestehend aus einem vom Hause frisch herabgenommenen, klein gestossenen, in Milch oder Wein gekochten Schwalbenneste, oder der Umschlag des Hirns von einer schwarzen Katze steht in grossem Ansehen.«

»In Würzburg wickelt man eine Anzahl lebender Kellerasseln in Tüll und legt dies dem kranken Kinde um den Hals.«

»Oder man wickel einer Natter einen carmoisinrothen seidenen Faden etliche Male um den Hals, und erwürgt sie so; den Faden bindet man dann dem Kranken um den Hals; es hilft.«

»Bei Keuchhusten wird ferner ein Stück Kalbfleisch mit dem Urin des Kindes in einem Topfe unbeschrieen und unbesehen rücklings in fliessendes Wasser geworfen; wie das Kalbfleisch fault, schwindet der Husten. Man gibt auch Zwiebelsaft mit Zucker oder Gänsefett, ferner ein Getränk von filtrirtem Leinöl, Honig, Provenceröl, oder legt Nürnberger Pflaster auf die Magengegend.«

des Ersten Weltkriegs und in den 1920er Jahren, aber auch noch während des Zweiten Weltkriegs. In der Bundesrepublik gab es 1960 rund 2 000 Fälle mit 27 Verstorbenen, im selben Jahr in der DDR 3 786 Fälle.

Masern: Die Masern zählen ebenfalls zu den hochkontagiösen Infektionskrankheiten, bei denen der Erreger vielleicht sogar die kühle Jahreszeit bevorzugt, zumindest traten sie gehäuft im Winter auf. Die Masern sind hochansteckend, bringt man 100 nicht-

immune Personen mit dem Masernvirus zusammen, so erkranken
– ähnlich wie bei den Pocken – in der Regel mehr als 95 Personen.
Die Masern wurden erstmals im 9./10. Jahrhundert von dem per-
sischen Arzt Rhazes beschrieben. In Europa wurden sie zunächst
mit den Pocken verwechselt, erst im 17. Jahrhundert gelang es, sie
klar von diesen zu unterscheiden.

Die Masern waren lange Zeit eine gefährliche Infektionskrankheit. Die Krankheit hat eine Inkubationszeit von ziemlich genau
zehn Tagen, dann beginnt sie mit einem Prodromalstadium, also einer Frühphase mit unspezifischen Symptomen. Kinder überstehen
die Masern in der Regel gut, allerdings in Anhängigkeit vom Ernährungszustand und der allgemeinen Situation. Wer sie überwunden
hat, besitzt eine lebenslange Immunität. Erwachsene Masernkranke
sind vom Tod viel stärker bedroht als Kinder. König Otto von Griechenland aus dem Haus Wittelsbach starb 1867, 52 Jahre alt, in Bamberg an Masern.

Richtige Epidemien gab es vor allem in den großen Städten.
Nürnberg hatte eine eher kleine Masernepidemie 1865/66. Im Jahr
1884 gab es dort eine weitere, mehr als 3 500 Personen wurden ma-
sernkrank gemeldet. Es gab 231 Todesfälle, sie verdichteten sich
in einzelnen Stadtteilen, vor allem am Stadtrand. In den Monaten
Januar bis März 1897 wüteten die Masern erneut in Nürnberg, mit
weit mehr als 3 400 Fällen. Aber als Todesursache verloren sie langsam an Bedeutung.

Scharlach: Scharlach wird von einem Bakterium hervorgerufen,
dem *Streptococcus pyogenes*. Die Inkubationszeit beträgt wenige
Tage, dann setzt die akute fieberhafte Erkrankung ein, mit Schüttelfrost und einem Exanthem (Hautausschlag). Die Zunge der Kranken zeigt die Farbe einer Himbeere und einen grauweißen Belag,
Spitze und Ränder bleiben frei.

Die erste Scharlachepidemie wurde Mitte des 16. Jahrhunderts
auf Sizilien zuverlässig beschrieben. Der Erreger wird durch Sprech-
tröpfchen und den Kontakt mit kontaminierten Gegenständen oder
Nahrungsmitteln übertragen. Vor der Entdeckung der Antibiotika
lag die Sterblichkeit der Erkrankten (Letalität) bei 5 bis 20 Prozent.

Scharlach schlägt sich in der Nürnberger Mortalitätsstatistik mit
den charakteristischen Sprüngen einer epidemisch akut auftretenden

Infektionskrankheit nieder. In einigen Jahren war die Sterblichkeit niedrig, in anderen hoch. Einzelne Krankheitsfälle von Scharlach, die zum Tod führen konnten, zeigten sich in Nürnberg häufig. In manchen Jahren – etwa 1867/68 – gab es unter den Nürnberger Kindern richtige Scharlachepidemien mit 286 Todesfällen; eine spätere Epidemie (1875) forderte noch einmal 73 Todesopfer. Im Jahr 1886 waren dem Scharlach nur fünf Todesfälle zuzuschreiben, in anderen – z. B. 1884, 1889, 1894, 1903 – stieg diese Zahl sprunghaft auf bis zu 188 an. Scharlach war als Todesursache demnach nicht selten, und dies galt bis über die Wende zum 20. Jahrhundert hinaus. Nach 1900 war ein deutliches Absinken der Scharlachsterblichkeit festzustellen. Später hatten die Ärzte mit Penicillin gute Erfolge.

Keuchhusten: Keuchhusten (Pertussis) war gleichfalls eine gefährliche Infektionskrankheit, die vor allem junge Menschen traf. Die meisten derartigen Infektionskrankheiten kamen schubweise, sie traten gehäuft in bestimmten Phasen auf. Nicht indes der Keuchhusten, der nach 1860 Jahr für Jahr zuschlug und in Nürnberg innerhalb von 16 Jahren (1861–1876) 474 Menschen tötete. Später stieg diese Zahl noch an, in einigen Jahren – 1883, 1895, 1899, 1902, 1904, 1906 – auf über 100. Da gab es in den Monaten Januar bis einschließlich März 1897 weit mehr als 3400 Fälle, in keinem Monat weniger als 1100. Bis über das Jahr 1900 hinaus war Keuchhusten eine lebensbedrohliche Krankheit.

Poliomyelitis: Die spinale Kinderlähmung oder Poliomyelitis epidemica hat noch in den 1950er Jahren ungeheuren Schrecken verbreitet, vermutlich sehr viel mehr als AIDS in den 1980ern, und das aus gutem Grunde. Sie machte Angst, weil sie prinzipiell jedermann bedrohte, häufig tödlich verlief und weil die Art des Todes – durch Ersticken – eine schreckliche Vorstellung war. Vielen schnürte sie langsam die Luft ab, aber es konnte auch schnell gehen: Da spielte ein Mädchen an einem warmen Sommervormittag mit einer Freundin. Die beiden trennten sich, weil die eine sich nicht wohlfühlte, und noch am selben Nachmittag erfährt die andere, dass ihre Freundin tot ist, atemgelähmt, erstickt vom Würgengel Kinderlähmung.

Man verbindet Infektionskrankheiten heute aus gutem Grund mit wirtschaftlicher Unterentwicklung, tropischer Wärme und Unsauberkeit und denkt bei Krankheiten wie Tuberkulose, Lepra oder

Pest an Entwicklungsländer. Die Poliomyelitis aber wurde erstmals im Norden auffällig, sie kam aus Skandinavien nach Mitteleuropa, vermutlich im späten 18. Jahrhundert. Sie wurde hierzulande 1840 zum ersten Mal beschrieben, von einem Arzt namens Jakob von Heine (1799–1879), daher nannte man sie anfangs auch die Heine-Medinsche Krankheit.

Die Poliomyelitis wird von einem Virus verursacht. Sie kann in nicht-immunen – oder heute: in nicht-geimpften – Populationen sporadisch oder endemisch auftreten. Sie befällt, wie andere »Kinderkrankheiten«, nicht nur kleine oder ältere Kinder, sondern eigentlich Angehörige aller Altersgruppen, selbst Greise. Bis gegen Mitte des 19. Jahrhunderts trat die Poliomyelitis vorwiegend vereinzelt auf. Dann kamen richtige Epidemien, in deren Verlauf mitunter mehrere tausend Menschen erkrankten, jeder zehnte stark; bei etwa 40 Prozent der Befallenen hinterließ die Krankheit Lähmungen.

Im nördlichen Bayern gab es die ersten Epidemien von Poliomyelitis epidemica, von denen wir mit Sicherheit wissen, erst an der Wende vom 19. zum 20. Jahrhundert. Eine Epidemie, die 1899 die Stadt Fürth heimsuchte, traf auch Ludwig Erhard, den späteren Bundeskanzler, damals ein zweijähriges Kind. Einer seiner Füße blieb infolge der Krankheit zeitlebens verkrüppelt. Unmittelbar vor dem Ersten Weltkrieg, in den Jahren 1912/13, gab es weitere kleine Poliomyelitis-Epidemien. Auch in der Zwischenkriegszeit war die Poliomyelitis keine ganz seltene Krankheit.

Im Jahr 1955 kam endlich ein hochwirksamer Impfstoff gegen die spinale Kinderlähmung auf den Markt: Mit der Einführung des Salk-Impfstoffes, eine amerikanische Erfindung, war der schreckliche Erreger im Wesentlichen besiegt. Nun konnte man vorbeugen, ihn schon im Keim ersticken. Als Reaktion auf kleinere Epidemien begann in den frühen 1950er Jahren in München eine Vereinigung tätig zu werden, die sich in Anlehnung an die amerikanische Bürgerinitiative »March of Dimes« [= Zehn-Cent-Münze] »Pfennigparade« nannte. Nach etlichen erfolgreichen Sammelaktionen kam es im Mai 1952 zur Gründung des Wohltätigkeitsvereins. 1956 finanzierte die Pfennigparade die Kosten für die passive Impfung gegen die Kinderlähmung. Später nahm sich die Vereinigung vor allem der von Polio-Spätfolgen Betroffenen an.

Dank der Einführung der Impfung verlor die spinale Kinderlähmung viel von ihrem Schrecken. Die Krankheit trat immer seltener auf, schließlich konnte man die Zahl der Erkrankten buchstäblich an den Fingern abzählen. Es gab keine akuten Neuerkrankungen mehr, doch in unserer Mitte leben Menschen, die einst Opfer der Poliomyelitis waren und nach wie vor mit einer Behinderung leben.

Kindstötung

Im 19. Jahrhundert wurden drei bis sechs Prozent aller Kinder tot geboren, und die Zahlen stiegen im Verlauf des Saeculums sogar noch etwas an. Ein bedeutender Anteil der vielen Totgeburten jener Jahre war auf eine Infektion mit Syphilis oder einen Abtreibungsversuch zurückzuführen. Abtreibung, Kindstötung und -aussetzung waren nicht selten in einer Gesellschaft, die kaum wirksame Verhütungsmittel kannte und in der so viele Menschen nur kümmerlich dahinvegetierten, immer am Rande des Existenzminimums – oft auch darunter. Ein kleines Kind macht Arbeit und es kostet Geld – nicht in jedem Falle war sein Tod unerwünscht.

Die Tötung des Säuglings geschah meist im Verborgenen. Die Dunkelziffern sind vermutlich hoch. Im Preußischen Landrecht (1794) hieß es ausdrücklich: »Mütter und Ammen sollen Kinder unter zwei Jahren bei Nachtzeit nicht in ihre Betten nehmen und bei sich oder andern schlafen lassen.« Das hatte einen guten Grund: Unzählige Kleinkinder waren auf diese Weise zu Tode gekommen, erdrückt von ihren eigenen Erzeugern oder erstickt in einem Berg von Kissen – ob beabsichtigt oder nicht, wer will es wissen?

Wohlhabende gaben unerwünschte Kinder in Waisen- oder Findelhäuser oder zu berüchtigten Ammen. Wenn die Eltern nicht einmal das Allernötigste besaßen, steckten sie ihre unerwünschten Kinder in Findelheime. »Ein Viertel der Pariser weiß am Abend nicht, ob ihm seine Arbeit am nächsten Tag das Lebensnotwendigste einbringen wird. Ist es da verwunderlich, daß man sich hinreißen läßt, moralisches Leid zuzufügen, wenn man nur das physische Leid kennengelernt hat?«, fragte der Chronist der französischen Hauptstadt, Louis-Sébastien Mercier, mit Blick auf die Findelhäuser und fuhr fort: »Diese weise Einrichtung hat schon tausend heimlichen Verbrechen vorgebeugt oder sie verhindert: der Kindsmord ist heute so selten, wie er einst verbreitet war. [...] Ich erwähnt es schon, daß sich die Zahl der Findelkinder auf siebentausend im Jahr beläuft; allerdings muß dabei hinzugefügt werden, daß ein Großteil der Kinder aus der Provinz stammt. [...] In Metz wurden in einem einzigen Jahr neunhundert Kinder ausgesetzt.«[29] Findelhäuser seien »kaum besser als Mördergruben«, urteilte der badische Arzt Adolf Kussmaul (1822–1902). Und noch im Jahr 1897 schrieb der Leipziger Arzt Friedrich Scholz in seinem Buch »Prostitution und Frauenbewegung«: »Die Sterblichkeit in den Findelhäusern ist so groß, daß man sie als concessionierte Engelmacher-Anstalten bezeichnen könnte.«

Was war das Leben eines Neugeborenen wert? Wer aus der Gesellschaft des 19. Jahrhunderts wird uns diese Frage ehrlich beantworten? In der Familie seiner Mutter, so der bayerische Dichter Oskar Maria Graf (1894–1967) in dem autobiographischen Roman »Das Leben meiner Mutter«, »machte man [...] kein großes Aufheben. Jedes Jahr wurde eins geboren. Starb es, so war es schade, blieb es am Leben, war es gut.« Das Neugeborene besaß zunächst nicht einmal eine eigene Individualität, wenn es starb, erhielt oft gleich das nächstgeborene Kind seinen Namen.[30]

Sehr viele Kindstötungen blieben unentdeckt. Vom Ausmaß des Problems zeugt noch immer die Dichtung: Im wohl berühmtesten deutschen Schauspiel, im »Faust«, steht ein Kindsmord im Mittelpunkt des Geschehens – Goethe hat als junger Mensch in seiner Heimatstadt Frankfurt am Main einen solchen Fall miterlebt, bis hin zur Exekution der unverheirateten jungen Mutter. Friedrich Schiller widmete einer Kindsmörderin – unter ebendiesem Titel – eine Ballade und noch im 20. Jahrhundert setzte Bertolt Brecht der »Kindsmörderin Marie Farrar« ein literarisches Denkmal, einer Sechzehnjährigen, die dieses Deliktes wegen ins Gefängnis musste und dort ihr junges Leben aushauchte.

Die ganz allmähliche Besserung

Im letzten Viertel des 19. Jahrhunderts setzte dann der Rückgang der Säuglingssterblichkeit ein. Dass die Lebenserwartung der Deutschen sich seither verdoppelt hat, ist zu einem Gutteil diesem Umstand zuzuschreiben. Die Besserung begann »oben«, bei den wohlhabenden, gebildeten Familien.

Natürlich hatte stets der soziale Stand der Mutter einen bedeutenden Einfluss auf die Lebensfähigkeit ihres neugeborenen Kindes. Je niedriger ihr Stand, je geringer ihr Einkommen und ihre Bildung, desto größer die Gefahr für ihren Säugling. Die besitz- und bildungslosen Schichten waren im 19. Jahrhundert sehr breit, und ihre Angehörigen hatten viele Kinder, schon aus diesem Grund musste man mit einer hohen Säuglingssterblichkeit rechnen. 1890 lag sie in der Berliner Friedrichstadt bei 14,8 Prozent aller lebend Geborenen, im Arbeiterviertel Wedding war sie mit 34,6 Prozent noch immer mehr als doppelt so hoch. Dann verringerte sich diese Kluft langsam: 1909 lag die Säuglingssterblichkeit in der Friedrichstadt bei 11,8 Prozent, im Wedding bei 20,5 Prozent; im Weltkriegsjahr 1917 lagen die Werte bei 10,7 beziehungsweise 17,0 Prozent. In der Friedrichstadt lebten wohlhabendere und zugleich gebildetere soziale Schichten. Solche Familien hatten weniger Kinder, und bereits dies ist ein Grund für die niedrigere Säuglingssterblichkeit. Im Wedding war die Geburtenrate pro Familie bis zu dreimal so hoch. Erfahrungsgemäß war hier die Kindersterblichkeit höher, weil die Mütter weniger Zeit für den Nachwuchs aufbringen konnten.

Je stärker die Mutter durch schwere Arbeit belastet war, desto weniger Aufmerksamkeit konnte sie ihrem Neugeborenen widmen. Daher war auch die rasche Aufeinanderfolge von Geburten eine Gefahr: Wenn die Mutter stillte, versiegte die Milch, sobald eine neue Schwangerschaft auftrat. Die Zahl der Kinder und das Überleben des einzelnen Säuglings bedingten sich gegenseitig. Wohlhabende hatten im Durchschnitt weniger Kinder. Wo die Geburtenziffer niedrig war, hielt sich die Säuglingssterblichkeit in Grenzen.

Natürlich profitierten von positiven Entwicklungen zuerst die oberen Schichten in den Städten. Das Verhältnis zwischen der Sterblichkeit in den oberen und jener in den Unterschichten verschlechterte sich daher erst einmal zu Ungunsten der Letzteren, das heißt, die schichtenspezifischen Unterschiede wurden größer. Zwischen 1877/79 und 1912/13 ging die Säuglingssterblichkeit in den Familien von Beamten und Angestellten um mehr als 50 Prozent zurück, beim Gesinde und den Familien ungelernter Arbeiter um 24 beziehungsweise 16 Prozent.

Von 1000 Neugeborenen aus der jeweiligen Schicht starben 1877/1913:

Beamte	175/83
Angestellte	186/93
Selbständige	182/123
Facharbeiter	189/131
ungelernte Arbeiter	206/174
Dienstboten/Gesinde	201/225

Tab. 2: Säuglingssterblichkeit und -sterblichkeitsrückgang in Preußen nach sozialen Schichten 1877 im Vergleich mit 1913[31]

Besser wurde es nach 1880 fast überall. Generelle Ursache für den Fortschritt ist zunächst der wachsende Wohlstand: Das Realeinkommen der Deutschen, das zwischen 1830 und 1860 nur wenig mehr als halb so hoch war wie 1913, nahm seit den 1880er Jahren rasch zu. Die Reallöhne wuchsen zwischen 1880 und 1913 um gut 50 Prozent.[32] Das rasche Wachstum der Wirtschaft im Zuge der Industrialisierung bewirkte eine Verbesserung der Gesundheit und eine Erhöhung der Lebenserwartung, denn die Arbeitszeiten waren nun kürzer, die Arbeit weniger zermürbend, es blieb mehr freie Zeit für Erholung und Körperpflege.

Von mehreren Seiten kamen Reformimpulse, von den Kommunen und den Regierungen. Nach 1871 führten deutsche Städte, angestoßen von den Reformen des 1867 gegründeten Norddeutschen Bundes, wichtige Neuerungen ein – auch die Städte in Süddeutschland. Es gab damals eine Fülle an bedeutenden Reformen und sie brachten ein gehöriges Maß an Rationalität und Ordnung in die öffentliche Verwaltung. Die Gewerbeordnung des Norddeutschen Bundes von 1869 wurde reichsweit als Reichsgesetz eingeführt, ihr zufolge durften 12- bis 14-jährige Kinder höchstens sechs Stunden täglich in einer Fabrik arbeiten.[33] Überhaupt haben die Reformen des Norddeutschen Bundes und etliche Maßnahmen des Zollvereinparlaments, welche die Medizinal- und Veterinärpolizei betrafen, wichtige Neuerungen und Vereinheitlichungen bewirkt, die auch südlich des Mains wirksam wurden.

Wie konnte man die Sterblichkeit am wirkungsvollsten bekämpfen? Zunächst musste man Informationen sammeln und sie so aufbereiten, dass man Reformen gezielt in Angriff nehmen konnte. Ärzte und Ingenieure gründeten 1873 den Verein für öffentliche Gesundheitspflege, der bald zum »Sprachrohr der Hygienebewegung wurde«.[34] In den 1880er Jahren wurde in deutschen Großstädten eine neuartige Morbiditätsstatistik eingeführt, sie eröffnete zuvor unbekannte Einsichten über die Häufigkeit einzelner Krankheiten in einer Stadt.[35] Weitblickende Geister waren sich darüber im Klaren, dass die Sterblichkeit bedenklich hoch war, und sie ahnten, dass man sie erfolgreich bekämpfen konnte. Dazu war es nötig, erst einmal wissenschaftlich aufbereitete Tatsachen zu sichern, die den Politikern die Grundlagen für ihr Handeln liefern konnten. Anfangs wurden wichtige Ergebnisse und Beschlüsse in der Tagespresse veröffentlicht, später gab es spezielle Publikationen.

Seit den 1880er Jahren sank die Geburtenziffer, das begünstigte das Überleben der Neugeborenen. Der Geburtenrückgang begann bei den Oberschichten und setzte sich bald nach unten fort. Der Staat sah diese Entwicklung nur ungern, aber fortschrittliche Ärzte wiesen schon damals darauf hin, dass trotz dieses Rückgangs mehr Säuglinge zu Erwachsenen heranreifen konnten. Denn statistisch betrachtet starben bei Müttern mit drei Kindern durchschnittlich 20,7 Prozent der Säuglinge; hatten sie aber zwölf oder mehr Kinder, war die Säuglingssterblichkeit mehr als doppelt so hoch. Weitblickende Ärzte setzten sich im Sinne der Volksgesundheit dafür ein, nicht ein Maximum, sondern ein Optimum zu erreichen: eine kleinere Zahl von Geburten bei einer hohen Überlebensquote der Geborenen. Damit schone man zugleich die Mütter, argumentierten sie.

Nicht alle Reformen wurden von der Obrigkeit angestoßen, einige entstanden auch in der Öffentlichkeit, andere gingen von der wissenschaftlichen Medizin aus. Diese machte Fortschritte und half den Säuglingen beim Überleben. Die ersten Kinderkliniken entstanden im letzten Viertel des 19. Jahrhunderts. Die Pädiatrie löste sich als ein eigener Zweig von der Inneren Medizin, um die Jahrhundertwende entstanden an den Universitäten die ersten Lehrstühle für Kinderheilkunde. Infektionskrankheiten verloren allmählich ihren Schrecken. Bei vielen ließ die Sterblichkeit nach, schon bevor der Erreger identifiziert oder gar ein wirksames Medikament entdeckt war. Andere schwere Infektionskrankheiten wurden von der Medizin zurückgedrängt, so die Diphtherie dank der Entwicklung des Heilserums. Vor der Einführung der Diphtherieimpfung starben im Deutschen Reich jährlich 40 000 bis 50 000 Kinder an dieser Krankheit, ein paar Jahre später sank diese Zahl auf 8 000 bis 10 000.[36] Selbst die Entwicklung des Salvarsans durch Paul Ehrlich (1909) trug dazu bei, die Säuglingssterblichkeit zu senken. Zuvor starben immer wieder Säuglinge an angeborener Syphilis. (Hierzu mehr im nächsten Kapitel.) Die deutschen Großstädte waren in diesen Jahren überaus rege, sie richteten Milchhöfe ein sowie Milchküchen, die hygienisch einwandfreie pasteurisierte Milch bereithielten. Nach und nach wurden neue Einrichtungen geschaffen, die für eine bessere Abwasserentsorgung und die Zufuhr von sauberem Trinkwasser sorgten. In den Großstädten ließ der Tod durch Typhus schlagartig nach, nachdem die Trinkwasserversorgung und die Entfernung der Fäkalien neu geregelt waren. Bis 1907 waren 30 von 40 deutschen Großstädten mit einer Kanalisation versehen, 1912 schon 34.

Seit dem Jahr 1906 starben prozentual mehr Säuglinge auf dem flachen Land als in der Stadt. In den Jahren vor 1910 hatte das Deutsche Reich zwei Millionen Geburten im Jahr und noch immer starben davon fast 20 Prozent im ersten Lebensjahr. Nach wie vor fütterten viele Frauen ihre Kleinkinder nicht mit Muttermilch, sondern griffen zu verderblicher Nahrung. Der heiße, trockene Sommer 1911 zeigte sich in den Sterbetafeln noch einmal ganz deutlich, die Säuglingssterblichkeit nahm zu.[37] Jetzt gingen der Staat und die Kommunen massiver gegen den Säuglingstod vor. Das Deutsche Reich sah sich im Wettstreit mit anderen Nationen und versuchte, durch Volksbelehrung und Gesetze das Leben von Mutter und Kind zu schützen. Zwei Reichsgesetze, von 1914 und 1919, regelten die Frage des Stillgeldes. Während des Ersten Weltkrieges stillten bereits etwa zwei Drittel aller deutschen Mütter ihre Kinder selber, wenngleich die Stilldauer – die meisten Stillenden gaben den Kindern zehn bis zwölf Wochen die Brust – noch immer ziemlich kurz war. Während des Ersten Weltkrieges verschlechterten sich die Umstände noch einmal, vor allem die Ernährungssituation. Das wirkte sich auf das Geburtsgewicht aus: Vom dritten Kriegsjahr an fiel es um 50 bis 100 Gramm. Und auch die Stillfähigkeit der Frauen nahm ab: Sie betrug vor dem Krieg zuletzt über 95 Prozent und fiel im letzten Kriegsjahr, 1918, unter 70 Prozent.

Nach dem Ersten Weltkrieg flammte neues Reformbewusstsein auf. Mediziner errechneten, dass das Deutsche Reich in 20 Jahren weitere vier Millionen Arbeitskräfte haben könne, wenn es eine so niedrige Säuglingssterblichkeit erreiche, wie sie bereits in Schweden vorherrschend war – sieben bis acht Prozent. Das war in den 1930er Jahren erreicht, allerdings stand Deutschland im europäischen Vergleich noch immer ziemlich weit hinten.

Die verzögerte Zurückdrängung der Säuglingssterblichkeit: Nürnberg, ein Fallbeispiel

Nürnberg war eine alte Reichsstadt mit langer eigenständiger Tradition, eine »mittelalterlich« anmutende Stadt, umgeben von einer Stadtmauer. Innerhalb dieser Mauern nahm die Wohndichte immer mehr zu. 1806 lebten dort rund 25 000 Menschen, nach 1880 drängten sich hier mehr als 58 000 Einwohner zusammen.

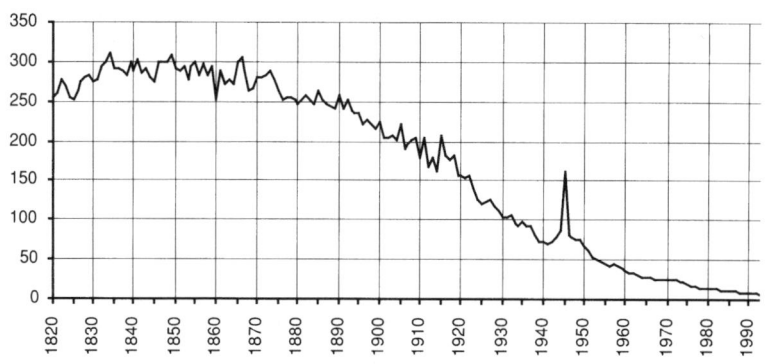

Säuglingssterblichkeit in Österreich, 1820 bis 1993 (pro 1000 Neugeborene)

In den ersten zwei Dritteln des 19. Jahrhunderts war die allgemeine Sterblichkeit in Deutschland schwankend, da gab es von
Jahrzehnt zu Jahrzehnt ein Auf und Ab. In den großen Städten war
die Tendenz etwas anders, hier stieg die allgemeine Sterblichkeit
unter dem Druck der Verdichtung und der Industrialisierung eher
noch etwas an, vor allem natürlich in den Industriestädten – und
Nürnberg war eine davon.

	in Deutschland	in Nürnberg
1820er Jahre	24,8	27,5
1830er Jahre	27,9	28
1840er Jahre	26,6	27,2
1850er Jahre	26,2	29,4
1860er Jahre	26,4	32,8

Tab. 3: Die allgemeine Sterblichkeit in Promille[38]

Die Säuglings- und Kindersterblichkeit ging in Nürnberg in den
letzten Jahren des 19. Jahrhunderts nur äußerst langsam zurück.
Dass sie seit den späten 1870er Jahren überhaupt zu sinken begann,
ist wohl in erster Linie der besseren Wasserversorgung zuzuschreiben. Als der Säuglingsnahrung weniger verunreinigtes Wasser
beigemengt wurde, fiel die Sterblichkeit leicht ab. Seit den 1880er
Jahren sank die Geburtenziffer, auch das begünstigte das Überleben
der Neugeborenen. Da aber in einer Arbeiterstadt wie Nürnberg die
Oberschicht, von der ja die Entwicklung ausging, eher klein war, trat
dies weniger auffällig in Erscheinung als im Deutschen Reich. Die
Säuglingssterblichkeit blieb folglich in Nürnberg auf einem ziemlich
hohen Niveau. In den 30 Jahren zwischen 1880 und 1909 starben
von den in Nürnberg neu Geborenen in der Regel deutlich mehr
als 20, einmal sogar mehr als 30 Prozent. Die Säuglingssterblichkeit
fiel hier nach Überschreiten eines neuen Höhepunktes 1886 (33,03
Prozent)[39] nur langsam, im Jahrfünft 1906/10 überlebte noch immer
eines von sechs Neugeborenen das erste Lebensjahr nicht.

In München, das in ganz Deutschland als Typhusherd berüchtigt
war, lag die Säuglingssterblichkeit in den 1880er Jahren noch deutlich

höher als in Nürnberg, fiel dann aber infolge von Reformen rascher ab und war seit 1900 niedriger als in der fränkischen Stadt. Damals begannen deutsche Großstädte damit, eigene Milchaufbereitungs-anstalten einzurichten, die den Müttern subventionierte und somit billige und zugleich hygienisch einwandfreie Milch anboten. In der bayerischen Hauptstadt entwickelte der Nahrungsmittelchemiker Franz Soxhlet (1848–1927) 1886 einen Apparat, mit dessen Hilfe man die Milch in der Flasche erhitzte. Allerdings war das Gerät anfangs teuer und für die ärmeren Schichten unerschwinglich.

	Berlin	Düsseldorf	Hamburg	Köln	München	Nürnberg	Deutsches Reich
1877/80	29,7	25,8	22,3	23,8	37,7	26,3	20,4
1881/85	27,9	25,1	22,7	25,4	33,2	27,0	20,7
1886/90	26,4	21,2	26,2	25,4	32,1	27,5	20,8
1891/95	24,2	21,5	22,6	25,2	30,5	25,5	20,2
1896/1900	21,8	20,3	18,2	24,3	28,9	25,0	20,1
1901/05	20,2	19,3	17,4	22,1	23,6	24,7	19,7
1906/10	16,4	15,5	15,0	18,7	19,0	20,5	17,4
1911/13	15,1	14,3	13,4	18,5	15,0	17,4	16,3

Tab. 4: Säuglingssterblichkeit in einigen ausgewählten deutschen Großstädten (in Prozent) [40]

Die Milchversorgung in Nürnberg lag jedoch weiterhin im Argen, denn diese Stadt führte keine umfassenden Neuerungen ein. Zwar gab es Klagen über »die häufige Verunreinigung der Milch mit Kuh-kot«. Man versuchte, dies mit dem »Gebrauch von Seihtüchern« zu verhindern und mehr Kontrollen durchzuführen. In den frühen 1890er Jahren wurden täglich über 12 000 Milchproben entnommen und untersucht. Es kam zu einer wachsenden Zahl an Strafanzeigen

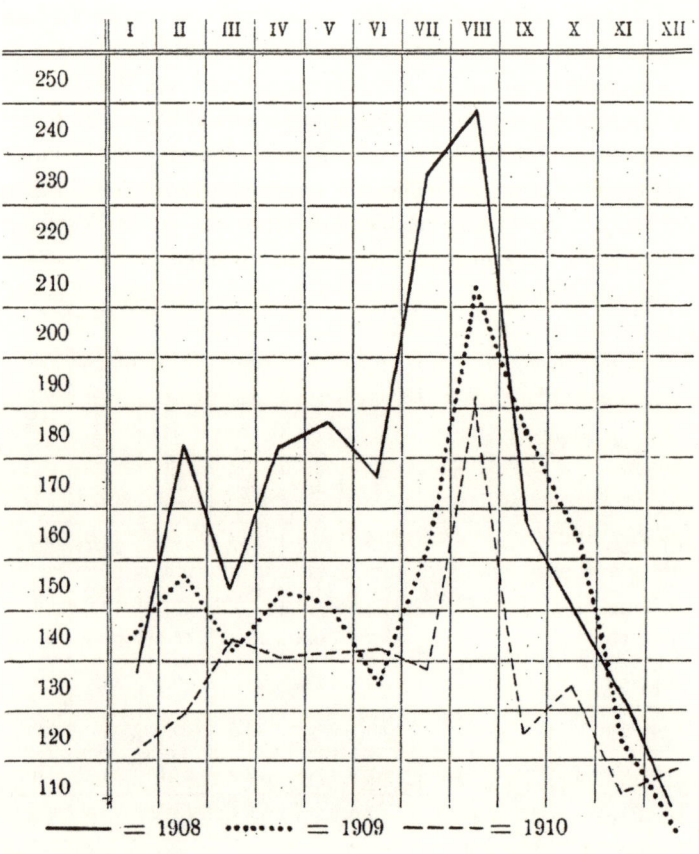

Säuglingssterblichkeit in Nürnberg in den Jahren 1908, 1909 und 1910 auf Monate bezogen

gegen die Lieferanten wegen der Abgabe von verschmutzter Milch.[41] 1893 wurden 257 Milchlieferanten getadelt, weil ihre Milch Zusätze von Wasser oder Schmutz enthielt, die Gefäße unsauber waren oder die Milch entrahmt worden war.[42]

In Nürnberg war die Kanalisation nur unzulänglich erneuert worden. »Nürnbergs hohe Sterberate an gastro-intestinalen Erkrankungen ist über weite Strecken mit derjenigen in München vergleichbar«, urteilt der Medizinhistoriker Jörg Vögele. »Zusätzlich war die Stadt durch außergewöhnlich hohe Sterberaten an Erkrankungen der Atmungsorgane und an Tuberkulose gekennzeichnet, so daß die Stadt zu den ungesünderen Städten des Samples gehörte.«[43]

In den letzten Jahren des 19. Jahrhunderts herrschten in Nürnberg noch immer Krankheiten des Verdauungstraktes vor, fast zwei Drittel aller verstorbenen Säuglinge fielen ihnen zum Opfer, daher kamen desto mehr Säuglinge durch ihr erstes Lebensjahr, je kühler ein Sommer war – und umgekehrt: 1896 war ein ziemlich feuchtes und kühles Jahr, die Anzahl der mit der Diagnose »Brechdurchfall der Kinder« Verstorbenen fiel von 323 im Vorjahr auf 155.[44]

Auch nach der Jahrhundertwende (1900) blieb die Säuglingssterblichkeit in Nürnberg hoch.[45] Das Jahr 1904 mit seinem heißen Sommer kostete in Nürnberg 2 707 Kleinstkindern das Leben, mehr als einem Viertel der Neugeborenen (26,6 Prozent). Das folgende Jahr war erneut von einer schwülen Sommerhitze geprägt – im August starben in Nürnberg 420 Säuglinge. 1906 war die Sterblichkeit ausgeglichener.

Es gab in dieser Stadt weiterhin viel zu wenig Milch für die Neugeborenen, und sie war zu teuer.[46] Zudem wurde immer noch zu wenig gestillt. Der zuständige Nürnberger Bezirksarzt erklärte, dass in Nürnberg in den Jahren 1904 und 1905 wenigstens 600 Mütter hätten stillen können, »daß aber das Stillen wegen der zwingenden Notwendigkeit, die Arbeit wieder aufzunehmen, unterlassen wurde«. Offenbar wussten die Mütter immer noch zu wenig Bescheid, wie wichtig das Stillen war. 1905 wurden zwei Mütterberatungsstellen eröffnet, die anfangs nur wenig Zulauf hatten. Mehr Mütter kamen erst, als zwei Jahre später einige weitere solcher kommunalen Beratungsstellen eingerichtet wurden und den Müttern, die ihre Kinder selbst stillten, Stillprämien versprochen wurden.[47]

Inzwischen hatte sich gezeigt, dass die Milchaufbereitung in anderen deutschen Großstädten sich vorteilhaft auf die Gesundheit der Säuglinge auswirkte. 1906 hatten die zehn größten Städte alle eine solche Einrichtung – bis auf Nürnberg.[48] Daraufhin beschlossen die beiden städtischen Kollegien im Sommer 1907, eine öffentliche Milchanstalt zu gründen, »die einwandfreie Säuglingsmilch und nach ärztlichen Anordnungen zubereitete Milchmischungen ganz allgemein an alle Personen abgibt«.[49] Weitere Maßnahmen wurden jetzt ins Auge gefasst, so eine bessere Fürsorge für Schwangere, Hilfsmittel bei der Entbindung und eine weitere Förderung des Stillens. Der Hebammenverein sollte »die Hebammen fortgesetzt [...] ermahnen, daß sie die von ihnen entbundenen Mütter zum Stillen ihrer Kinder anhalten«.[50]

Aber die beiden städtischen Kollegien entschieden dann am 16. und 30. Juni 1908, »mit einer städtischen Milchanstalt zunächst noch zuzuwarten« und statt dessen lediglich zwei weitere Beratungsstellen zu eröffnen.[51] Eine städtische Milchanstalt kleineren Zuschnitts wurde erst 1915 eingerichtet.

im Jahrfünft	starben von 100 lebend Geborenen in Nürnberg
1881/85	27,05
1886/90	27,52
1891/95	25,48
1896/1900	24,96
1901/05	24,70

Tab. 5: Der Rückgang der Säuglingssterblichkeit in Nürnberg, 1881/85–1900/05.[52]

Das Stillen blieb weiterhin das große Problem. Von 100 lebend geborenen Kindern starben in Nürnberg in den Jahren zwischen 1880 und 1908 stets mehr als 20 Prozent im ersten Lebensjahr; zum ersten Mal fiel diese Quote 1909 auf unter 20 Prozent.[53] Selbst nach der Jahrhundertwende verschied in einzelnen Jahren mehr als ein Viertel aller Neugeborenen im ersten Lebensjahr. 1909 starben in Nürnberg 1854 Säuglinge, im Jahr darauf waren es 1652, davon waren nach Angaben der Mütter 1014 überhaupt nicht gestillt worden, 470 »teilweise« und 168 »ganz«. Von den verstorbenen Säuglingen waren gut zwei Drittel (1120) vor ihrem Tod in ärztlicher Behandlung gewesen, ein knappes Drittel (532) war es nicht. 240 der Verstorbenen hatten sich »in Pflege« befunden.[54]

Der Sommer 1911 war in ganz Deutschland extrem trocken und extrem heiß, in den Monaten Juli und August fielen in Nürnberg nur 30 mm Regen, im ganzen Jahr nur Jahr 384 mm, das war etwa

die Hälfte der normalen Menge. Es war drückend heiß, die Kuhmilch verdarb rasch. Dieser Sommer kostete im Deutschen Reich
vermutlich an die 300 000 Neugeborene das Leben, in Nürnberg
starben in diesem Jahr 1798 von 8 836 lebend Geborenen. Allerdings
war der Anteil der Säuglinge, der in diesem heißen Sommer an Erkrankungen der Atemwege verstarb, mit 12,9 Prozent viel niedriger
als sonst.[55] Im folgenden Jahr, im kühlen Sommer 1912, war die Säuglingssterblichkeit mit 15,6 Prozent vergleichsweise niedrig.

Nach der Jahrhundertwende und in den ersten Jahren des 20.
Jahrhunderts machten die verstorbenen Säuglinge und Kleinkinder
(bis zu fünf Jahren) noch immer einen Anteil von weit über 50 Prozent aller Verstorbenen aus, ja gerade im Jahr 1900 lag dieser Anteil
nur knapp unter 60 Prozent (59,6). Auch in den folgenden Jahren
pendelte er zwischen 55 und 58 Prozent, 1907 fiel er erstmals unter
die 50-Prozent-Grenze, dann ging er noch weiter zurück, bis er ab
1912 deutlich unter 40 Prozent fiel.[56]

Alter (in Jahren)	Sterblichkeit (Anteil an der Altersgruppe in Prozent)	
	1867	1913
0–1	35,74	30,63
1–5	11,94	8,04
5–20	4,11	4,15
20–50	24,00	21,74
50–70	15,45	20,92
über 70	9,26	14,22
gesamte Sterblichkeit in Prozent	3,12	1,31
gesamte Sterblichkeit absolut	2 311	4 691

Tab. 6: Der Anteil verschiedener Altersgruppen an den in Nürnberg Verstorbenen[57]

Nürnberg stand damit fest verankert in der Tradition der Großstädte im Osten und Süden des Deutschen Reiches, wo die Sterblichkeit gewöhnlich höher war als in den Städten Nord- und West-
deutschlands. Unter den zehn oder zwölf größten Städten, zu denen
Nürnberg gehörte, befand sich diese Stadt im Jahr 1877 mit einer
Sterberate von 26,3 noch im Mittelfeld; im Jahr 1900 lag diese Rate
bei 23,8, da war sie nur noch in Breslau und München höher, beides
Städte mit einer hohen Tuberkulose- und Säuglingssterblichkeit.[58]

Die statistischen Angaben über das letzte Jahr vor Kriegsausbruch geben einen guten Einblick: Im letzten Friedensjahr (1913)
starben in Nürnberg 4691 Menschen, davon waren rund 40 Prozent Kinder unter 15 Jahren, allein über 30 Prozent Säuglinge. Die
Verstorbenen, die 20 bis 50 Jahre alt geworden waren, machten jetzt
einen beträchtlichen Teil aller Verstorbenen aus und zeigen deutlich
die noch immer geringe Lebenserwartung von kaum über 45 Jahren
für beide Geschlechter zusammen. Immerhin war der Anteil älterer
Menschen nun etwas größer geworden, so waren jetzt mehr als 10
Prozent der Menschen bei ihrem Tod zwischen 60 und 70 Jahre alt
und etwa ebenso viele über 70, weitere 3,69 Prozent hatten das 80.
Lebensjahr vollendet.

---

1   Johann Peter Süßmilch, Die göttliche Ordnung in den Veränderungen
     des menschlichen Geschlechts, Bd. 2, Berlin ³1765, S. 313.

2   Rudolf Virchow, Ueber die Sterblichkeitsverhältnisse Berlin's, in: ders.,
     Gesammelte Abhandlungen aus dem Gebiet der öffentlichen Medicin und
     Seuchenlehre, Bd. 2, Berlin 1879, S. 564–573.

3   Friedrich Prinzing, Die Entwickelung der Kindersterblichkeit in den
     europäischen Staaten, in: Jahrbücher für Nationalökonomie und Statistik 23
     (1899), S. 577–635.

4   Carl Majer, Die Sterblichkeit der Kinder während des ersten Lebensjahres
     in Bayern, in: Journal für Kinderkrankheiten 29 (1871), S. 153–198.

5   K. J. Matz, Pauperismus und Bevölkerung. Die gesetzlichen Ehebeschrän-
     kungen in den süddeutschen Staaten während des 19. Jahrhunderts,
     Stuttgart 1980.

6   Sozialgeschichtliches Arbeitsbuch II. Materialen zur Statistik des Kaiser-
     reiches 1870–1914, hg. von G. Hohorst u. a., München ²1986, S. 36.

7   Vgl. Franz Daffner, Das Wachstum des Menschen. Anthropologische Studien, Leipzig 1897, S. 11.

8   August Bebel, Die Frau und der Sozialismus, Ndr. Berlin(-Ost) 1971, S. 340.

9   M. Peter u. Patricia Ward, Infant Birth Weight in Industrializing Montreal, in: American Historical Review 90 (1984), S. 324–345.

10 John C. G. Röhl, Wilhelm II., Die Jugend des Kaisers 1859–1888, München 1993, S. 32.

11 Julius Cnopf, Über die Wichtigkeit der Anwendung der Wage in der Kinderpraxis, in: Journal für Kinderkrankheiten 58 (1872), S. 219. Siehe auch L. Fleischmann, Über Ernährung und Körperwägungen der Neugeborenen und Säuglinge, in: Wiener Klinik 3 (1877), S. 145–194.

12 Vgl. R. Finckenstein, Ueber die Kindersterblichkeit in Breslau, in: Deutsche Vierteljahresschrift für öffentliche Gesundheitspflege 2 (1870), S. 563–572.

13 Vgl. Anonymus, Ueber die Ammenindustrie in Frankreich, in: Journal für Kinderkrankheiten (1872), S. 234–270.

14 John Knodel, Breast Feeding and Population Growth, in: Science 198 (1977), S. 1111 ff.; Rosmarie Beier, Die Geschichte der Muttermilch. Bilder und Deutungen eines »Körpersaftes«, in: Universitas 51/3 (1996), S. 252–265.

15 Mozarts Briefe, hg. von Willi Reich, Zürich 1986, S. 305, 313.

16 Elisa von der Recke, Tagebuch einer Reise durch einen Theil Deutschlands und durch Italien, in den Jahren 1804 bis 1806, Bd.1, Berlin 1815, S. 20 f.

17 W. Stricker, Zur Kindersterblichkeit in Württemberg, in: Archiv für pathologische Anatomie und Physiologie und für klinische Medicin 32 (1865), S. 390–392.

18 Zit. nach: Wolfgang Zorn / Christian Probst, Karl Georg Bredauer, Bezirksamt Riedenburg. Eine topographisch-ethnographische Bezirksbeschreibung von 1861, in: Verhandlungen des historischen Vereins der Oberpfalz 125 (1985), S. 266, 276 f.

19 Zit. nach: Wolfgang Zorn, Hg., Augsburg um 1860. Ein unveröffentlichter Amtsarztbericht als sozialgeschichtliche Quelle, in: Zeitschrift des Historischen Vereins für Schwaben 76 (1982), S. 109.

20 Nürnberg vor 125 Jahren. Die Medizinal-Topographie von 1862, verfaßt von Dr. med. Adalbert Küttlinger und Dr. med. Hermann Reuter, bearbeitet und eingeleitet von Jutta Seitz (Nürnberger Forschungen 24), Nürnberg 1984, S. 73.

21 Wilhelm Brenner-Schäffer, Darstellung der sanitätlichen Volkssitten und des medizinischen Aberglaubens im nordöstlichen Theile der Oberpfalz. Zur oberpfälzischen Volksmedizin, Amberg 1861, S. 14.

22 Escherich, Ueber künstliche Ernährung und eine neue Methode der Nahrungsmengen-Berechnung«, in: MMW 44 (1889).

23 Bebel (wie Anm. 8), S. 490.

24 Jörg Vögele, Sozialgeschichte städtischer Gesundheitsverhältnisse während der Urbanisierung, Berlin 2001, S. 127.

25 Süßmilch (wie Anm. 1), Bd. 1, S.103.

26 Manfred Vasold, Die Säuglings- und Kleinkindersterblichkeit in Nürnberg im 19. Jahrhundert, in: Zs. für bayerische Landesgeschichte 70/2 (2007), S. 503–540.

27 Vögele (wie Anm. 24), S. 329 Tab. 5.1, S. 338.

28 Vgl. Wilhelm Kruse, Die Verminderung der Sterblichkeit in den letzten Jahrzehnten und ihr jetziger Stand, in: Zeitschrift für Hygiene und Infektionskrankheiten 25 (1897), 117 f.

29 Louis-Sébastien Mercier, Tableau de Paris, Ndr. Zürich 1990, S. 300–302.

30 Siehe auch Lawrence Stone, The Family, Sex and Marriage in England 1500–1800, Harmondsworth 1979, S. 57.

31 Reinhard Spree, Soziale Ungleichheit vor Krankheit und Tod. Zur Sozialgeschichte des Gesundheitsbereichs im Deutschen Kaiserreich, Göttingen 1981, S. 54, 56, 66, 77.

32 Gerhard A. Ritter / Klaus Tenfelde, Arbeiter im Deutschen Kaiserreich 1871 bis 1914, Bonn 1992, S. 492, Tab. 35. Siehe Hans-Ulrich Wehler, Deutsche Gesellschaftsgeschichte, Bd. 3, München 1995, 591 f.; Jörg Baten, Ernährung und wirtschaftliche Entwicklung in Bayern (1730–1880) (Beiträge zur Wirtschafts- und Sozialgeschichte 82), Stuttgart 1999, S. 89.

33 Ritter/Tenfelde (wie Anm. 32), S. 200.

34 Anne I. Hardy, Ärzte, Ingenieure und städtische Gesundheit. Medizinische Theorien in der Hygienebewegung des 19. Jahrhunderts. Frankfurt/M. 2005, S. 207.

35 Statistisches Jahrbuch der Stadt Nürnberg 1, Nürnberg 1910, Tab. 73: Wichtige Todesursachen 1880–1909.

36 Gerhard Siefert / Rosemarie Meier, Einführung in die Immunbiologie, Heidelberg/Wiesbaden ²1990, S. 11.

37 Hubert Seidlmayer, Geburtenzahl, Säuglingssterblichkeit und Stillung in München, München 1937, S. 20 ff.

38 Erarbeitet nach den Informationen aus W. Fischer / J. Krengel / J. Wietog, Sozialgeschichtliches Arbeitsbuch I. Materialien zur Statistik des Deutschen Bundes 1815–1870 (Statistische Arbeitsbücher zur neueren deutschen Geschichte 1), München 1982. S. 26 f.; die Angaben über Nürnberg nach Karl Kisskalt, Die Sterblichkeit in der ersten Hälfte des 19. Jahrhunderts in den deutschen Städten, in: Zeitschrift für Hygiene und Infektionskrankheiten 98 (1922), S. 11, Tab, IX, bzw. Vögele (wie Anm. 24), S. 92, Tab. 2.2, nennt für Nürnberg in den 1820er Jahren etwas andere Zahlen, nämlich 26,6 Promille. Selbst in einer kleinen fränkischen Stadt wie Rothenburg o. d. T. war die Sterblichkeit in den 1850er Jahren noch höher, nämlich 33,8 Promille, im Rothenburger Landgebiet immerhin noch 31,8 Promille. Alt-Rothenburg zum 100jährigen Jubiläum. Jahrbuch des Vereins Alt-Rothenburg zum hundertjährigen Jubiläum, hg. vom Verlag des Vereins Alt-Rothenburg, Rothenburg 1998, S. 203–264.

39 Statistisches Jahrbuch (wie Anm. 35), Tab. 68: Säuglingssterblichkeit 1880–1909.

40 Vögele (wie Anm. 24), S. 135, Tab. 2.18. Köln war lange Zeit in Preußen die dichtbesiedeltste deutsche Großstadt, die Einwohnerzahl pro Hektar lag 1871 bei 167,8. Nach der Entfestigung Kölns (1882) verbesserten sich dort die Gesundheitsverhältnisse deutlch.

41 Die Bayerische Milchversorgung. Eine Denkschrift über die Frischmilchversorgung der Stadt Nürnberg, die Entstehung, Entwicklung und Organisation des Unternehmens und die milchwirtschaftlichen Verhältnisse im Einzugsgebiet, hg. von Adam Pickel, o. O., o. J. (vermutlich Nürnberg 1940), S. 41.

42 Bezirksarzt Dr. Vogel, Kontrolle und Konsum animalischer Nahrungsmittel, in: Bericht über die Gesundheitsverhältnisse und Gesundheitsanstalten in Nürnberg, Nürnberg 1893, 64 f.

43 Vögele (wie Anm. 24), S. 492.

44 Bericht über die Gesundheitsverhältnisse und Gesundheitsanstalten in Nürnberg (wie Anm. 42), 1896, 25.

45 Statistisches Jahrbuch (wie Anm. 35), Tab. 71: Säuglingssterblichkeit (nach Monaten) 1904–1909.

46 Bericht über die Gesundheitsverhältnisse und Gesundheitsanstalten in Nürnberg (wie Anm. 42), 1908, 45 f.; Statistisches Jahrbuch 1 (wie Anm. 35), Tab. 71–72.

47 I. Steinhardt, Über moderne Säuglingsfürsorge, in: Dt. Vierteljahrschr. für öff. Gesundheitspflege 41 (1909), S. 660–666; Martina Bauernfeind, Stadtentwicklung Nürnbergs und Erlangens unter Georg Ritter von Schuh, Nürnberg 1998 (Nürnberger Werkstücke zur Stadt- und Landesgeschichte 60), S. 299 f.

48 J. Trumpp, Die Milchküchen und Beratungsstellen im Dienste der Säuglingsfürsorge, in: Zs. Für Säuglingsfürsorge 2 (1908), S. 120.

49 Maßnahmen, welche die beiden städtischen Kollegien der Stadt Nürnberg zur Verminderung der Säuglingssterblichkeit in Nürnberg in den Sitzungen vom 5. und 23. Juli, 28. August und 3. September 1907 beschlossen haben, Nürnberg o. J. (vermutlich 1907; Stadtbibliothek Nürnberg, Signatur: Nor. 903.2°), Art. III. Förderung des Stillens, § 1 (S. 4).

50 Ebd., Art. III. Förderung des Stillens, § 1 (S. 4).

51 Verwaltungsbericht der Stadt Nürnberg für das Jahr 1908, Nürnberg o. J. (vermutlich 1909), S. 332.

52 Statistisches Jahrbuch der Stadt Nürnberg 6 (wie Anm. 35), Nürnberg 1916, Tab. 127.

53 Statist. Jb. der Stadt Nürnberg 1 (wie Anm. 35), Tab. 68.

54 Bericht über die Gesundheitsverhältnisse und Gesundheitsanstalten in Nürnberg (wie Anm. 42), 1910; bringt einige anschauliche Graphiken, v. a. zur Säuglingssterblichkeit in Nürnberg (59).

55 Erwin Zeltner, Untersuchungen über die Frühsterblichkeit auf Grund der Nürnberger Leichenscheine, in: Gesundheitsfürsorge für das Kindesalter 6/1 (1930), 34 Tab. 6. Als 1918/19 die schwere Grippepandemie grassierte, belief sich dieser Anteil in Nürnberg auf 34,7 Prozent.

56 Bauernfeind (wie Anm. 47), S. 448 Tab. A 9.

57 Erarbeitet nach dem Nürnberger Verwaltungsbericht für das Jahr 1869, Nürnberg 1870, S. 12; für 1913 nach dem Bericht über die Gesundheitsverhältnisse und Gesundheitsanstalten in Nürnberg, 1913, S. 32 f.

58 Vögele (wie Anm. 24), S. 243 Tab. 3.9.

Geschlechtskrankheiten

Geschlechtskrankheiten breiten sich eher langsam aus. Die Inkubationszeit dieser ansteckenden Krankheiten ist zwar kurz, aber die Übertragung der Erreger erfolgt auf eine etwas umständliche Weise und fast immer durch Geschlechtsverkehr. In der Straßenbahn kann man das Grippevirus problemlos weitergeben oder sich selbst leicht mit der Grippe infizieren, aber wohl kaum mit Gonorrhoe oder Syphilis. Diese Krankheiten treten daher häufiger endemisch als epidemisch auf, d. h. sie sind in der Regel ständig präsent und nehmen eigentlich nur in Krisenzeiten etwas schneller zu.

Epidemische Ausmaße erreichen diese Krankheiten am ehesten in schlechten Zeiten, wenn viele Menschen Trost suchen in der Sexualität, weil es an anderen Vergnügungen mangelt, und wenn Not und Verzweiflung groß sind und es vielleicht obendrein noch an den altbekannten Verhütungsmitteln fehlt. Die Jahre nach 1918 und nach 1945, also beide Male nach einem für Deutschland verlorenen Weltkrieg, sahen eine deutliche Zunahme der Geschlechtskrankheiten.

Eine Krankheit aus der Neuen Welt?

Der Kontakt mit fremden Völkern oder mit fremden Menschen kann gefährlich sein. Das erfuhren die Konquistadoren und zugleich die amerikanischen Ureinwohner, als sie sich vor gut 500 Jahren erstmals begegneten. Die Europäer brachten neben Pferden und anderen Tieren auch Krankheitserreger in die Neue Welt, welche die Einheimischen regelrecht dahinrafften. Das Massensterben unter den Völkern der Neuen Welt in der ersten Hälfte des 16. Jahrhunderts ist vor allem auf Infektionskrankheiten zurückzuführen, namentlich auf Pocken, Masern und Grippe. Die indigenen Völker Amerikas, die Indianer, so heißt es, hätten sich mit einer Krankheit der Neuen Welt, der Syphilis, gerächt.

Richtig ist wohl, dass sich in den Jahren nach 1492 in Europa, vor allem im Süden, eine Seuche rasch ausbreitete, die viele Menschen betraf und etliche tötete. Tatsächlich ist nicht genau bekannt, wann die Syphilis erstmals in Europa grassierte. Im Altertum gibt es keine eindeutigen Beweise für ihr Auftreten. Häufig wird sie mit dem Feldzug des französischen Königs Karl VIII. in Italien anno 1494 in Verbindung gebracht, denn damals, unmittelbar nach der Entdeckung Amerikas, ging eine schwere Seuche im Heer um. Danach breitete sie sich rasch in Europa aus – allerdings für solch eine Krankheit mit recht spezieller Übertragung allzu rasch. Allein dies spricht gegen eine Geschlechtskrankheit.

Für die Syphilis gab es viele Namen: Morbus gallicus, Franzosenkrankheit, Morbus americanus usw. Dabei hatte schon ein italienischer Arzt im Zeitalter der Renaissance, Girolamo Fracastoro (1478–1553), sie Syphilis genannt, in Anlehnung an einen Hirten dieses Namens, der an der Krankheit litt. Die Bezeichnung setzte sich allerdings erst in der zweiten Hälfte des 18. Jahrhunderts langsam durch.

Solange es der Medizin als Wissenschaft an Heilerfolgen mangelte, war bei Syphilis die Quecksilberkur das Mittel der Wahl. Der Humanist und Syphilitiker Ulrich von Hutten unterzog sich einer Quecksilberbehandlung. In seiner Schrift »Über die Gallische Krankheit« schilderte er die schmerzhafte Kur. Als Auslöser seiner »Mal franzos« stellte Hutten sich ein geflügeltes Würmchen vor, also eine Art lebenden Organismus. Vielleicht war bei ihm zusätzlich Malaria mit im Spiel. In einer seiner Schriften führt er ein Zwiegespräch mit dem Fieber:

HUTTEN: »Du verbrennst das Geblut.«

FEBER: »Ich lesche aus die Brunst der Unkeuschheit.«

HUTTEN: »Du bringst Schmerzen.«

FEBER: »Ich treib aus Unreinigkeit.«

Geschlechtskrankheiten waren lange Zeit weit verbreitet. Die Queck-silberkur war qualvoll und teuer und half dem Arzt oft mehr als dem Kranken. »Ich kenne einen Doktor, der sich ein Haus von purem Quecksilber gebauet«, schreibt der junge Arzt und Dichter Fried-rich Schiller 1782 in seinem Schauspiel »Die Räuber«.

Die Verbreitung der Geschlechtskrankheiten

Über die genaue Verbreitung der venerischen Krankheiten in der ferneren Vergangenheit ist nicht viel bekannt; am ehesten weiß man über die eine oder andere große Persönlichkeit und die Situation in einzelnen Städten Bescheid. Das 18. Jahrhundert nennt man aus gutem Grund »das galante Zeitalter«. Als Giacomo Casanova (1725–1798) seine Memoiren verfasste, bemerkte er, auf ein langes, erfülltes Leben zurückblickend, er habe die eine Hälfte damit zuge-bracht, sich eine Geschlechtskrankheit zuzuziehen, und die andere, sich wieder davon zu befreien.[1] Damit ist viel gesagt, doch darf man diese Worte auch nicht überinterpretieren. Was dieser berühmte Reisende, der in ganz Europa herumkam, da schrieb, mag für seine Person zutreffend gewesen sein, aber Casanova war sicherlich kein typischer Repräsentant seiner Zeit.

Zuverlässige Angaben über die Verbreitung sind eigentlich erst für das 19. Jahrhundert möglich, für das Zeitalter der Urbanisie-rung und der Industrialisierung. Geschlechtskrankheiten traten viel häufiger in großen Städten auf, wo die Menschen einander nicht kannten und weniger voneinander wussten. Die Konservativen, die Städte verabscheuten, betrachteten diese Agglomerationen, diese Zusammenballungen von Menschen, als Fluch Gottes und die Sy-philis wiederum als einen Fluch der Städte und der modernen Zivi-lisation. Sie versuchten nachzuweisen, dass das Leben in der Stadt zu körperlicher und seelischer Degeneration führte. Die Verstädterung bewirke eine negative Auslese, so behaupteten sie, die städtischen

Unterschichten seien zeugungsunfähig und dem Alkohol verfallen, ihre Jugend verwahrlose und werde geschlechtskrank. Der in seiner politischen Haltung völkisch ausgerichtete Arzt Hermann Rohleder verwies auf die starke »Durchseuchung« der großen Städte mit Geschlechtskrankheiten, als er schrieb: »Zivilisation ist Syphilisation.« Der junge Gelehrte Louis Pasteur (1822–1895), der selbst aus einer Kleinstadt stammte, aus Dôle im französischen Jura, schrieb aus Paris an seinen Vater: »Hier sehen wir mehr als anderswo Laster und Tugend, Ehrenhaftigkeit und Betrug, Reichtum und Armut, die ständig aufeinandertreffen.«

Viele große Städte errichteten im Lauf des 19. Jahrhunderts ein kommunales Krankenhaus. Die Stadt Nürnberg zum Beispiel eröffnete 1845, als sie ziemlich genau 50 000 Einwohner zählte, ein neues Allgemeines Krankenhaus mit rund 500 Betten. In der Folge lagen in diesem Spital Jahr für Jahr 250 bis 300 Kranke mit Geschlechtskrankheiten, in den 1860er Jahren waren es mehr als 400 und 30 Jahre später an die 700. Die Krankenhausgeschichte der deutschen Großstädte im 19. Jahrhundert ist auch eine Geschichte der Geschlechtskrankheiten. Jeder zehnte Krankenhauspatient war geschlechtskrank, und die Tendenz war steigend.

Die Geschlechtskrankheiten bevorzugten einzelne Bevölkerungsgruppen. Sie waren verständlicherweise eher die Krankheiten der jungen als der älteren Menschen, eher die der Ledigen als der Verheirateten. Am häufigsten waren jüngere und ledige Städter infiziert. So wurden im Etatjahr 1846/47 im Nürnberger Krankenhaus insgesamt 154 »Venerische« gezählt, davon waren 14 zwischen zehn und neunzehn, 101 zwischen zwanzig und neunundzwanzig, 20 zwischen dreißig und neununddreißig Jahre und nur 19 älter als vierzig Jahre.[2] Der Anteil der Geschlechtskranken war unter den Fabrikarbeiterinnen und den Lehrlingen beziehungsweise den Gesellen besonders hoch. Überhaupt stieg in den 1850er Jahren die Zahl der weiblichen Infizierten schneller an als jene der Männer, was sich vermutlich so erklärt, dass einige der männlichen Geschlechtskranken nun im Militärkrankenhaus behandelt wurden. 1858/59 lagen in diesem Allgemeinen Nürnberger Krankenhaus etwas mehr weibliche als männliche Geschlechtskranke. Fünf Jahre später hatte der »Stand der Syphilitischen« um 57 Prozent zugenommen, von 266

Erkrankten auf 417 – die Männer von 142 auf 243, die Frauen von 124 auf 174. Das zeugt nicht unbedingt von einem raschen Anstieg der Infektion, sondern eher davon, dass die Behörden nun sorgfältiger kontrollierten.

Auch die einzelnen Berufsgruppen waren, urteilt man nach den Patienten im Krankenhaus, unterschiedlich stark betroffen, wobei man hinzufügen muss, dass vor 100 Jahren sowieso noch immer in erster Linie die unverheirateten, jüngeren, eben die unbehausten Menschen ein Krankenhaus aufsuchten. Menschen, die ein eigenes Heim besaßen, blieben zuhause. Die Lehrlinge und die Handwerksgesellen waren 1891 in Nürnberg auf keiner Abteilung häufiger anzutreffen als auf der venerischen. Auch jeder dritte unter der Bezeichnung »Künstler oder Commis« geführte Patient war ein Opfer der Venus geworden. Und von den Fabrikarbeiterinnen war sogar mehr als jede zweite Patientin wegen einer Geschlechtskrankheit im Krankenhaus, von den männlichen Arbeitern allerdings nur jeder sechste Patient. Seit 1870 wurden die Prostituierten in diesem Krankenhaus als eigene Berufsgruppe geführt – 99 Prozent von ihnen, was Wunder, lagen auf der Venerischen Abteilung.

Wie kamen die Infektionen zustande? Sehr häufig gingen sie von Prostituierten aus, vermutlich oft von nicht registrierten Frauen, die dieser Tätigkeit nachgingen. Viele der Geschlechtskranken kamen um 1850 nicht freiwillig zum Arzt, vielmehr wurden sie auf der Straße aufgegriffen und untersucht, ob sie es wollten oder nicht. Als geschlechtskrank verdächtigte Personen dem Arzt vorzuführen, auch gegen ihren Willen, war noch im frühen 20. Jahrhundert keine selten ausgeübte polizeiliche Praxis. Die Festgenommenen nannten dann die Person, mit der sie »vertrauten Umgang gepflogen«, wie es in den Akten heißt. Viele der aufgegriffenen Personen gaben allerdings nur an, von einer »unbekannten Frauensperson« angesprochen worden zu sein. Zumeist konnten sie nur ungenaue Angaben machen, etwa eine »großgewachsene Frauensperson« beschreiben oder den Ort nennen, wo sie die Bekanntschaft gemacht hatten. In einigen Fällen nannten die Infizierten auch die Geldsumme, die sie für den Beischlaf entrichtet hatten, das waren in Süddeutschland, wo man die Guldenwährung hatte, meist 9, 12 oder 15 Kreuzer, sehr viel seltener 24 oder gar 30.

In der breiten Bevölkerung war der Anteil der Geschlechtskranken natürlich deutlich niedriger als unter den Krankenhauspatienten: In Berlin beispielsweise befanden sich am Ende des 19. Jahrhunderts von 10 000 Einwohnern 48,2 wegen einer Geschlechtskrankheit in ärztlicher Behandlung, in den kleineren Städten und Landgemeinden nur ein Bruchteil davon (3,3). Aber in den städtischen Krankenhäusern machten die Geschlechtskranken weiterhin einen beträchtlichen Teil aus, wobei man nicht vergessen darf, dass es in den Garnisonsstädten darüber hinaus noch eigene Militärspitäler gab, mithin also weitere Geschlechtskranke.

Betroffen waren viele Menschen irgendwann einmal im Laufe ihres Lebens, und man muss annehmen, dass manch einer die Krankheit – genauer: die Syphilis, denn das ist ihre Eigentümlichkeit – so lange mit sich herumschleppte, bis sie sich sogar des Gehirns bemächtigt und dort Schaden angerichtet hatte. Die Syphilis galt als besonders heimtückische Krankheit, weil nach einer ersten Phase, in der sie sich an Effloreszenzen, Hautveränderungen, im Genitalbereich zeigt, eine symptomfreie Latenzzeit eintritt, der dann eine meist tödliche dritte Phase folgt, die mit Hirnerweichung (Encephalomalazie) einhergeht. Die beiden politischen Attentäter, die im Jahr 1878 Kaiser Wilhelm I. zu töten versuchten, der geisteskranke Klempnergeselle Hödel im Mai, und der Psychopath Dr. Karl Nobiling, waren angeblich beide syphiliskrank.

Syphilis und andere Geschlechtskrankheiten

Unter dem Begriff »Syphilis« fasste man im 19. Jahrhundert noch immer mehrere Geschlechtskrankheiten zusammen, auch Gonorrhoe sowie harten und weichen Schanker. Solange die Erreger nicht identifiziert waren, konnten sie mikrobiologisch nicht sicher unterschieden werden. Lange Zeit hielt man Gonorrhoe und Syphilis für ein und dieselbe Krankheit, also vom selben Krankheitskeim verursacht.

Gonorrhoe war in Mitteleuropa stets die sehr viel häufigere Erkrankung, sie ist längst nicht so gefährlich wie die Syphilis. Der Erreger der Gonorrhoe ist ein gramnegatives Bakterium, eine

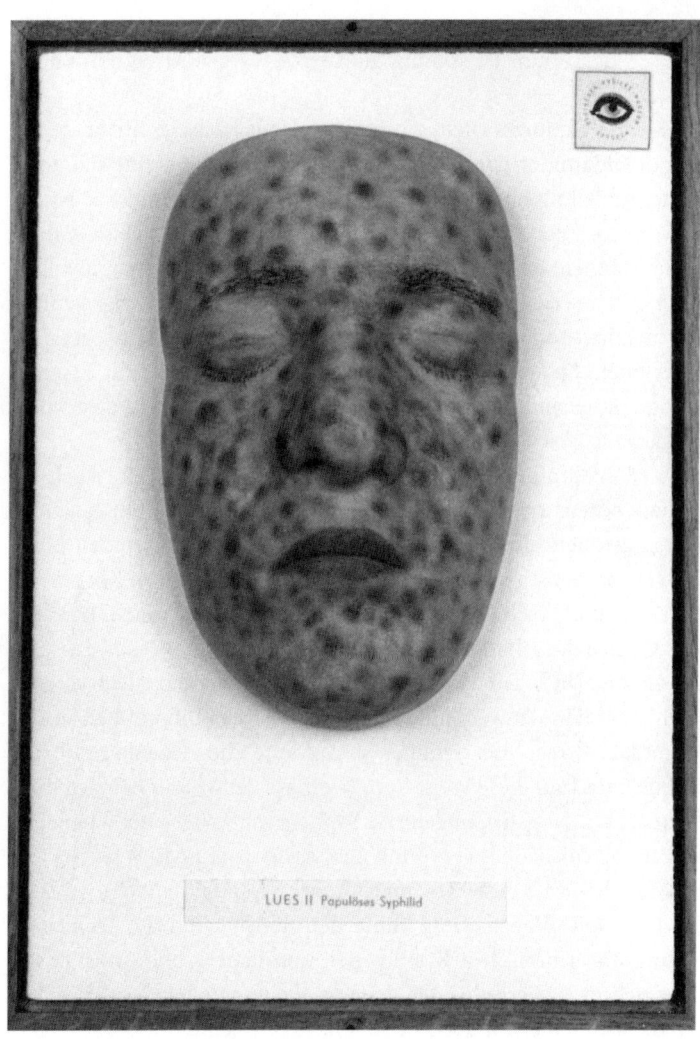

LUES II Papulöses Syphilid

Hautmoulage, papulöse Syphilis

Gonokokke, die 1879 von dem Breslauer Bakteriologen Albert
Neißer (1855–1916) gefunden wurde. Erst mit der Entdeckung des
Treponema pallidum durch den Zoologen Fritz Richard Schaudinn
(1871–1906) und den Dermatologen Erich Hoffmann (1868–1959)
im Jahr 1905 war wirklich klar, dass die beiden Krankheiten von

verschiedenen Erregern verursacht wurden. Das Syphilis verursachende Bakterium ist spiralig gewunden, es gehört zu den Spirochäten.

Bei der Gonorrhoe tritt zwei bis fünf Tage nach der Infektion, die so gut wie immer durch Geschlechtsverkehr erfolgt, eine schmerzhafte, schleimig-eitrige Entzündung auf, welche – und das ist für Gonorrhoe typisch – mit einem gelb-grünlichen Ausfluss einhergeht. Männer verspüren in diesem Anfangsstadium einen häufigen Drang, Wasser zu lassen; bei Frauen kann die Infektion viel weniger schmerzhaft verlaufen, deshalb wird sie bei ihnen sogar gelegentlich übersehen. Später treten häufig Gelenkentzündungen in Erscheinung. Unbehandelt kann es zu chronischen Entzündungen kommen.[3]

Viel schlimmer verläuft eine Infektion mit Syphilis. Auch als »Lues« bezeichnet, ist dies eine heimtückische Krankheit, die in der Vergangenheit oft übersehen wurde und dann unbehandelt blieb, bis sie von selbst zum Stillstand kam – oder den ganzen Körper mit ihrem Gift überschwemmte und das Zentralnervensystem oder gar das Gehirn dauerhaft schädigte.

Geschlechtskrankheiten wie die Syphilis werden nicht vererbt; wohl aber können werdende Mütter den Fötus in ihrem Leib anstecken: Der Erreger der Syphilis ist imstande, die Plazenta zu durchdringen und auf diese Weise vom Kreislauf der Mutter in jenen ihrer Frucht zu gelangen. Congenitale Syphilis war keine ganz seltene Erkrankung von Säuglingen; ähnlich ist es heute mit AIDS. 1915 kamen in München 42 Kinder mit angeborener Syphilis zur Welt.

Die breite Bevölkerung ahnte den hohen Grad der Durchseuchung mit venerischen Krankheiten und hatte große Angst davor. Der Begriff »venerisch«, der sich von Venus ableitet, der Göttin der Liebe, war seinerzeit auch den einfacheren Leuten bekannt. Trotzdem war die Jugend neugierig und bereit, sich auf Liebesabenteuer einzulassen. Als der Vater des Arztes und Dichters Arthur Schnitzler (1862–1931), Dr. Johann Schnitzler, selbst ein berühmter Wiener Laryngologe, dahinterkam, dass sich sein minderjähriger Sohn auf die ersten Liebesabenteuer eingelassen hatte, hielt er ihm nicht nur eine Standpauke, sondern nahm ihn mit in sein Ordinationszimmer. Dort gab er ihm, so schrieb Arthur Schnitzler später in seiner

Autobiographie »Jugend in Wien«, »die drei großen gelben Kaposischen Atlanten der Syphilis und der Hautkrankheiten zu durchblättern, um hier die möglichen Folgen eines lasterhaften Wandels in abschreckenden Bildern kennenzulernen«.

Dieser »Atlas der Syphilis« war nach dem bedeutenden Wiener Syphilidologen Moriz Kaposi (1837–1902) benannt, der seinerzeit in Wien praktizierte. Kaposi kam aus Ungarn, aus der Stadt Kaposvar, die am Fluss Kapos gelegen ist, und hieß eigentlich Moriz Kohn. Da es aber in Wien so viele Kohns gab – und viel Antisemitismus, zumal unter den Ärzten, die starke jüdische Konkurrenz hatten –, nannte er sich nach seinem Geburtsort Kaposi. Heute ist ein Tumor nach ihm benannt, der bei HIV-Infizierten häufig anzutreffen ist, das Kaposi-Sarkom.

Die Angst vor der Infektion

Die Warnungen des Vaters hinderten Arthur Schnitzler nicht daran, weiterhin einen Lebenswandel zu führen, der ihn letztendlich in den Stand versetzte, Dramen wie »Liebelei«, »Der Reigen« oder »Anatol« zu schreiben. Der junge Schnitzler hat vom Kelch der Liebe mehr als nur genippt – er hat einen gehörigen Schluck daraus getrunken. Nirgendwo, so haben Historiker behauptet, sei das Fin de Siècle verliebter, sinnlicher und melancholischer gewesen als in Wien, und gerade in dieser großen alten Hauptstadt mit ihren Bewohnern vieler Nationalitäten gab es damals nicht wenige wie ihn, die sich nach körperlicher Liebe sehnten und sich infizierten. Von einem 45-jährigen verheirateten Mann berichtet Schnitzler, dass dieser »sich eben im Höhestadium einer kürzlich erworbenen Lues befand und ihm daher die Gefahren nicht mehr drohten, von denen mir die kleinen Abenteuer der Stunde vergällt wurden und die mich manchmal auf sie verzichten ließen. Dem Beneidenswerten konnte gewissermaßen nichts mehr geschehen, höchstens, daß er eine Gehirnerweichung bekam, ein Schicksal, das ihn tatsächlich schon nach wenigen Jahren ereilen sollte.« Schnitzler schreibt weiter von einer seiner Patientinnen, die er reizend fand, sodass er schon gewillt war, sich auf ein Abenteuer mit ihr einzulassen. Als er indes bei einer gründlichen ärztlichen Untersuchung feststellen musste, daß ein bestimmter Lymphknoten angeschwollen war, war er klug genug, auf eine Affäre zu verzichten.[4]

Geschlechtskrankheiten waren gefürchtet, doch der Sexualtrieb war oft stärker als die Angst. Niemand hat die Verbreitung dieser Krankheiten und die Furcht davor anschaulicher beschrieben als der gleichfalls in Wien geborene Stefan Zweig (1881–1942). »Es war für die Jugend eine schlimme Zeit«, heißt es in seiner Autobiographie »Die Welt von Gestern«. »Unbefangene, ehrliche Beziehungen, also gerade was der Jugend nach dem Gesetz der Natur hätte Beglückung und Beseligung bedeuten sollen, waren nur den allerwenigsten gegönnt. Und wer von jener Generation sich redlich seiner allerersten Begegnungen mit Frauen erinnern will, wird wenige Episoden finden, deren er wirklich mit ungetrübter Freude gedenken kann. Denn außer der gesellschaftlichen Bedrückung, die ständig zur Vorsicht und Verheimlichung zwang, überschattete damals noch ein anderes Element die Seele nach und selbst in den zärtlichsten Augenblicken: die Angst vor der Infektion. Auch hier war die Jugend von damals benachteiligt im Vergleich zu jener von heute, denn es darf nicht vergessen werden, daß vor vierzig Jahren die sexuellen Seuchen hundertfach mehr verbreitet waren als heute und vor allem hundertfach gefährlicher und schrecklicher sich auswirkten, weil die damalige Praxis ihnen klinisch noch nicht beizukommen wußte. Noch bestand keine wissenschaftliche Möglichkeit, sie wie heute derart rasch und radikal zu beseitigen, daß sie kaum mehr als eine Episode bilden. Während heutzutage an den Kliniken kleinerer und mittlerer Universitäten dank der Therapie Paul Ehrlichs oft Wochen vergehen, ohne daß der Ordinarius seinen Studenten einen frisch infizierten Fall von Syphilis zeigen kann, ergab damals die Statistik beim Militär und in den Großstädten, daß unter zehn jungen Leuten mindestens einer oder zwei schon Infektionen zum Opfer gefallen waren. Unablässig wurde die Jugend damals an die Gefahr gemahnt; wenn man in Wien durch die Straßen ging, konnte man an jedem sechsten oder siebenten Haus die Tafel ›Spezialarzt für Haut- und Geschlechtskrankheiten‹ lesen, und zu der Angst vor der Infektion kam noch das Grauen vor der widrigen Form der damaligen Kuren, von denen gleichfalls die Welt von heute nichts mehr weiß.«[5]

Dass die Syphilis mit ihren Spätfolgen, der Tabes dorsalis oder progressiven Paralyse, am Ende des 19. Jahrhunderts keine seltene Erkrankung war, beweisen nicht zuletzt die vielen Arbeiten des in München tätigen Psychiaters Alois Alzheimer (1864–1915), der sich als Hirnforscher um 1900 hauptsächlich mit luetischen Veränderungen im Gehirn beschäftigte und dessen Habilitationsschrift »Histologische Studien zur Differentialdiagnose der progressiven Paralyse« zum Thema hatte.

Erreger, Diagnose, Heilmittel

Die Syphilis wurde noch zu Beginn des 20. Jahrhunderts längst nicht in allen Fällen auskuriert, und wer sie sich zugezogen hatte, der gab sie nur allzuleicht weiter. Sie wurde noch immer mit Quecksilber behandelt, was schwerwiegende Nebenwirkungen hatte. Erst zu Beginn des 20. Jahrhunderts kamen die Mikrobiologen dahinter, dass selbst hinter der Syphilis ein Mikroorganismus stand, eine Spirochäte.

In der Welt der Wissenschaften ist es nicht selten, dass gleich mehrere bahnbrechende Entdeckungen kurz nacheinander gemacht werden und sich dann in ihren Auswirkungen gegenseitig unterstützen: Der Erreger der Syphilis wurde 1905 von Erich Hoffmann und Fritz Richard Schaudinn identifiziert. Schon im folgenden Jahr entdeckte ein Assistent von Robert Koch, der Immunologe August Wassermann (1866–1925), ein serologisches Verfahren, die heute nach ihm benannte Wassermannsche Reaktion. Sie erlaubt eine frühe, ziemlich zuverlässige serologische Diagnose der Syphilis und wurde bald sehr häufig angewandt. Und wiederum wenige Jahre später entdeckte der Immunologe Paul Ehrlich (1854–1915), der ebenso aus dem Labor von Robert Koch kam, ein neues Heilmittel, das sich bald als hochwirksam erwies, Salvarsan, das er dann weiterentwickelte zum Neosalvarsan. Seitdem konnte man die Syphilis vollkommen ausheilen, mithin gelangte sie nur noch selten in das dritte und letzte Stadium. Die Behandlungsdauer verkürzte sich rasch: Betrug sie vor 1908 an die 30 Tage, so waren es schon 1910 nur noch 19,5 Tage. Allerdings war das neue Heilmittel ziemlich teuer und es gab weiterhin komplizierte Fälle, an denen weitaus länger herumkuriert wurde.

Paul Ehrlich erhielt für seine Arbeiten und seine Entdeckung 1908 den Nobelpreis für Medizin.

Während des Ersten Weltkrieges profitierte das deutsche Heer von diesem Fortschritt – und von einer gründlicheren Aufklärung der Soldaten – weit mehr als die Armeen der späteren Siegermächte.

Der Sieg über die Syphilis

Der Erste Weltkrieg und die Zeit unmittelbar nach 1918 waren trotz Ehrlichs Entdeckung noch einmal von einer Erhöhung der Zahl der Neuinfektionen auch im Deutschen Reich geprägt. »Wir haben die Frauen zu Bett gebracht, / als die Männer in Frankreich standen. / Wir hatten uns das viel schöner gedacht. / Wir waren nur Konfirmanden. / […] Dann gab es ein bißchen Revolution / und schneite Kartoffelflocken; / dann kamen die Frauen, wie früher schon, / und dann kamen die Gonokokken«, so reimte, höchst anschaulich und sachlich wohl zutreffend, Erich Kästner in seinem Gedicht »Jahrgang 1899«.

In der jungen Republik von Weimar versuchte man alles besser zu machen als die Regierung des nun zusammengebrochenen Kaiserreichs. Man versuchte die Menschen aufzuklären, denn es war auch ein Anliegen, die Geschlechtskrankheiten zurückzudrängen. Weimar-Deutschland bediente sich dabei unter anderem ganz neuer Medien, vor allem des Films. Der Sitten- und Aufklärungsfilm wurde zu einem speziellen Genre der Weimarer Republik. Der Begründer war Richard Oswald, ein Regisseur, der sowohl sein eigener Produzent als auch Besitzer der Gesellschaft war, die seine Filme herausbrachte. Sein erster Aufklärungsfilm »Es werde Licht!« beschäftigte sich mit der Syphilis. Oswald war der festen Überzeugung, er müsse vor den Gefahren dieser Geschlechtskrankheit warnen, die lange Zeit mit Lebensgefahr verbunden war. Hierfür musste er zeigen, wie man Syphilis bekam. Das hätte vormals wohl keine Zensur der Welt gestattet, aber jetzt, unter den liberaleren Bedingungen Weimars, war es möglich. »Das Publikum stand Schlange, um sich aufklären zu lassen.«[6]

Sehr früh in den 1920er Jahren zeigte sich eine deutliche Tendenz, eine Trendumkehr: Die sexuell übertragbaren Krankheiten gingen zurück. Natürlich wurden sie noch immer als unnötig weit verbreitet hingestellt. Im fünften Band von »Meyers Lexikon« (1926) heißt es, dass in Berlin Anfang der 1920er Jahre »schätzungsweise auf 1 000 Männer zwischen 20 und 30 Jahren 200 Tripper- und 24 Syphiliskranke« gekommen seien. Geschlechtskrankheiten wirkten sich volkswirtschaftlich negativ aus, denn die Kranken standen nicht nur in ärztlicher Behandlung, sie waren auch eine Zeitlang arbeitsunfähig.

Die Neuinfektionen gingen langsam zurück, sehr viel schneller fiel die Zahl der fortgeschrittenen Luesfälle, also jene des dritten oder tertiären Stadiums. Im Jahr 1927, als es nur noch selten Syphilitiker im dritten Stadium gab, erging das »Gesetz zur Bekämpfung der Geschlechtskrankheiten«. Zufällig veröffentlichte Kurt Tucholsky im selben Jahr einen Aufsatz mit dem Titel »Die genialen Syphilitiker«. Darin beschrieb er, »wie die Krankheit dann wellenförmig stieg und fiel, bis auf den heutigen Tag, wo eine gewisse Degeneration der Spirochäten festzustellen ist, heute, wo eine ganze Hautklinik zusammengetrommelt wird, wenn ein Tertiärfall hereinkommt: den staunen sie dann an, wie eben einen Tertiärmenschen.«[7]

Die Erklärung dafür ist ziemlich einfach und wurde schon erwähnt: Seit der Entdeckung des Salvarsans und der Fortentwicklung in Gestalt des Neosalvarsans konnte man diese Krankheit vollkommen ausheilen, daher erreichte die Syphilis nur noch selten das letzte Stadium. Das war auch der Grund, warum in der Zwischenkriegszeit etliche Fachzeitschriften für Syphilidologie ihr Erscheinen einstellten oder einfach die Bezeichnung »… und Geschlechtskrankheiten« aus ihrem Titel strichen.

Geschlechtskrankheiten im Dritten Reich

Die Nationalsozialisten besaßen eine ganz eigene und sehr radikale Anschauung über die Aufgaben der Medizin; den Geschlechtskrankheiten gegenüber verhielten sie sich meist ziemlich pragmatisch. Der deutsche Faschismus war eine Bewegung der Jungen und entsprechend erfolgreich darin, gerade junge Menschen anzusprechen. Adolf Hitler war der zweitjüngste Reichskanzler, der Deutschland jemals regierte. Die Nationalsozialisten hielten Fortpflanzung für wichtig, und dies durfte auch außerhalb der Ehe geschehen, das hat Hitler oft verkündet. Dem »Führer ein Kind schenken« war ein beliebtes Motto.

Sich mit einer Geschlechtskrankheit zu infizieren, erschien den Nationalsozialisten also nicht weiter anstößig, doch musste sich der oder die Betroffene in Behandlung begeben. Und wer sich durch »häufig wechselnden Geschlechtsverkehr« (HWG) immer wieder aufs Neue infizierte, dem drohte sogar eine Zwangssterilisierung, wie sie das »Gesetz zur Verhütung erbkranken Nachwuchses« vom 14. Juli 1933 vorschrieb, das mit Jahresbeginn 1934 in Kraft trat. Geschlechtskranke durften nach dem neuen »Gesetz zum Schutz der Erbgesundheit des Deutschen Volkes« vom 18. Oktober 1935 zudem nicht heiraten, solange sie an einem solchen Übel litten.

Aber im Großen und Ganzen waren die deutschen Faschisten diesbezüglich doch eher tolerant, denn ihre Massenbewegungen und -zusammenkünfte förderten natürlich auch die Begegnung der Geschlechter: Jahr für Jahr hielt die NSDAP im September ihre großen Zusammenkünfte in Nürnberg ab, die Reichsparteitage. Da war es unumgänglich, dass der eine oder andere sich auf dem Weg in die Stadt der Reichsparteitage oder auch dortselbst ein Bein brach, während ein anderer erstmals mit Gonokokken oder Spirochäten Bekanntschaft machte. Die Nürnberger Fachärzte für Haut- und Geschlechtskrankheiten waren während der Reichsparteitage stets stark in Anspruch genommen. Etliche junge Frauen vom BdM (Bund deutscher Mädel) waren schwanger, wenn sie wieder nach Hause reisten – nach dem Parteitag von 1936 waren es etwa 1 000, die neues Leben unter dem Herzen trugen –, derweil andere, weniger glückliche, neue Erfahrungen mit der Welt der Mikroben gemacht hatten.[8]

Ein Blick über die Landesgrenzen

Die deutsche medizinische Wissenschaft hatte sich zu Beginn des 20. Jahrhunderts um die Zurückdrängung der Geschlechtskrankheiten verdient gemacht. Natürlich reichten diese Erfolge weit über die Grenzen des Deutschen Reichs hinaus, auch einige der Nachbarländer profitierten davon. Doch wie sah es jenseits der europäischen Welt aus, dort, wo die Heilkunst lange nicht so weit war oder wo es den organisatorischen Rahmen – z. B. in Form von Krankenversicherungen – noch nicht gab? Oder dort, wo einzelne Bevölkerungsgruppen aufgrund ethnischer oder sozialer Unterschiede von der modernen Medizin weitgehend ausgeschlossen blieben wie in den Vereinigten Staaten von Amerika? Natürlich waren die USA in puncto Heilkunst nicht rückständig, aber unterentwickelt war dieses Land sehr wohl in dem Sinne, dass dort längst nicht alle Staatsbürger an den Segnungen der modernen Medizin teilhaben durften. Amerikanische Sozialhistoriker nehmen an, dass in der Zwischenkriegszeit noch immer jeder vierte farbige wehrpflichtige Soldat geschlechtskrank war.[9]

Im Sowjetreich, das sich seit Stalins Machtantritt seiner Vorstellung vom »Sozialismus in einem Lande« verpflichtet hatte und sich krampfhaft von der kapitalistischen Welt fernzuhalten versuchte, gab es in der Zwischenkriegszeit und auch während des Zweiten Weltkriegs große Gebiete, in denen die alten Krankheiten weiterhin grassierten, Gebiete, an denen die Errungenschaften der modernen Heilkunde völlig vorbeigingen. »Manchmal waren nicht nur einzelne Familien, sondern ganze Dörfer von der Syphilis erfaßt«, heißt es in der Habilitationsschrift des deutschen Osteuropahistorikers Helmut Altrichter. »Im Novinsker Amtsbezirk des Landkreises Osaschkow zum Beispiel wurde die Durchseuchung [mit Syphilis] auf fast 40 % geschätzt.« Es sei nicht ungewöhnlich gewesen, »daß die Bäuerinnen, um bei der Feldarbeit mithelfen zu können, ihr Kind fremden Müttern zur Pflege und zum Stillen überließen; und daß die Hirten bei dem verbreiteten System ihrer Verköstigung und Logierung die Krankheit von Haus zu Haus weiterschleppten.«[10]

Die Deutschen erfuhren das Ausmaß der Infektionen in der Sowjetunion erst spät und auf eine ziemlich schmerzhafte Weise: Von den 1945 in Dresden von russischen Soldaten vergewaltigten Frauen war jede dritte hinterher geschlechtskrank.[11]

Nachkriegszeit

Nach dem Ende des Zweiten Weltkrieges war die Häufigkeit von Geschlechtskrankheiten noch einmal ein Problem. Fremde Besatzungssoldaten hungerten nach Liebe und Deutsche nach Nahrungsmitteln. Man tat sich also zusammen und machte sich ein paar schöne Stunden. Ein Anstieg der Geschlechtskrankheiten war die Folge. Am Anfang des Zweiten Weltkriegs, im Jahr 1940, hatte es unter der Zivilbevölkerung des Deutschen Reiches 34 000 Syphilis-Neuerkrankungen gegeben – aber nach dem Krieg, 1947, hatte allein das Land Bayern, in dem doch nicht einmal ein Fünftel der deutschen Bevölkerung lebte, 24 000 neue Fälle zu vermelden, dazu noch weit mehr Neuerkrankungen an Gonorrhoe. In Nürnberg erreichten die durch Geschlechtskontakte übertragenen Krankheiten in den Hungerjahren 1946/47 ihren Höhepunkt: die Gonorrhoe mit

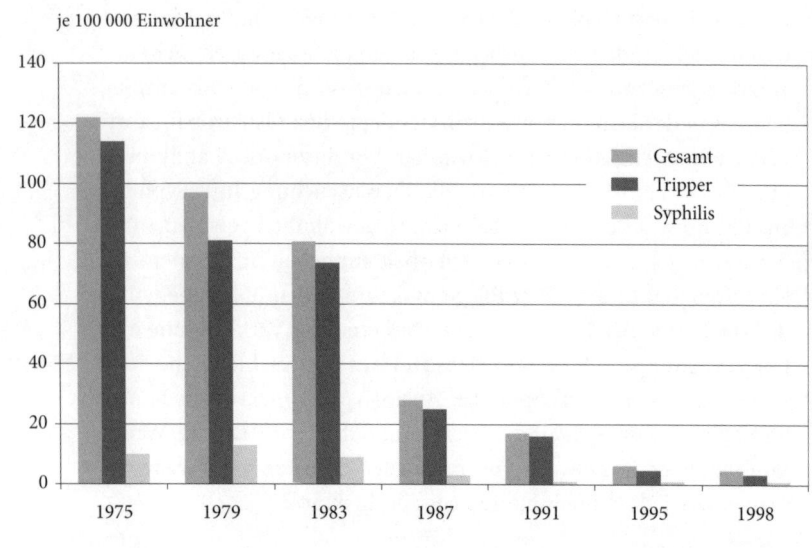

Abnahme der klassischen Geschlechtskrankheiten. Zahlen bis 1987 nur aus den alten Bundesländern, seit 1991 aus den alten und neuen Bundesländern

6 368 (1946) beziehungsweise 4 778 (1947) Neuinfektionen, die Syphilis mit 2 167 beziehungsweise 2 066 Neuerkrankungen.

Der Dichter und Mediziner Gottfried Benn, Facharzt für »Haut und Liebe«, wie man in Berlin sagt, der 1937 seine Berliner Kassenpraxis aus Mangel an Patienten aufgegeben hatte und zur Wehrmacht gegangen war, praktizierte nun wieder in Berlin – es gab genug zu tun. »Meine Praxis geht«, schrieb er am 26. November 1946 an eine Bekannte, »meine Spezialität ist ja en vogue, aber die allgemeine Lage ist trostlos.«[12]

Die junge Bundesrepublik Deutschland hatte im Jahr ihrer Gründung, 1949, noch 1 800 an Syphilis verstorbene Personen zu melden. Aber nun wurde vermehrt Aufklärung betrieben. In den öffentlichen Herrentoiletten der Städte hingen Kondomautomaten mit der Aufschrift »Männer, schützt Eure Gesundheit«. Die Aufforderung zur Verhütung bezog sich also nicht auf die Zeugung, sondern auf die Vermeidung von Geschlechtskrankheiten!

Je länger der Krieg zurücklag, desto geringer war die Zahl der Geschlechtskranken in der Bundesrepublik Deutschland. Dies war jetzt wohl in erster Linie einem ganz neuen und hervorragend wirksamen Medikament zu verdanken, dem Penicillin. 1950 zählte man in Nürnberg noch 271 Fälle von Gonorrhoe und 156 von Syphilis; zwei Jahre später waren beide viel seltener geworden, die Syphilis war noch mit 19 Fällen vertreten und fiel dann noch weiter ab. Bereits 1952 waren die Geschlechtskrankheiten soweit rückläufig, dass man im großen Nürnberger Städtischen Krankenhaus – das mit gut 2 500 Betten bald das größte geschlossene Krankenhaus in ganz Deutschland sein sollte – daran denken konnte, Krankenbetten für andere Abteilungen freizumachen. Die Schließung des Nürnberger Valka-Lagers, eines Aussiedlerheims für »displaced persons« und anderes menschliches Strandgut der Nachkriegszeit und des Kalten Krieges, im Jahr 1954 drosselte die Zahl der Geschlechtskranken in Nürnberg noch mehr.

Die sexuell übertragbaren Krankheiten am Ende
des 20. Jahrhunderts

Wir leben in einem Zeitalter der sexuellen Freizügigkeit. Trotzdem
sind die Geschlechtskrankheiten im Laufe des 20. Jahrhunderts –
und vor allem in dessen letzten Jahrzehnten – stark zurückgegangen. Noch vor 100 Jahren waren sie sehr weit verbreitet, doch in
den letzten Jahren sind in Deutschland trotz »sexueller Revolution«
kaum ein Dutzend Personen pro Jahr an solch einer heimtückischen
Krankheit gestorben. In den 1970er Jahren stiegen die Infektionen
nicht zuletzt unter dem Eindruck einer neu erwachten Freizügigkeit
(»Wer zweimal mit derselben pennt, gehört schon zum Establish-
ment.«) noch einmal etwas an, aber wirklich nur geringfügig: Die
Syphilis erreichte 1977 mit 8 592 Fällen – in der gesamten Bundesrepublik! – noch einmal einen kleinen Höhepunkt, von Gonorrhoe
gab es mehr als 60 000 Fälle. Danach ging es steil bergab mit ihnen, wie überhaupt die von lebenden Erregern verursachten Krankheiten stark nachließen. Mit Penicillin hatte die Medizin sehr gute
Heilerfolge.

Man muss an dieser Stelle allerdings unterscheiden zwischen
der Entwicklung in Mitteleuropa und jener in der weiten Welt. Im
Verlauf der 1950er Jahre nahm die Häufigkeit der Erkrankung an
Tripper weltweit zu, dies setzte sich in den 1960er und 1970er Jahren
fort. Schweden erreichte 1970/71 mit 470 Erkrankungen auf 100 000
Einwohner einen Höhepunkt. In der Bundesrepublik betrug diese
Zahl damals nicht einmal ein Viertel davon, nämlich 115, und sie ist
seither stark rückläufig.[13]

Für das letzte Jahrzehnt des 20. Jahrhunderts verzeichnet das
Statistische Jahrbuch nicht einmal ein Dutzend Personen pro Jahr,
die an einer klassischen Geschlechtskrankheit starben – die neue
sexuell übertragbare Krankheit AIDS zählt hier nicht dazu. Mit den
alten Geschlechtskrankheiten ging es demnach rasch abwärts, und
die Ausbreitung von AIDS half dabei sogar mit, denn infolge der
Gefahr einer HIV-Infektion wurde »safer sex« populärer. Kondome
dienen stets zwei sehr unterschiedlichen Zwecken: Sie sollen erstens
die Übertragung von Erregern und zweitens eine Befruchtung verhindern. Zeitweise stand mehr das eine, dann das andere im Vor-

dergrund. Seitdem sich Ovulationshemmer in den 1960er Jahren durchsetzten, waren Kondome nicht mehr sehr gebräuchlich, doch seit dem Auftreten von AIDS werden sie wieder häufiger eingesetzt. Innerhalb weniger Jahre, zwischen 1984 und 1988, verdreifachte sich in der Bundesrepublik Deutschland der Verbrauch von Kondomen von 36 auf 110 Millionen Stück. Das hat natürlich auch die Ausbreitung der klassischen Geschlechtskrankheiten behindert. Der Rückgang dieser Krankheiten hat also vermutlich nichts mit Moral im herkömmlichen Sinne zu tun, sondern eher mit den Möglichkeiten der Vorbeugung und dem hohen Stand der Heilkunst.

Des neuartige HI-Virus wird fast ausschließlich infolge von Sexualkontakten oder durch Blut oder Blutprodukte übertragen. Das AIDS-Virus richtet sich ausgerechnet gegen jene Kräfte im Körper, die das Immunsystem überwachen und koordinieren; ohne diese Kräfte ist der Körper schutzlos anderen Erregern ausgeliefert.

1 Giacomo Casanova, Mémoires. Bd. I: 1725–1756, Paris 1958 (Éd. Pléiade), S. 710.

2 Lorenz Geist, Das allgemeine Krankenhaus der Stadt Nürnberg …, Nürnberg 1866, S. 41.

3 U.-F. Haustein, Gonorrhoe, in: Hdb. der Inneren Erkrankungen, hg. von G. Brüschke, Bd. 5: Infektionskrankheiten, hg. von H. W. Ocklitz u. a., Jena 1983, S. 585 f.

4 Arthur Schnitzler, Eine Jugend in Wien, Frankfurt/M., S. 80.

5 Stefan Zweig, Die Welt von Gestern. Erinnerungen eines Europäers [Stockholm 1944], Frankfurt/M. 1980, S. 74 f.

6 Curt Riess, Weltbühne Berlin, in: Alltag in der Weimarer Republik. Kindheit und Jugend in unruhiger Zeit, hg. von Rudolf Pörtner, München 1993, S. 42.

7 Kurt Tucholsky, Gesammelte Werke in 10 Bänden, Reinbek bei Hamburg 1960, Bd. 5, S. 149.

8 Siegfried Zelnhefer, Die Reichsparteitage der NSDAP. Geschichte, Struktur und Bedeutung des größten Propagandafestes im nationalsozialistischen Feierjahr (Nürnberger Werkstücke 46), Nürnberg 1991, S. 261; Rita Thalmann, Zwischen Mutterkreuz und Rüstungsbetrieb: Zur Rolle der Frau im Dritten Reich, in: Karl-Dietrich Bracher u. a., Hg., Deutschland 1933–1945. Neue Studien zur nationalsozialistischen Herrschaft, Bonn 1992, S. 205.

9   David M. Kennedy, Freedom from Fear. The American People in Depression and War, 1929–1945 (The Oxford History of the United States), New York/Oxford 2005, S. 771.

10 Helmut Altrichter, Die Bauern von Tver. Vom Leben auf dem russischen Dorfe zwischen Revolution und Kollektivierung, München 1984, S. 121 f. Siehe auch W. Horsley Gantt, Russian Medicine, New York 1937, S. 147 f.

11 Frederick Taylor, Dresden, Tuesday 13 February 1945, London 2004, S. 440. Siehe Hermann Glaser, Deutsche Kultur. Ein historisches Lesebuch von 1945 bis zur Gegenwart, München/Wien 1997, S. 40.

12 Gottfried Benn, Ausgewählte Briefe, Wiesbaden 1957, S. 89.

13 Haustein (wie Anm. 3), S. 585 f.

Die Grippe

Grippe oder Influenza kennt man in Europa seit Langem. Schon im Mittelalter berichteten Chronisten von Grippeepidemien, und aus dem 16. Jahrhundert liegen gute, zuverlässige Beschreibungen des Krankheitsbildes vor. Der Begriff »Grippe« kam im 18. Jahrhundert auf, er stammt vermutlich aus dem Russischen – das Verb »grip« bedeutet soviel wie packen, ergreifen. Aus dem Osten, aus dem Innern der großen Landmasse Eurasiens, kamen auch die meisten Grippepandemien zu uns. Die Bezeichnung »Influenza« stammt aus dem Italienischen und verweist auf den Zustrom von krank machender kalter Luft oder den Einfluss der Gestirne.

Im 19. Jahrhundert scheint die Grippe an Häufigkeit und an Heftigkeit zugenommen zu haben, dies wohl eine Folge des Bevölkerungs- und Städtewachstums, also des dichteren Zusammenlebens. Alleine in den 1830er Jahren suchten zwei schwere Grippeepidemien Europa heim, 1832/33 und 1836/37. In diesen Jahren, als auch die Cholera asiatica erstmals in Europa umging, stieg die Sterblichkeit in einigen deutschen Städten auf über 40 Promille an.

Die Pandemie der frühen 1830er Jahre traf den Dichter Adelbert von Chamisso schwer, sein Gedicht »Nach der Grippe« (1833) zeugt von dem körperlichen Verfall und der Entkräftung, die der 51-Jährige im Laufe seiner Erkrankung erlitten hatte: »Entkräftet lag ich

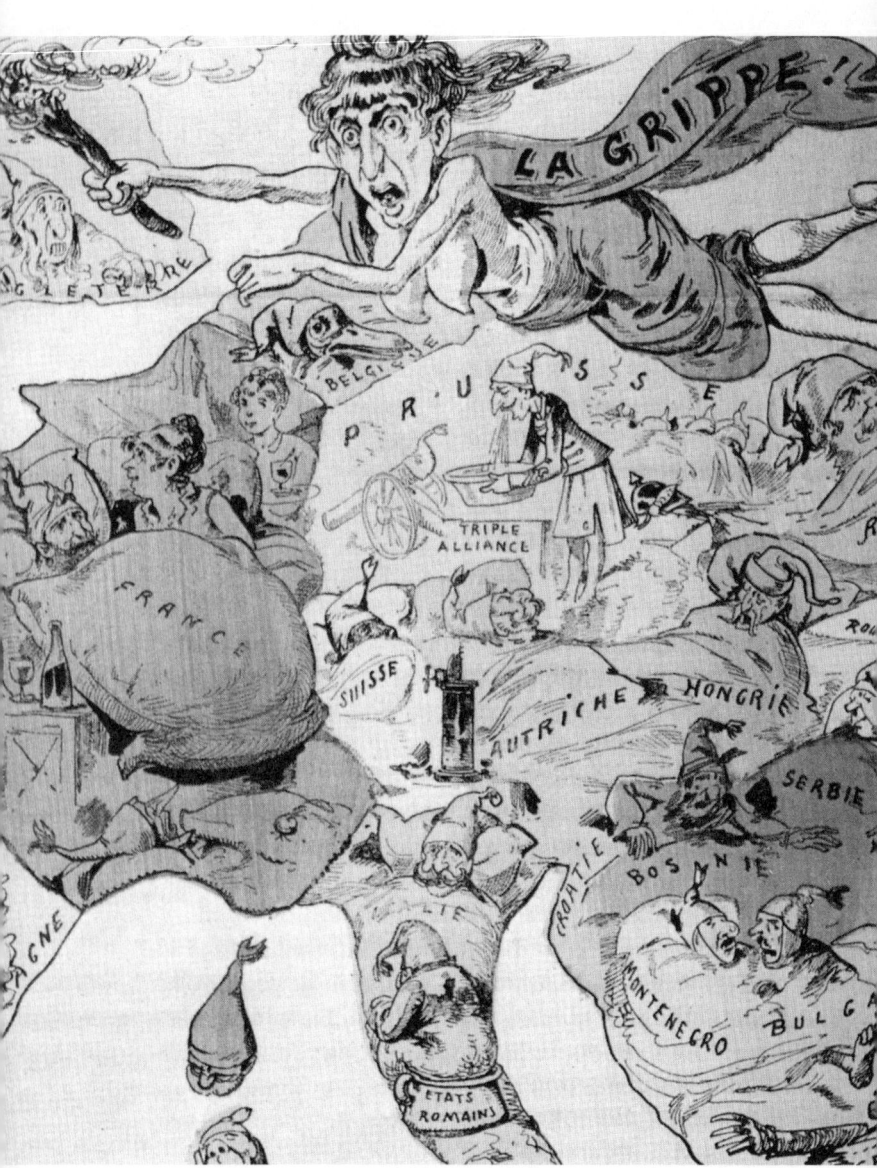

»La Grippe« – *Flug über Europa*

mit erschlafften Sehnen, / Als ich zuerst, genesend, mich besann; / Sie saß auf meinem Bett und sah mich an, / Ihr liebevolles Auge schwamm in Thränen. // Da fühlt' ich meine welke Brust sich dehnen / Und neues Leben meinem Herzen nahn; / Es trieb mich, die Geliebte zu umfahn, / Ein heimlich schnell erwachtes süßes Sehnen. // Doch wie ich meine Hände sah sich recken / Nach ihr, so hager, bleich gerippenhaft, / Da überfiel mich vor mir selbst ein Schrecken. // Ich trieb sie fort aufschreiend: ›Gott behüte! Der Tod! Der Tod! Entfleuch! Der Unhold rafft / Die reife Frucht nicht, nein die frische Blüthe.‹«

Die Folgen dieser Grippe quälten ihn bis zu seinem Tod. »Mit mir, mein sehr teurer Freund, scheint es auf die Neige zu gehen«, schrieb er am 3. Juni 1835 an de la Foye. »Ich habe von der Grippe ein Übel zurückbehalten, das mich untergräbt. Anscheinend ein Geschwür in der Lunge in der Gegend der rechten Achsel, aus dem ich täglich etliche Tassen Eiter ausleeren muß. Ich magere ab und die Kraft schwindet.« Und Ende März 1837: »Ich habe Dir gesagt, wie elend es mir geht, ich schleppe mich hustend mit meinem Geschwür in der Brust.«[1] Anderthalb Jahre später war er tot.

Die Grippepandemien am Ende des 19. Jahrhunderts

Die Grippe trat in den letzten 20 Jahren des 19. Jahrhunderts viel häufiger auf als zuvor. Die sprunghaft zunehmende Bevölkerungsdichte und die Zunahme des Reiseverkehrs könnten die Ursachen dafür sein, dass sie nun immer mehr Menschen heimsuchte. In den 1880er und 1890er Jahren überfielen mehrere schwere Grippepandemien die deutschen Städte: 1883/84, 1889/90, 1894/95. Danach verschwand die Grippe nicht mehr wieder aus Zentraleuropa, sie tötete fortan Jahr für Jahr etliche tausend Menschen.

Verhängnisvoller und folgenschwerer als die Epidemie im Winter 1883/84 war die Grippepandemie von 1889/90. In Deutschland begann sie kurz vor Weihnachten 1889 und warf Unzählige zumindest für einige Tage aufs Krankenbett. Etwa 40 Prozent der Weltbevölkerung soll im Verlauf dieser Pandemie erkrankt sein. Etwa ebenso hoch war der Anteil der Erkrankten in den deutschen Großstädten. Viele Krankenhäuser waren bis aufs letzte Bett belegt, ob-

wohl bestimmt nur der kleinere Teil der Grippekranken ins Krankenhaus ging. In vielen Städten wurden Notspitäler eingerichtet,
meist einfache Baracken, die wenige Jahre zuvor als Notbehelf für
Cholerakranke errichtet worden waren und nun mit Grippekranken
belegt wurden. In Berlin schnellte die Sterblichkeit in diesem Winter mächtig empor, verglichen mit der des Vorjahres um 40 Prozent,
und bei einigen Altersgruppen – nämlich bei den 20- bis 30-Jäh-
rigen – stieg sie sogar noch sehr viel mehr an. Im Verlauf dieser Influenzapandemie starben im Königreich Preußen mehr als 34 000
Menschen, darunter auch, im Januar 1890, die Königinmutter Au-
guste.[2] Im Deutschen Reich dürften weit mehr als 50 000 Menschen
dieser Seuche erlegen sein.[3]

Die Grippeepidemien der 1880er und 1890er Jahre haben sich
den Zeitgenossen dennoch nicht sehr tief eingeprägt – sie waren
rasch wieder vergessen, von der breiten Bevölkerung wie auch von
den Historikern. »Die große Grippe-Epidemie, an der vor einigen
Jahren [d. h. 1889/90] in Paris fünftausend Menschen innerhalb weniger Wochen starben, machte auf die Volksphantasie wenig Eindruck«, konstatiert der französische Arzt Gustav Le Bon in seiner
»Psychologie der Massen« (1895).

Die Spanische Grippe und die Historiographie

Eine schwere Influenzapandemie, die »Spanische Grippe«, fegte im
letzten Jahr des Ersten Weltkrieges, 1918, über den Globus. Sie tötete binnen weniger Monate weitaus mehr Menschen als der Krieg
im Verlauf von vier Jahren: Der Weltkrieg kostete achteinhalb bis
zehn Millionen Menschenleben, der Grippe erlagen neuesten Schätzungen zufolge weltweit 25 bis 40 Millionen Menschen, vielleicht
sogar noch mehr. Diese Seuche fand die meisten Opfer nicht im
kriegsverwüsteten Europa, nicht in den Krieg führenden »zivilisier-
ten« Staaten, sondern in Asien und Afrika. In Indien sollen 16 bis 17
Millionen Menschen gestorben sein.[4]

Die schwere Grippepandemie von 1918/19 wurde von der deutschen Geschichtswissenschaft bislang völlig übersehen. Hingegen

Sarah Leyck: Weihnachtsabend ❯

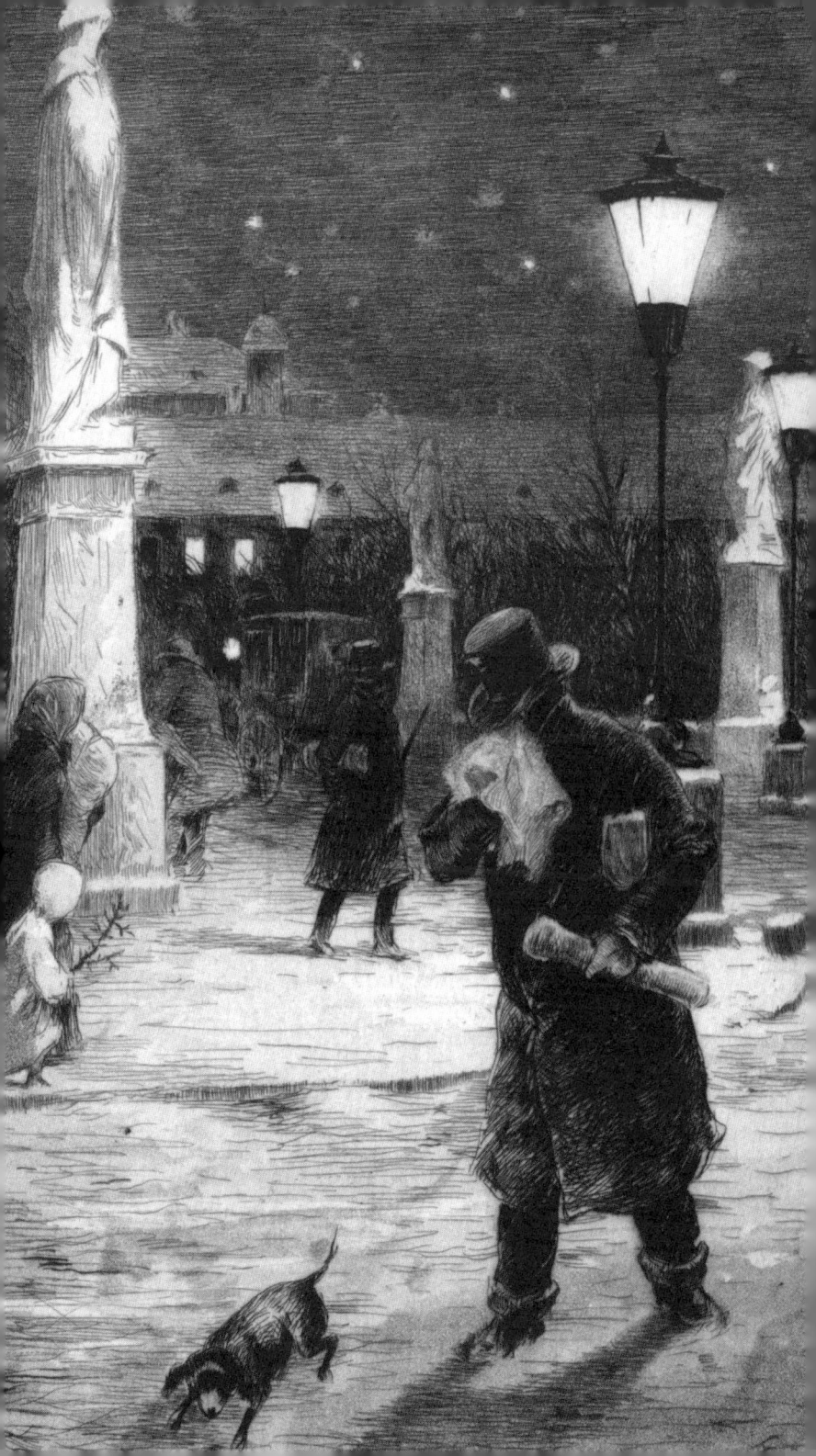

bringen ihr die Medizingeschichte und einzelne Ärzte großes Interesse entgegen, denn sie wissen, wie demographisch bedeutsam Epidemien verlaufen können.

Woher rührt das geringe Interesse der Historiker für diese Seuche? Vielleicht herrschte der Eindruck vor, sie habe, ähnlich wie das Wetter, die Krieg führenden Mächte alle gleichermaßen betroffen, was im Großen und Ganzen durchaus zutreffen könnte. Möglich wäre aber auch, dass die Nationen, die bereits stark geschwächt waren, in dieser Zeit ein Mindestmaß an Widerstandskraft unterschritten und deswegen zusammenbrachen. Nirgendwo in der historischen Forschung wird die Frage gestellt, ob die schwere Seuche, die ausgerechnet Ende Oktober 1918, also nur Tage vor dem deutschen Zusammenbruch, Millionen von Deutschen Krankheit und Tod brachte, möglicherweise ein Grund für den militärischen Kollaps und den Aufstand der Zivilbevölkerung in den ersten Novembertagen gewesen sein könnte.

Im Folgenden wird der Verlauf und die Bedeutung dieser Pandemie namentlich für München beleuchtet und gelegentlich eine andere deutsche Stadt zum Vergleich herangezogen. Eine solche Untersuchung ist gerade für eine große Stadt lohnend. München war – als bayerische Haupt- und Residenzstadt – nach der Jahrhundertwende, im Zeitalter der Hochindustrialisierung, schnell gewachsen und Ende 1910 mit weit mehr als 600 000 Einwohnern hinter Berlin und Hamburg die drittgrößte Stadt im Deutschen Reich.

In welchem Ausmaß war diese Stadt von der Seuche betroffen? Wurde sie vielleicht besonders heftig erfasst? Eine derartige Feststellung ist nicht möglich, denn es fehlen vergleichbare Arbeiten für andere Städte. Trotzdem ist die Annahme kaum gerechtfertigt, denn die Grippe ist eine hochansteckende Krankheit, die sich in der Regel sehr rasch ausbreitet und dabei keine Region verschont. Sie macht weder vor den Landes- noch vor den Standesgrenzen halt.

Die Quellenlage

Die Quellenlage ist für die Stadt München keineswegs besonders gut. Die schwere Infektion trat zu einem Zeitpunkt auf, als die öffentliche Aufmerksamkeit sich ganz anderen Fragen zuwandte: Die

Grippe, eine scheinbar harmlose Krankheit, griff um sich, als die
große Politik gerade um die Beendigung des schrecklichen Krieges
bemüht war. Seitdem im Osten Europas mit den Friedensschlüs-
sen von Brest-Litowsk (3. März 1918) und Bukarest (7. Mai 1918) die
Kampfhandlungen ein Ende gefunden hatten, vor allem aber seit
dem Scheitern der letzten deutschen Offensive in der ersten Jahres-
hälfte 1918, namentlich seit dem »schwarzen« 8. August 1918, wandte
sich der Blick der Deutschen verstärkt dem westlichen Kriegs-
schauplatz zu. Im Sommer 1918 erfolgten feindliche Luftangriffe auf
deutsche Städte im Westen: auf Köln, Koblenz, Mainz, Frankfurt
am Main. Wahrscheinlich hätte die Grippe in der Presse zu jedem
anderen Zeitpunkt wesentlich mehr Widerhall gefunden als gerade
in diesen Kriegszeiten. Selbst die Tageszeitungen, durch Zensur behindert, berichteten nur wenig über die Grippekranken in den Städten. Sie schrieben jetzt über ganz andere Dinge: über die Kämpfe
an der Westfront, die Waffenstillstandsverhandlungen mit den Vereinigten Staaten von Amerika, das erhoffte Kriegsende und die in
Deutschland von der Opposition verlangten verfassungsrechtlichen
Reformen, über die Parlamentarisierung der Reichsregierung und
die Abschaffung des Dreiklassenwahlrechts in Preußen, die dann
Ende Oktober 1918 durchgeführt wurden. Dementsprechend wurde
im Herbst 1918 nicht viel über diese Grippepandemie zu Papier gebracht.

Was über die Krankheit an Daten und Zahlen vorliegt, vor allem
in den statistischen Berichten, ist eher dürftig. Ebenso unergiebig
sind die Erinnerungen der Zeitgenossen, die diese Epidemie in
München erlebten. Die Grippe war eine alte Bekannte, alles andere
erschien so viel wichtiger als sie. »Über wenige Städte im Deutschen
Reich gibt es eine breitere und umfassendere Memoirenliteratur als
über das München der Jahrhundertwende«, schreibt der Historiker
Karl Heinrich Pohl; doch bleiben diese Zeugnisse mit Blick auf die
Grippe von 1918/19 ziemlich blass. Nicht einmal Ärzte, die München derzeit erlebten und später ihre Memoiren verfassten, nehmen
darauf Bezug. Die meisten autobiographischen Werke enthalten
absolut nichts über diese Seuche, und dies trifft auch für veröffentlichte Briefe zu: Hier nehmen die politischen Ereignisse wie das
Kriegsende und in München die fast genau zur selben Zeit oder et-

was später stattfindenden revolutionären Ereignisse einen sehr viel breiteren oder gar allen Raum ein. Thomas Mann und seine Söhne Klaus und Golo, der Historiker, haben Tagebücher beziehungsweise Memoiren über diese Zeit hinterlassen – über die Grippe findet sich darin fast nichts. Thomas Mann selbst hat in seinen Tagebüchern zwar einzelne Grippefälle in seiner Umgebung kurz erwähnt, nicht jedoch das Auftreten einer Epidemie – dass sie weltweite Ausmaße hatte, konnte er ohnehin nicht ahnen. Er hat weitaus mehr über das Wetter an einzelnen Tagen geschrieben als über die Grippe in München. Auch der seinerzeit in München lebende bayerische Sozialwissenschaftler Lujo Brentano erwähnt in seiner Autobiographie die spanische Grippe nicht.

Eine Ausnahme bildet der spätere SA-Führer und Hitler-Intimus Ernst Röhm. Er zählt zu den wenigen Münchnern, die in ihren Erinnerungen auf die Grippe, und zwar auf die eigene Erkrankung, ausführlich eingegangen sind. Allerdings befand sich Röhm zu dieser Zeit nicht in München, sondern im Feld. In seinem Buch »Die Geschichte eines Hochverräters« schreibt er über seine schwere Erkrankung an der Front, die ihm fast das Leben gekostet hätte.

Knapp und anschaulich hat der konservative bayerische Historiker Karl Alexander von Müller (1882–1964) in seinem Buch »Mars und Venus« der Grippe im Allgemeinen und der eigenen Erkrankung im Besonderen gedacht, und auch der Historiker Hermann Heimpel (1901–1988) hat in den autobiographischen Aufzeichnungen »Die halbe Violine« ein paar Worte darauf verwendet. Ebenso der Romancier Oskar Maria Graf (1894–1967) in seinem autobiographischen Roman »Das Leben meiner Mutter«: Graf beschrieb die Grippeerkrankung seiner Schwester, ohne diese jedoch namentlich zu erwähnen, hier ziemlich ausführlich. Seine Schwester erlag in jugendlichem Alter der Grippe. Eine sehr knappe, eher dichterische Erwähnung der Influenza gibt der viel später nach München gekommene Dichter Wolfgang Koeppen, ein gebürtiger Mecklenburger, in seinem Buch »Jugend«. Der Romanist Victor Klemperer, damals in der bayerischen Hauptstadt ansässig, lieferte eine lebendige Schilderung seiner eigenen Grippesymptome, obschon die Seuche ihn nicht in München selbst, sondern auf dem Weg dorthin zu Beginn einer Eisenbahnfahrt überraschte: »Unterwegs wurde mir sehr übel, es war nicht nur Übermüdung und seelische Depression, sondern eine richtige irgendwo aufgegabelte Grippe mit Gliederschmerzen, Schüttelfrost und Hitze [...], und hockte zusammengekauert vor einem schauerlichen Rübenkaffee [...]. Ich kaufte mir Aspirin, schleppte mich in ein schäbiges Hotel am Bahnhof und schlief von acht Uhr abends bis neun Uhr morgens. Sehr häufig habe ich am Geburtstag [d. h. am 9. Oktober] unerquickliche Erwägungen angestellt; aber unter meinen sechzig 9. Oktobern gehörte dieser [...] zu den abscheulichsten«, schreibt er in seinem »Curriculum vitae«.

Keinesfalls übersehen sollte man die vielen zusammenfassenden Berichte von Münchner und anderen Medizinern über diese Grippepandemie, aber sie erschienen in medizinischen Fachzeitschriften und wurden von Nicht-Medizinern selten zur Kenntnis genommen. Im Oktober und November 1918 waren die Pathologen und die Internisten stark beschäftigt, danach begannen sie bald damit, ihre Erfahrungen zu Papier zu bringen. Ab Herbst 1918 finden sich zahlreiche Berichte, vor allem von Pathologen, über die pathologische Anatomie dieser Seuche, zudem von Internisten über den Verlauf einzelner Fälle. Zur Jahreswende und noch im Frühjahr 1919 waren die einschlägigen Fachzeitschriften – wie die »Münchner Medizinische Wochenschrift« (MMW), die »Deutsche Medizinische Wochenschrift« (DMW), die »Wiener Klinische Wochenschrift« (WKW) usw. – voll davon.[5]

Die allgemeine Not im letzten Kriegsjahr

Der Krieg lastete seit mehr als vier Jahren nun auf der Heimat, wo man ebenso litt wie an der Front. Eine Familie zu ernähren wurde im Verlauf des Krieges infolge der allgemeinen Notlage immer schwieriger. Die von Großbritannien bereits im ersten Kriegsjahr verhängte Hungerblockade in der Nordsee schnürte Mitteleuropa von der Nahrungsmittelzufuhr ab. Deutschland war auf Lebensmittelimporte angewiesen, ein gutes Fünftel seiner Nahrungsmittel war vor dem Krieg von außen gekommen, sie fielen seit 1914 aus. Zudem ließ die inländische Produktion stark nach, denn es fehlte an künstlichen Düngemitteln und an landwirtschaftlichen Arbeitskräften.

Dies hatte zur Folge, dass – statistisch betrachtet – jeder Deutsche bald nur noch etwa halb soviel zu essen bekam wie vor dem Krieg.

Die deutsche Kartoffelernte war 1916 nicht einmal halb so hoch wie im Jahr davor. Der Winter 1916/17 blieb im Gedächtnis der Deutschen als »Kohl-« oder »Steckrübenwinter« haften. Im Deutschen Reich fiel die Versorgung mit Brot und Kartoffeln auf die Hälfte des Vorkriegsstandes. Pflanzliche Fette und Fleisch waren noch knapper, da gab es jetzt nur noch etwa ein Drittel der zuvor üblichen Menge. Rein rechnerisch bekam jeder Mensch kaum 1 000 Kilokalorien pro Tag. Dies bedeutete Hunger und beträchtliche Gewichtsverluste. Die Lebensmittel in der Heimat reichten nicht mehr aus, daran vermochte auch die von der Regierung verhängte Rationierung nichts zu ändern. Vor 1914 verbrauchte jeder Städter in Deutschland täglich rund 200 Gramm Fett und Eiweiß. Während des Krieges wurde der Verbrauch auf 30 Gramm Fett und 40 Gramm Eiweiß gesenkt. Fleisch war nach 1917 kaum noch zu bekommen. Mancherorts wurden Krähen und Eichhörnchen angeboten. Im letzten Kriegsjahr lag der Fleischverbrauch im Deutschen Reich wenig über zehn Kilogramm pro Person. Man konnte zwar einige Lebensmittel auf dem Schwarzmarkt kaufen, aber zu horrenden Preisen.

Je länger der Krieg dauerte, desto mürber wurden die Menschen, sowohl die zu Hause als auch jene an der Front. Es mangelte inzwischen auch an anderen lebensnotwendigen Versorgungsgütern: an Kohle, Textilien, Seife, Wohnraum. Die Bekleidung der allermeisten Personen war schadhaft, die Behausungen waren kalt und ungemütlich. Unzufriedenheit auf breiter Front war die Folge. »Keiner glaubt mehr, daß wir den Krieg gewinnen. Alle meinen, daß wir ihn verloren haben, und doch rückt keiner mit der Sprache heraus«, vertraute der Münchner Gymnasiallehrer und Dichter Josef Hofmiller unter dem Datum 19. August 1918 seinem »Revolutionstagebuch« an. Er klagte, dass er so viel an Körpergewicht verloren habe: »… [D]ie Provinz hat keine Ahnung, wie wir hungern; und die Städter haben keine Ahnung, wie das Land im Überfluß schwelgt«, schrieb er Anfang September verbittert. Zehn Tage später, am 17. September 1918: »… [D]ie Stimmung im Land ist furchtbar.«[6]

Kleine Hungerkrawalle hatten die bayerischen Großstädte bereits im Frühjahr 1917 erschüttert; im Januar 1918 fanden in München wie auch in anderen Industriestädten große Streiks statt. Im Januar 1918 kam es mehrmals zu Demonstrationen gegen den Krieg, an denen mehrere zehntausend Menschen beteiligt waren. Der Nürnberger Januarstreik gehörte zu den größten politischen Massenkundgebungen im Deutschen Reich. Ursache war der Krieg mit seinen schweren Entbehrungen, welche vor allem die Arbeiterschaft zu tragen hatte. Mitte Juni 1918 kam es in bayerischen Städten – vor allem in München, Erlangen und Hof – zu regelrechten Lebensmittelkrawallen. Revolutionsgerüchte liefen um. Die Stimmung in der Bevölkerung war denkbar schlecht.[7]

Ausbruch und Verbreitung der Grippe

Ziemlich genau zur Jahresmitte, Ende Juni 1918, als überall in Deutschland Hunger und Verzweiflung herrschten, trat plötzlich die Grippe auf den Plan. Trotzdem sollte man nicht denken, dass sie etwa infolge des Mangels einen besonders schweren Verlauf genommen hätte, wie etliche Zeitgenossen in ihrer Verbitterung vermuteten. Die Grippe ist eine hochkontagiöse Krankheit, sie kann auch dann sehr heftig auftreten, wenn die äußeren Umstände keineswegs so schlecht sind. Die allgemeine Not und der Hunger sind ganz bestimmt nicht verantwortlich zu machen.

Die Pandemie war im März 1918 im Mittleren Westen der Vereinigten Staaten von Amerika ausgebrochen und hatte sich rasch in Richtung auf die beiden Küsten ausgebreitet. Im April 1918 erkrankten im Gefängnis von San Quentin 500 von 1 900 Häftlingen an der Grippe. An der Ostküste, in Boston, einer Stadt mit 720 000 Einwohnern, erlagen an einem einzigen Tag 123 Menschen der Grippe, weitere 33 starben an Lungenentzündung (Pneumonie). Die am stärksten betroffene Stadt in den USA war jedoch Philadelphia mit ihren rund zwei Millionen Einwohnern. Hier starben in der ersten Oktoberwoche 700 Menschen an der Grippe, in der folgenden waren es 2 600 und mehr als 4 500 in der dritten Woche. Es bereitete immense Schwierigkeiten, die vielen Leichen unter die Erde zu bringen. In Chicago ging die Zahl der Verbrechen im Oktober 1918 um sage und schreibe 43 Prozent zurück – man muss annehmen, dass die Gauner grippekrank im Bett lagen.[8]

Die Seuche traf die jungen Männer in den amerikanischen Streitkräften heftiger als die Zivilbevölkerung, ja die amerikanische Armee erwies sich von Anfang an als ein Herd der Infektion. In der US-Marine erkrankten etwa 40 Prozent der Matrosen. Seit dem Frühjahr 1918 wurden Monat für Monat Soldaten über den Atlantik in Richtung Frankreich eingeschifft. Die meisten gingen in Brest an Land. Sie beförderten unbeabsichtigt den Grippeerreger in großen Mengen nach Westeuropa. In England und Frankreich grassierte die Grippe ab April, im selben Monat erkrankten bereits die ersten deutschen Soldaten. An der Westfront setzte die erste Welle dieser schweren Pandemie schon früh ein.

Die Amerikaner hatten es jetzt eilig, ihren europäischen Verbündeten beizustehen, denn seit März 1918 unternahm die deutsche Armee einen verzweifelten letzten Versuch, den Krieg zu gewinnen. In den sechs Monaten nach Grippeausbruch fuhren rund 1,5 Millionen amerikanische Soldaten ostwärts über den Atlantik, alleine im August 1918 waren es mehr als 300 000 – einen regeren Verkehr hatte es zwischen Neuer und Alter Welt niemals zuvor gegeben. Das hohe Verkehrsaufkommen förderte die Ausbreitung der Grippe ganz erheblich.

Innerhalb Europas hat der Krieg den Verkehr zwischen den Nationen hingegen stark gedrosselt und somit die Verbreitung der Grippe wohl eher behindert als gefördert. Allerdings ist das durch Tröpfcheninfektion übertragene Influenzavirus überaus kontagiös. Es ist imstande, mit einem Luftzug von Schützengraben zu Schützengraben zu gelangen. Die Krankheitskeime überwanden selbst die feindlichen Stellungen.

Das Wetter begünstigte die erste Grippewelle keineswegs. Das Frühjahr 1918 war in Mitteleuropa ungewöhnlich warm, in Bayern stand bereits Mitte Mai der Weißdorn in schönster Blüte, im Mai und Juni stieg das Thermometer im Norden Deutschlands auf über 30 Grad Celsius an. Auch der Sommer war warm und trocken, die Ernte fiel gut aus. Dadurch entspannte sich die schwierige Ernährungslage ein bisschen, wenngleich die Deutschen weiterhin Hunger litten. Das öffentliche Interesse wandte sich jetzt anderen Fragen zu, vor allem dem Kriegsverlauf an der Westfront und den Verhandlungen mit den Vereinigten Staaten über einen Waffenstillstand.

In der neutralen Schweiz begann die Seuche sehr früh und heftig aufzutreten, vor allem unter den jungen Männern im Heer. Man sprach bald von der »Spanischen Krankheit«, wusste aber nicht recht, was sich dahinter verbarg. Die Behörden in Wien befürchteten sogar, es könnte sich um die Lungenpest handeln, die wenige Jahre zuvor die Mandschurei heimgesucht hatte, und sandten einen Pestexperten, Anton Ghon, der während der großen Pestepidemie zur Jahrhundertwende Indien besucht hatte, an die Schweizer Grenze, um diese Frage zu klären. Er konnte die k. u. k. Behörden in Wien beruhigen: Es handelte sich nicht um die Lungenpest, sondern um eine foudroyant verlaufende, also sich extrem schnell ausbreitende Form der Grippe.[9]

Die Grippe im Heer

Der Verlauf der Grippe im deutschen Heer kann noch kaum rekonstruiert werden, es fehlt an Vorarbeiten. Mit Blick auf die Quellen stellt sich das gleiche Problem wie in den zivilen Aufzeichnungen und den Augenzeugenberichten: Hohe Militärs, wie der General der Artillerie Max von Gollwitz, machten zwar im Oktober 1918 tägliche Eintragungen in ihre Tagebücher, erwähnten die Grippe aber mit keinem Wort. Daraus darf man aber nicht schließen, daß die Seuche in seinem Abschnitt nicht aufgetreten sei.

Einer, der sehr fleißig im Schützengraben Tagebuch führte, war der englische Dichter Siegfried Sassoon. Ein Medizinhistoriker, der heute in diesem Tagebuch liest, kommt zum Sommer 1918 und sucht gespannt nach einem Eintrag über die Grippe; doch an ebendieser Stelle bricht das Tagebuch jäh ab und man findet einen Hinweis, dass der Autor, der Soldat Siegfried Sassoon, ganz plötzlich an der Grippe erkrankt sei und daher das Tagebuch nicht weitergeführt habe.

Die Epidemie traf das deutsche Heer im Westen heftig. Im Juli 1918 traten dort fast 400 000 Fälle von Grippe auf, mehr als 85 Prozent der Fälle konnten allerdings bei der Truppe behandelt werden, die meisten Erkrankten waren nach vier bis sechs Tagen wieder dienstfähig. Ende Oktober 1918 waren »45 000 Leute des Eisenbahnpersonals an Grippe erkrankt, was zu bedenklichen Betriebsstörungen« führte, schreibt der bayerische Kronprinz Rupprecht in seinen Erinnerungen »Mein Kriegstagebuch«.

»Unsere Armee hatte gelitten«, berichtet Ludendorff. »Die Grippe griff überall stark um sich, ganz besonders schwer wurde die Heeresgruppe Kronprinz Rupprecht betroffen. Es war für mich eine ernste Beschäftigung, jeden Morgen von den Chefs die großen Zahlen von Grippeausfällen zu hören und ihre Klagen über die Schwäche der Truppen, falls der Engländer nun dich angriffe. Es war jedoch noch nicht so weit. Auch die Grippefälle vergingen. Sie ließen oft eine größere Schwäche zurück, als ärztlicherseits angenommen.«[10]

Ein Offizier, kein Weichling, beklagte, dass »… unser Ablösungsbataillon durch die Spanische Krankheit fast aufgelöst war. Auch von unseren Leuten meldeten sich täglich mehrere krank. Bei der Nachbardivision wütete diese Grippe so stark, daß ein feindlicher Flieger Zettel abwarf, auf denen stand, daß der Engländer die Ablösung übernähme, wenn die Truppe nicht bald zurückgezogen würde. Doch erfuhren wir, daß sich die Seuche auch auf der Gegenseite mehr und mehr ausbreitete; allerdings waren wir infolge der schlechten Verpflegung anfälliger. Dabei standen wir dauernd in Gefechtsbereitschaft«. Es war Ernst Jünger, der in seinem Roman »In Stahlgewittern« die Mühsal in diesen Worten schilderte.[11]

Und ein anderer Zeitzeuge erzählt: »Immer mehr Soldaten erkrankten und schlurften wie halbtot herum. Obwohl sie sich krank meldeten, kam kaum einer ins Lazarett, denn es hieß, es gebe keine Leichtkranken und Leichtverwundeten mehr, nur noch Schwerverwundete und Tote. Da die unterernährten, von den Strapazen entkräfteten Körper der Krankheit keinen Widerstand entgegensetzen konnten, war in wenigen Tagen die Hälfte der Mannschaft erkrankt. Von einer Pflege war keine Rede. Wir mußten mit dem elenden Feldküchenfraß vorliebnehmen.« An späterer Stelle fährt der Autor dieses Tagebuchs, Dominik Richert, fort: »Ich meldete mich sofort krank, da die Grippe nun stärker auftrat und ich ganz heiser wurde. Vor dem Hause, in dem der Arzt die Untersuchung vornahm, standen so gegen 100 Mann, die sich fast alle wegen Grippe krank gemeldet hatten. Wir Unteroffiziere wurden zuerst untersucht. Eine Untersuchung war es eigentlich nicht. Man wurde gefragt, wo es fehlte. Als ich geantwortet hatte, mußte mir der Sanitätsunteroffizier eine etwa pfenniggroße Pfefferminztablette geben, wobei der Arzt sagte: ›Kochen Sie sich Tee! Der nächste.‹«[12] Richert zeigt also auch, mit welch geringer Sorgfalt die Diagnose gestellt wurde, nämlich nach einer kurzen Inaugenscheinnahme des Erkrankten.

Die Grippe in Bayern

Die Grippepandemie kam in der zweiten Junihälfte von Westen her nach Bayern. Im nördlichen Bayern wurden noch am 22. Juni 1918 die Gesundheitsverhältnisse als insgesamt »günstig« beurteilt. Sechs Tage später meldeten Nürnberger Betriebe, dass bei ihnen die Grippe rasch um sich greife. Menschen brachen plötzlich auf der Straße zusammen. Die Krankheit zeigte derart schlimme Symptome, dass Zweifel aufkamen, ob es sich tatsächlich um die Grippe handelte. Am Tag darauf schrieb der »Fränkische Kurier« fettgedruckt: »Es handelt sich nicht um eine neue Krankheit, sondern um die wohlbekannte echte Influenza«. Als »Spanische Grippe« wurde sie deswegen bezeichnet, weil in Spanien, das an dem Krieg nicht teilnahm und daher keine Zensur hatte, erstmals Nachrichten von dieser Seuche in den Zeitungen standen.

Zur Jahresmitte trat die Grippe auch in der bayerischen Hauptstadt massiv in Erscheinung. Der »Aerztliche Verein Münchens« diskutierte das Thema erstmals am 9. Juli 1918 ausgiebig. Die Symptome der Kranken wiesen eindeutig auf eine heftig verlaufende Form der Grippe hin.[13] Sie beeinträchtigten am häufigsten den Respirationstrakt, stellte der Schwabinger Oberarzt Professor Dr. W. Brasch in seinem Vortrag fest. »Innerhalb von etwa 10 Tagen kamen 77 [Grippekranke] zur Beobachtung und ihre Mortalität war erschreckend gross. Sie betrug 24 und bemerkenswerterweise traf das traurige Schicksal zumeist jüngere kräftige Individuen. Warum die älteren Leute von dieser schweren Infektion grösstenteils verschont blieben, ist nicht genau klar. Möglicherweise waren sie durch früher überstandene Grippeerkrankungen bis zu einem gewissen Grade immunisiert.«[14] Brasch bestätigte die Diagnose Grippe oder Influenza. »Der schwere Verlauf und die grosse Mortalität der jetzigen Epidemie scheint durch die Wirkung der Begleitbakterien bedingt zu sein. Gerade gewisse Streptokokkenformen spielen dabei eine

Rolle«, erläuterte er, und dieser Befund wurde auch andernorts bestätigt. Die meisten der an Grippe Verstorbenen erlagen also den bakteriellen Sekundärinfekten verursacht von Staphylokokken und Streptokokken.

Am selben Abend sprach auch Professor Dr. Oberndorfer, der Prosektor des Städtischen Krankenhauses Schwabing, über epidemiologische und bakteriologische Untersuchungen der pandemischen Influenza. Auch er hatte schon bemerkt, dass vor allem junge Menschen – »jugendliche Individuen im Alter zwischen 17 und 25 Jahren« – vom Tod bedroht waren. Diese Beobachtung wurde im gesamten Deutschen Reich gemacht. In der österreichischen Hauptstadt Wien starben in den letzten Oktobertagen 1918 der Maler Egon Schiele und seine Ehefrau an der Grippe. Beide waren erst 28 Jahre alt. Der Zeitpunkt ihres Todes und ihr Lebensalter waren typisch für diese Seuche. Die Grippeopfer starben mehrheitlich vor dem 11. November 1918, dem Tag des Waffenstillstandsabkommens, und sie waren jung.

Oberndorfer erwähnte in seinem Referat auch den vermeintlichen Erreger der schweren Seuche, den »im Jahr 1892 [von Richard] Pfeiffer« entdeckten Bazillus. Dieser gelte »bis heute als der Erreger der pandemischen Influenza«. Da aber dieser Erreger in keinem Falle nachgewiesen werden konnte, folgerte er, »dass der Pfeiffersche Bazillus bei der jetzigen Pandemie nicht als ursächliches Moment zu betrachten ist«. Viele Jahre zuvor, nach der Influenzaepidemie von 1891/92, hatte der deutsche Bakteriologe Pfeiffer einen Erreger entdeckt, den er für den Grippeerreger hielt. Dieses Bakterium trägt paradoxerweise bis heute den Namen *Haemophilus influenzae*, doch ist längst bekannt: Nicht der nach Pfeiffer benannte Bazillus ist der Erreger der Grippe, sondern ein während der Grippeepidemie von 1933 entdecktes Virus. Dieses tritt in drei verschiedenen Typen auf, als Typus A, B und C, wobei Typus C für Epidemien die geringste Bedeutung hat. Influenza-A-Viren sind genetisch außerordentlich variabel, sie können ihr Erscheinungsbild rasch verändern und in einer Reihe von Untertypen auftreten. Jeder dieser Untertypen ist imstande, weitere Varianten hervorzubringen.

Da sich Immunität lediglich gegen den jeweils spezifischen Erreger richtet und ohnehin nur kurze Zeit anhält, spielt sie bei Grip-

Einen guten verallgemeinernden Untersuchungsbefund eines Grippekranken bietet Hermann Kahler, Erfahrungen aus der »Spanischen Krankheit«, in: Wiener Klinische Wochenschrift 1918, S. 1104–1107:

> Der objektive Befund war charakteristisch für die Grippe. Das Gesicht der Kranken war fieberhaft gerötet, vor allem um die Augen, an der Stirn und an der Nase. Die Bindehäute waren gerötet und geschwollen. In vielen Fällen bestanden an einer der Lippen Herpes-Bläschen. Schnupfen war seltener zu beobachten, noch seltener Niesreiz, desgleichen Blutungen aus der Nase. Kahler wörtlich: »Das Zäpfchen ist geschwollen, ödematös, oft an seiner Spitze oder in der Mitte weißlich verdickt. In vielen Fällen ist das Zäpfchen bläulich. [...] Dasselbe Aussehen bieten die vorderen Gaumenbögen sowie die Tonsillen, die oft stark geschwollen, aber nicht gerötet sind, in deren Tiefen in den Krypten bei Sektionen eitrige Pfröpfe sich vorfinden. Leicht gerötet sind die hinteren Gaumenbögen sowie der weiche Gaumen. Die Betrachtung der Zunge bietet keine Besonderheiten. Die Schleimhaut des Kehlkopfes sowie der Trachea ist stark gerötet und geschwollen, ebenso auch die der Bronchien [...]. Über den Lungen ist vielfach bei den einfachen unkomplizierten Grippefällen kein pathologischer Befund zu erheben. Vereinzelt ist das Atemgeräusch an dieser oder jener Stelle etwas rauh und scharf, oder es ist auch einmal ganz vereinzelt ein feuchter oder trockner Ronchus zu hören [...]. Das Herz bietet normale Verhältnisse. Die Leber ist vielfach etwas vergrößert und leicht druckschmerzhaft. Die Untersuchung des Urins ergibt außer vielfach bestehender vorübergehender febriler Albuminurie keinen pathologischen Befund.«

peepidemien nur eine untergeordnete Rolle. Die Frage, wie und warum neue Erregervarianten entstehen, ob durch genetische Makromutation oder infolge der Anpassung eines tiergetragenen Virus an den Menschen, ist noch immer umstritten. Heute findet gerade die letztgenannte Theorie immer mehr Anhänger. Das Grippevirus kann nämlich auch eine Reihe anderer Säugetiere und mehrere Vogelarten befallen. Die schwere Grippepandemie von 1918/19 wurde wahrscheinlich von Schweine-Influenzaviren verursacht. Zwischen Mensch, Schwein und einigen Vogelarten besteht ein reger Austausch dieses Erregers.

In den letzten Jahren ist man dazu übergegangen, das Influenzavirus noch näher zu bestimmen. Den Erreger der Spanischen Grippe von 1918/19 bezeichnet man heute als Grippevirus H1N1, wobei der

Buchstabe H für Hämagglutinin steht, das N für Neuraminidase.
Vom Hämagglutinin kennt man dreizehn Arten, von der Neuraminidase neun. Diese beiden Bestandteile des Virus können sich nun
in vielerlei Kombinationen zusammentun, entsprechend hat man
die Buchstaben- und Zahlenkombinationen variiert: H1N1, H2N1,
H1N2 usw. Höhere Zahlen verweisen auf spätere Varianten. Beim
Erreger der Vogelgrippe ist man mittlerweile bei H5N1 angelangt.

Obwohl der Erreger noch nicht durch einen bakteriologischen
oder virologischen Nachweis gesichert war, bestand für die meisten Zeitgenossen an der Diagnose – Grippe oder Influenza – inzwischen kein Zweifel mehr. Am 16. Juli 1918 schrieb die »Münchner
Medizinische Wochenschrift«: »Das klinische Bild, unter dem die
Krankheit auftritt, ist das der Influenza; der Verlauf ist in der überwiegenden Zahl der Fälle leicht und rasch, doch besteht Neigung zu
Rückfällen und auch Todesfälle, meist durch Lungenerkrankungen
bedingt, fehlen nicht«. In der »Münchner Medizinischen Wochenschrift« waren am Ende eines jeden Heftes sogenannte »Tagesge-
schichtliche Notizen« abgedruckt, die stets auch über das aktuelle
Geschehen – wie den Kriegsverlauf – kurz berichteten. Unter dem
23. Juli 1918 stand hier zu lesen: »Die Grippepandemie ist noch immer in Zunahme begriffen und es scheinen sich nach neuesten Berichten auch die schweren und tödlich verlaufenden Fälle zu meh-
ren.«

Infolge der Seuche geriet zur Jahresmitte das öffentliche Leben in
den deutschen Städten ins Stocken. In vielen Münchner Betrieben
war ein Großteil der Mitarbeiter krank, auch und vor allem in den
Krankenhäusern. »Ein paar hundert Pflegerinnen fielen jeden Tag
allein in den Münchner Lazaretten aus und sollten ersetzt werden,
der Straßenbahnverkehr wurde eingeschränkt, in den großen In-
dustriebetrieben waren bis zu einem Drittel der Belegschaften ausgeschaltet: es war der erste der apokalyptischen Reiter«, schrieb der
konservative bayerische Historiker Karl Alexander von Müller, der
in diesen Julitagen 1918 selbst das Bett hüten musste.[15]

Die zweite Welle

Thomas Mann widmete in seinen Tagebüchern zumeist dem Wetter einige Zeilen. »Warmes Sommerwetter«, schrieb er unter dem 16. September 1918, am 17.: »sehr warm«, und am Tag darauf konstatierte er sogar eine »Sonnenglut«. Unter dem 1. Oktober notierte er die »vollständige Kapitulation Bulgariens«. Dann wurde es kühler, der 3. Oktober war bereits ein »kalter Herbsttag«. Mit dem Herbst kam die Grippe: In München setzte die zweite Welle Mitte Oktober ein.

Sie warf bald auch den neuen Reichskanzler Prinz Max von Baden aufs Krankenlager. Fünf Wochen lang regierte er als Reichskanzler, davon verbrachte er fast zwei Wochen grippekrank im Bett. Immer wieder mussten ihn Parteipolitiker in seinem Krankenzimmer aufsuchen und sich dort mit ihm über die Lage im Reich beraten. »Die Verhandlungen mit dem Kabinett waren mir durch meine Krankheit sehr erschwert«, so Max von Baden in seinen Erinnerungen.[16] Der Reichskanzler lag krank »an Grippe zu Bett, unfähig, die Geschäfte wirklich zu führen«, bemerkte Kaiser Wilhelm II., der einmal eine Unterredung mit der Begründung verweigerte, er fürchte die Ansteckung. Ende Oktober 1918 schien der Reichskanzler so weit wiederhergestellt, dass er das Bett verlassen konnte. Doch dann erlitt er einen Rückfall. Sein Arzt verabreichte ihm ein Medikament, das ihn in einen langen Schlaf versetzte: Anderthalb Tage lang war der Kanzler nicht ansprechbar. »Erst am Nachmittag des 3. November erwachte Prinz Max wieder, nur um zu erfahren, daß inzwischen die Türkei und Österreich die Waffenstillstandbedingungen der Feinde angenommen hatten.«[17]

Es handelte sich bei dieser Welle um die gleiche Krankheit wie im Sommer: nicht um einen »grippalen Infekt«, sondern um die echte Grippe, mit den gleichen Symptomen wie schon zur Jahresmitte. Im nördlichen Bayern, in Nürnberg, wurden zwischen dem 12. und 18. Oktober rund 3 000 Fälle von Grippeerkrankung gemeldet. Mitte Oktober empfahlen die »Münchner Neuesten Nachrichten« den Erkrankten, die Öffentlichkeit zu meiden. In den meisten deutschen Großstädten wurden Mitte Oktober 1918 die öffentlichen Schulen geschlossen, obschon mancherorts die Lichtspieltheater und andere öffentliche Vergnügungsstätten weiterhin geöffnet blieben. Man rechnete inzwischen in der Stadt München mit 25 000 bis 30 000 Grippekranken. Die Tagespresse erteilte eine Vielzahl von Ratschlägen, wie man sich vor der Grippe schützen könnte: Sie empfahl Frauen, ihre Wohnungen nicht in allzu leichter Bekleidung zu verlassen, und Männern, »sich öfter Mund und Schnurrbart, dessen Haare als Bazillenträger geeignet sind, mit Seife« zu waschen. Außerdem beschloss der Magistrat in einer Plenarsitzung, an den Pforten der Krankenanstalten »in auffälliger Weise« einen Hinweis anzubringen, dass nach Möglichkeit nur die allernotwendigsten Besuche gemacht werden sollten. Grippekranke sollten nur mit ärztlicher Erlaubnis besucht werden. Im Krankenhaus München-Schwabing gab es Überlegungen, ob man Besuchern nicht den Zutritt zu den Krankenzimmern gänzlich verwehren sollte. Allerdings war sich die Klinikleitung vollkommen darüber im Klaren, dass eine so hochansteckende Infektionskrankheit wie die Influenza sich dadurch kaum an der Ausbreitung hindern ließe.

In München wurden Grippekranke, soweit sie überhaupt in eine Klinik eingewiesen wurden, in erster Linie ins Städtische Krankenhaus Schwabing geschafft. Dort sprang ein Grippekranker, ein 15-jähriger Bäckerlehrling, in seinem Fieberwahn aus dem Fenster und war tot. Von diesem Krankenhaus Schwabing liegt das »Leichenschauregister« vor. Hier traten ab dem 13. Oktober 1918 die Diagnosen »Grippe« oder »Grippepneumonie« als Todesursache auf. Sie verdichteten sich ab dem 21. Oktober und wurden in den folgenden Tagen dominierend, um danach sehr langsam abzufallen. Als erstes starben Pflegepersonen und Ärzte. In München traf es am 25. Oktober 1918 den außerordentlichen Professor der Medizin Walter Brasch vom Krankenhaus Schwabing, der sich als Arzt und Wissenschaftler intensiv mit der Grippe beschäftigt hatte. Unter den Grippetoten zählte der 40-Jährige zu den älteren.

Naturgemäß waren in München wie anderswo Personen von der Grippe stärker bedroht, die – wie beispielsweise Straßenbahnschaffnerinnen – ständig mit vielen Menschen verkehrten, sodass die Straßenbahndirektion sich gezwungen sah, provisorisch neue Kräfte einzusetzen, damit der Betrieb aufrechterhalten werden konnte. Gerade in den letzten Oktobertagen, vor Allerheiligen, mussten im

Fahrplan trotzdem Einschränkungen gemacht werden. Das öffentliche Leben Münchens kam fast zum Erliegen.

In einigen großen bayerischen Städten, so in Augsburg und München, erwies sich die Beförderung der Ärzte zu den Kranken als ein Problem. Es fehlte vor allem an Treibstoff. In München waren zu dieser Zeit nur etwa ein Dutzend Automobildroschken und etwa 50 Pferdedroschken im Einsatz. Die Stadtverwaltung ließ den Ärzten Berechtigungsscheine aushändigen, damit sie bei der Nutzung von »Kraftdroschken« bevorzugt wurden.

In diesen herbstlichen Tagen erkrankte auch der in München residierende päpstliche Nuntius Eugenio Pacelli an der Influenza. »Eine starke Grippe mit hohem Fieber befiel Exzellenz, so daß es dem Hausarzt angebracht schien, den Patienten in seine Klinik zu überführen«, schrieb seine Haushälterin. Die Münchner Medizinische Wochenschrift berichtete in ihrer Ausgabe vom 23. Oktober: »Aus allen Teilen Deutschlands werden zahlreiche Neuerkrankungen gemeldet, auch wieder Todesfälle. In München schätzte man die Zahl der Erkrankungen auf weit über zwanzigtausend; besonders ist hier die Schuljugend betroffen, so dass die Schliessungen sämtlicher Volksschulen und auch vieler Mittel- und Privatschulen angeordnet werden musste.«

Politische Erschütterungen

Der Oktober 1918 verlief in ganz Deutschland überaus dramatisch. Das öffentliche Leben war von der Seuche schwer beeinträchtigt. In einigen deutschen Großstädten stieg die Sterblichkeit auf Werte über 70 Promille. Aber kaum jemand beachtete jetzt die Kranken. Alles sah gebannt auf die Kämpfe im Westen und die Verhandlungen über einen Waffenstillstand mit den Alliierten; zumindest vermittelt das Gros der Tagebücher und der amtlichen Quellen diesen Eindruck. Der Heidelberger Ordinarius für Mediävistik, Karl Hampe (geb. 1868), der während des Ersten Weltkriegs sehr sorgfältig Tagebuch führte, hielt unter dem 20. Oktober 1918 fest: »Die städtische Bevölkerung steht gegenwärtig noch mehr unter dem Eindruck der bösartigen Grippe als unter dem der großen Niederlagen.«[18]

Am 28. Oktober verfügte die kaiserliche Regierung endlich die

von der Opposition verlangten konstitutionellen und wahlrecht-
lichen Reformen, die Oktoberreformen. Das Deutsche Reich wurde
zur konstitutionellen Monarchie. Ende Oktober 1918 unternahmen
die Verantwortlichen für den Seekrieg den tollkühnen Versuch,
eine Wende auf hoher See herbeizuführen. Nun sollten noch einmal Schlachtschiffe in See stechen und gegen England kämpfen. Die
Matrosen meuterten, der Befehl erschien sinnlos und kam ihnen
wie Selbstmord vor. Sie verweigerten den Gehorsam. Die Unruhen
griffen rasch um sich. Revolutionsfieber brach aus, die deutschen
Throne wackelten. In München kam es schon in den ersten Novembertagen zum Umsturz. Der bayerische König flüchtete am 7. November aus der Stadt. In Berlin riefen Sozialdemokraten zwei Tage
später die Republik aus. Reichskanzler Max von Baden übergab die
Regierungsgeschäfte an den Sozialdemokraten Friedrich Ebert.

Anfang November war in der »Münchner Medizinischen Wochenschrift« zu lesen: »Im Bayerischen Landtag haben Zentrums-
abgeordnete folgende Interpellation eingebracht: ›Ist der Staatsre-
gierung bekannt, dass die zurzeit epidemisch auftretende Grippe
in vielen bayerischen Stadt- und Landgemeinden infolge des Aerz-
temangels nicht genügend bekämpft werden kann? Welche Schritte
gedenkt sie zu tun, um dieser furchtbaren Gefahr, vor allem auch
durch eine bessere ärztliche Versorgung wirksam zu begegnen?‹
[… Der] Kriegsminister [wurde]ersucht […], die Aerzte der Orte,
an denen die ärztliche Versorgung gefährdet erscheint, im Falle ihres Einverständnisses vom Heeresdienst wieder freizugeben, und
im Falle einer drohenden Gefährdung von der Einberufung von
Aerzten abzusehen.«

Die Anzahl der Grippetoten nahm in allen großen Städten extrem zu. Der Münchner Magistrat beschloss, 4 200 Mark für die An-
stellung weiterer Leichenfrauen zu bewilligen. »Dadurch, daß am
Allerheiligentage keine Bestattungen erfolgten, wuchs die Zahl der
Toten in den Friedhöfen derart an, daß man heute zum Teil um 10
Uhr vormittags mit den Bestattungen beginnen mußte«, war Anfang November in der Presse zu lesen. »Die Influenzaepidemie dauert in allen Ländern Europas an, doch scheint bei uns wenigstens
der Höhepunkt überschritten zu sein.«

Die Grippesterblichkeit in München und Nürnberg

Die Einwohnerzahl der Stadt München war während der Kriegsjahre leicht geschrumpft, sie war von 645 000 im ersten (1914) auf 603 000 im letzten Kriegsjahr (1918) zurückgefallen. Die Gründe dafür liegen auf der Hand: Die jungen Männer wurden zum Militär einberufen und mussten die Stadt verlassen; es ist anzunehmen, dass nicht wenige kurz zuvor vom Land zugezogene Frauen, deren Männer nun im Feld standen oder gefallen waren, in die Wohnung ihrer Eltern zurückkehrten. Da die Männer im zeugungsfähigen Lebensalter im Feld standen, war die Geburtenziffer rückläufig.

Erwähnenswert sind die Sterbefälle, sie beziehen sich samt und sonders auf die innerhalb des Münchener Stadtgebietes Verstorbenen; die auswärts erfolgten Kriegssterbefälle sind nicht enthalten: Das Münchner »Statistische Handbuch« weist zwar Todesursachen auf, enthält jedoch keinen eigenen Eintrag »Grippe« oder »Influenza«. Diese Infektionskrankheit wird in diesem Handbuch unter »sonstige übertragbare Krankheiten« subsumiert. So ist für diese

---

Die Ende September einsetzende bereits erwähnte Grippe-Epidemie hat auch unser bliches Pflege- und Dienstpersonal in erheblichem Maße ergriffen und schwere Erkrankungen Folge gehabt, denen innerhalb weniger Tage 5 Schwestern, 1 Krankenpflegeschülerin und ausmädchen zum Opfer fielen. In treuester Pflichterfüllung verstarben:

Schwester	Margarete	B e ck,	am	16. Oktober,
„	Babette	E n ß e r,	„ 17.	„
„	Käthe	H e f f e l b a ch,	„ 20.	„
„	Babette	D o l l m a n n,	„ 23.	„
„	Sofie	A h o r n,	„ 28.	„
Krankenpflegeschülerin	Anna	R ü h r f ch n e ck,	„ 25.	„
Hausmädchen	Christine	H u tz l e r,	„ 11.	„
„	Elise	L e ch l e r,	„ 16.	„
„	Friederike	B e i g e l,	„ 31.	„
„	Marie	L e i t e l,	„ 8. November.

ner verstarb nach längerer Erkrankung, infolge der Grippe, am 19. Oktober das seit über Jahren in der Krankenhausküche in treuen Diensten tätig gewesene Mädchen Katharina b l e r.

Grippesterblichkeit beim Pflegepersonal im Städtischen Krankenhaus Nürnberg

Kategorie insgesamt ein Anstieg zu konstatieren: von gewöhnlich 0,6 oder 0,7 Promille in den Jahren davor auf 3,3 Promille im Jahr 1918 und auf 1,2 Promille 1919. 1920 lag der Wert immer noch bei 0,8 Promille.[19] Die Sterblichkeit war in den ersten Kriegsjahren, zwischen 1914 und 1917, auf ziemlich gleichförmigem Niveau, die Zahl der verstorbenen Zivilpersonen pendelte zwischen 9 623 (1914) und 9 755 (1917), im Durchschnitt waren es also knapp 9 700 Münchner, die während der ersten vier Weltkriegsjahre Jahr für Jahr verstarben. Im Grippejahr 1918 indes waren es über 2 200 mehr, nämlich 11 915, und auch im folgenden Jahr noch einmal gut 700 mehr, nämlich 10 422.

In München waren während des Weltkrieges stets weniger Frauen verstorben als Männer, die Zahl der weiblichen Toten belief sich auf 4 523 (1915) bis 4 936 (1917). 1918 schnellte diese Zahl auf 6 094 hoch und auch in den beiden Folgejahren segneten hier Jahr für Jahr mehr als 5 000 Frauen das Zeitliche: 5 254 im Jahr 1919 und 5 050 im Jahr 1920. Auch das war typisch für diese Grippepandemie: Die Grippesterblichkeit unter den Frauen war in Deutschland höher als unter den Männern, und dies war in der städtischen, zivilen Bevölkerung natürlich noch mehr ausgeprägt. Insgesamt dürften in München mehr als 3 000 Zivilpersonen der Seuche erlegen sein, etwa fünf Promille seiner Zivilbevölkerung.

Noch bemerkenswerter nehmen sich die Verstorbenen des Jahres 1918 aus, wenn man ihr Lebensalter betrachtet. Es ist bekannt, dass diese Pandemie vor allem Jüngere ins Grab riss, namentlich Menschen zwischen 15 und 30 Jahren. Für München zeigt sich ein eindeutiger und starker Anstieg der Sterblichkeit – und der Übersterblichkeit, das sind hohe Werte im Verhältnis zu anderen Bevölkerungsgruppen – unter jüngeren Menschen. Mit dem Ausbruch der Grippepandemie starben bereits deutlich mehr Säuglinge, und zwar (bezogen auf das gesamte Reichsgebiet) mehr weibliche als männliche, während zuvor mehr Knaben (bis zum fünften Lebensjahr) ihr Leben ließen. Unter den Kindern vom zweiten bis zum zehnten Lebensjahr war der Anstieg der Verstorbenen deutlich, er belief sich auf mehr als 40 Prozent gegenüber dem Vorjahr, war allerdings nicht so hoch wie 1916. Die Sterblichkeit der Jugendlichen (zwischen 15 und 20) nahm ebenfalls stark zu – aber geradezu explosiv verhielt sich die Sterblichkeit der 21- bis 30-Jährigen, sie lag 1918 in München mehr als doppelt so hoch wie in den Jahren unmittelbar davor: 1917 waren in dieser Altersgruppe in München 675 Personen gestorben, 1918 waren es 1 410.[20] Mit Blick auf die noch älteren Jahrgänge kann man sagen: Je älter diese Menschen waren, desto geringer war der prozentuale Anstieg der Sterblichkeit infolge der Seuche. Das hat zu einem sehr kleinen Teil damit zu tun, dass unter den schlimmen Zuständen in Deutschland in den Jahren vor 1918 mehr ältere Menschen verstorben waren als etwa in Großbritannien, zu einem sehr viel größeren damit, dass die Älteren im Zuge früherer Pandemien, vor allem in jener von 1895, gegen diesen Grippeerreger ein gewisses Maß an Immunität erworben hatten.

Die Stadt Nürnberg besaß seit der Jahrhundertwende ein sehr großes Klinikum in der Nordstadt, im Stadtteil St. Johannis, mit rund 1 000 Krankenbetten. Auch hier machte man die Erfahrung: Je höher der Krankenstand, desto mehr Pflegepersonen bekamen selbst die Grippe, folglich verschlechterte sich die Relation zwischen Kranken und Pflegepersonen. Insgesamt waren im Krankenhaus Nürnberg um diese Zeit 335 Personen beschäftigt, davon 94 im Pflegedienst, nämlich 48 Diakonissen und sieben Diakone, die restlichen 39 Pflegekräfte waren Auszubildende und Hilfskräfte. Von diesen 94 Pflegepersonen starben zwischen 16. Oktober und 8. November 1918 sechs an der Grippe, fünf Krankenschwestern und eine Pflegeschülerin, außerdem erlagen noch fünf Hausangestellte der Seuche. Insgesamt starben also innerhalb von drei Wochen elf städtische Krankenhausbeschäftigte, allesamt Frauen.[21] Je näher diese Frauen am Krankenbett gearbeitet hatten, desto früher hatte sie der Tod ereilt.

Die Sterblichkeit verlief in Bayerns zweitgrößter Stadt ganz ähnlich wie in München. In Nürnbergs großem Städtischen Krankenhaus waren vor 1918 im längerfristigen Durchschnitt etwa drei Verstorbene am Tag zu verzeichnen, etwas mehr als 90 im Monat. Im Oktober 1918 hauchten hier binnen eines Monats 323 Kranke ihr Leben aus und im November 1918 weitere 155. Es starben 1918 im Nürnberger Städtischen Krankenhaus 1 374 Patienten gegenüber genau 1 000 im Vorjahr.

Am Morgen des 22. Oktober hatte der Prosektor, Dr. Charles Thorel, 20 Leichen zu sezieren, zum größten Teil Grippeopfer. Dreizehn hatten das 30. Lebensjahr nicht erreicht, nur zwei waren älter als 50. Die Grippe raffte auch in Nürnberg erstaunlich viele jüngere Menschen dahin. Meist lagen auf dem Sektionstisch 20- bis 30-Jährige. Außerdem waren die Körper in der Regel gut genährt. Und es handelte sich häufiger um Frauen, sowohl bei den Grippekranken als auch bei den Grippetoten. Trotzdem taucht hier, im Krankenhaus, nur der kleinere Teil der Nürnberger Grippetoten in den Akten auf, das Gros der an Grippe Verstorbenen erlag der Krankheit zu Hause. Das Krankenhaus war noch immer in erster Linie die Heilstätte der Jungen und Ledigen, der Menschen ohne eigenen Herd.

Dr. Thorel beschrieb in seinen Sektionsprotokollen auch den Ernährungszustand der Leichen. An diesem 22. Oktober musste er sich beeilen, viertelstündlich wurde ein Körper geöffnet, die Protokolle von Ende Oktober sind sehr kurz und fast unleserlich. Der Prosektor war es gewohnt, die Leichen von älteren, schlechter ernährten Patienten auf dem Sektionstisch vorzufinden; jüngere Menschen sind in der Regel besser ernährt und haben daher ein höheres Körpergewicht. Im Januar 1918, also einige Monate vor der Influenzapandemie, war etwas mehr als die Hälfte der im Sektionssaal vorgefundenen Leichen in einem mittleren oder guten Ernährungszustand oder der Pathologe äußerte sich dazu überhaupt nicht. Zu einem knappen Viertel waren die Toten »abgemagert«, zu einem Fünftel in einem »dürftigen oder reduzierten Zustand« und zu zwei Prozent »abgemagert bis zum Skelett«. Aber die im Herbst 1918 unter der Diagnose Grippe beziehungsweise Pneumonie Verstorbenen waren in ihrer Mehrheit gut genährt, die Sektionsprotokolle der Grippetoten beginnen häufig mit den Worten: »kräftig gebaute, gut genährte weibliche Leiche«.[22]

Die Aufzeichnungen vom Herbst 1918 zeigen ein einförmiges Bild; die Grippetoten unterschieden sich im Herbst nicht von denen des Sommers. Am häufigsten stellte man fest, dass der Respirationstrakt befallen war, gelegentlich auch das Mediastinum, der Raum hinter dem Brustbein, zwischen den Lungen. Entzündungsherde in den Lungen waren meist in den Unterlappen zu finden, sie konnten aber auch in den Lungenflügeln umhergewandert sein. Oft war die Pleurahöhle vereitert. Die Milz war in vielen Fällen vergrößert, seltener die Leber. Die Hirnhäute wiesen nicht selten Reizungen auf. Gelegentlich zeigten Leber oder Nieren Schädigungen des Parenchymgewebes, die Nieren bisweilen Blutungserscheinungen. Die Mehrzahl der Verstorbenen war Sekundärinfektionen erlegen. Der Tod war relativ spät eingetreten, meist am achten oder neunten Krankheitstag. Offenbar brauchten die Sekundärinfektionen Zeit – meist handelte es sich bei den Erregern um Staphylokokken oder Streptokokken –, bis sie einen Organismus soweit geschädigt hatten, dass er aufgab.[23]

Warum starben die jüngeren, besser ernährten Menschen häufiger an dieser Grippe?[24] Eine schlüssige Erklärung gibt es dafür nicht, aber Folgendes könnte zutreffend sein: Wer eine jener Grippeepidemien durchgemacht hatte, wie sie zwischen 1883 und 1900 wiederholt aufgetreten waren, konnte ein gewisses Maß an Immunität aufbauen und sich bewahren, aus diesem Grunde starben mehr jüngere als ältere Menschen. Und was das »besser ernährt« betrifft, muss man annehmen, dass es auch bedeutet: wohlhabender, denn Nahrungsmittel waren 1917/18 sehr teuer, wer sie als Stadtbewohner kaufen konnte, musste eine gehörige Menge Geld besitzen. Man darf annehmen, dass die Wohlhabenden, die folglich auch gut genährt waren, vor 1918 weniger mit Schmutz in Berührung kamen als die unteren Volksschichten und vielleicht weniger Immunität entwickelt hatten.

In Nürnberg suchten alleine im zweiten Halbjahr 1918 mehr als 20 000 Grippekranke den Arzt auf, also rund sieben Prozent der Bevölkerung. Es ist anzunehmen, dass weit mehr zu Hause zeitweise daniederlagen, ohne je einen Arzt zu bemühen. Das Nürnberger »Statistische Jahrbuch« beziffert die Anzahl der an Grippe verstorbenen Zivilpersonen für das Jahr 1918 mit 829 (1917: 27) und für 1919 mit 143. Es wird aber auch einen Teil der an Lungenentzündung Verstorbenen auf das Konto der Influenza gegangen sein: Das waren 1917 nur 439, im Jahr darauf aber 918 Personen. Dass viele im Jahr 1918 zusätzlich an Lungenentzündung verstorbene Personen der Grippe zuzuschlagen sind, lässt sich auch aus dem geringeren Lebensalter dieser Toten ableiten. Für 1919 werden noch einmal 143

Grippetote genannt; an Pneumonie verstarben 498 Personen, vermutlich also wieder ein Teil an Grippe. Die Krankheit forderte in Nürnberg – 1918 und 1919 zusammen – an die 1 500 Opfer, vier bis fünf Promille der Nürnberger Zivilbevölkerung.[25]

Die Grippesterblichkeit war also insgesamt ähnlich niedrig wie in München, aber man darf nicht vergessen, dass auf jeden Grippetoten 30 oder 40 oder noch mehr erkrankte Personen kamen, die wohl eine Woche arbeitsunfähig waren. Sofern die Kranken nicht selbst im Arbeitsleben standen – die vielen grippekranken Kinder und die älteren Menschen – mussten sie doch von anderen gepflegt werden, was wiederum Zeit kostete.

Die große Mehrzahl starb zu Hause. In München hatten unmittelbar vor 1914 jährlich zwischen 33 000 und 37 000 Kranken eines der vielen Krankenhäuser aufgesucht. Während des Krieges, als die Versorgungsmöglichkeiten zu Hause schlechter waren, gingen mehr Kranke in ein Spital, zwischen 36 000 und 50 000. Unter dem Eindruck der Grippe stieg dieser Wert nicht so sehr an, lediglich auf 53 533 im Jahr 1918, und sie fiel auf 42 494 im Folgejahr.

Bedeutete diese Grippe für die Zeitgenossen eine schwere Belastung? War sie vielleicht einer der Faktoren, die zum Zusammenbruch der Monarchie beitrugen? Die vorhandenen Quellen lassen einen solchen Schluss wohl nicht zu. Zumindest wurde in München – in den schriftlichen Dokumenten – über die Grippe nur wenig geklagt.

Die Folgen der Grippe

Natürlich hatte die Pandemie kurzfristige wie längerfristige Folgen. Neurologische Ausfallserscheinungen und Erregungszustände waren unter den Grippekranken nicht selten, gelegentlich werden sogar einige Ausschweifungen der Revolution in München mit der Grippe und dem massenhaften Auftreten von Enzephalitis kausal in Verbindung gebracht. So führt der Münchner Privatgelehrte Hans von Hentig einige der »Forderungen der Arbeiterschaft während der deutschen Revolution nach einem Achtstundentag oder gar einem Sechsstundentag zu einem erheblichen Teil auf wirkliche Erschöpfungszustände zurück [...], die ich aus schweren Depressionen, Nahrungsmangel und den toxischen Folgeerscheinungen der Grippe erklärte; nicht lange danach wurde von den Aerzten eine schlafsüchtige Form von Gehirnentzündung nach Grippe in steigendem Maße festgestellt«.[26]

Die Übersterblichkeit der Jungen hatte demographische Folgen, die sich allerdings nur schwer fassen lassen, weil zugleich der Weltkrieg die jüngere Generation dezimierte: Der Aufbau der Münchner Bevölkerung zeigte nach 1918 grundlegende Veränderungen, die in erster Linie auf den Krieg und in zweiter auf die Grippepandemie zurückzuführen sind. Infolge der Übersterblichkeit der jüngeren Männer kam es rasch zu einem generellen Alterungsprozess der Gesellschaft. Der Anteil der Jungen schrumpfte, der Anteil der Älteren nahm ebenso rasch zu. In Bayern machten die Jungen (unter 15 Jahren) im Jahr 1910 ein gutes Drittel der Gesamtbevölkerung aus (34,6 Prozent), dieser Anteil fiel bis 1925 auf wenig mehr als ein Viertel (27,1 Prozent). In München ging der Anteil der Jüngeren bis 1925 auf 17,6 Prozent zurück. Ganz ähnlich verlief diese Entwicklung in Nürnberg. Bei der Volkszählung von 1910 machten dort die jungen Menschen (bis zum vollendeten 15. Lebensjahr) 30,9 Prozent aus, 1925 waren es nur noch 21,1 Prozent. 1900 waren nicht einmal fünf Prozent (4,9) der Menschen über 60, 1925 jedoch 7,1 Prozent. Aus einer Relation von Jung zu Alt von gut 6 : 1 war binnen weniger Jahre eine von 3 : 1 geworden.

Die Zahl der an der Grippe Verstorbenen wird im »Statistischen Jahrbuch für den Freistaat Bayern« folgendermaßen angegeben: 1918 sind 20 321 bayerische Zivilisten unter der Todesursache Grippe aufgeführt und weitere 4 424 im folgenden Jahr. Man wird zusätzlich sehr viele Tote, die unter »Lungenentzündung« registriert wurden, zu den Grippeopfern zählen müssen. An Lungenentzündung starben in Bayern vor 1918 meist 8 000 bis 8 500 Personen während des Weltkriegs pro Jahr – zwischen 1914 und 1917 – zwischen 8 145 (1914) und 8 509 (1915). Aber 1918 waren es 13 711 Personen, die dieser Krankheit erlagen, und 1919 noch einmal 8 268, in beiden Jahren zusammen also etwa 5 000 Personen mehr als zuvor. Die Influenzapandemie von 1918/19 raffte demnach allein in Bayern weit mehr als 30 000 Menschen hinweg.[27] Für das Deutsche Reich schätzt man die Zahl der Grippekranken auf zehn Millionen oder ein Sechstel der

Bevölkerung.[28] Das Deutsche Reich hatte 1918/19 insgesamt 250 000 bis 300 000 Grippetote zu beklagen; hier war diese Verschiebung nicht ganz so dramatisch.

Richtig ist natürlich durchaus, dass die Grippesterblichkeit, ob auf die Stadt München oder das gesamte Deutsche Reich bezogen, mit etwa fünf Promille relativ niedrig war, wenn man sie mit den großen Epidemien vergleicht, die eine Sterblichkeit von mehreren Prozent mit sich brachten. Noch im 19. Jahrhundert war in den deutschen Städten in Friedenszeiten eine Sterblichkeit von 30 bis 40 Promille nicht selten.

Wenn in Deutschland in der ferneren Vergangenheit und noch im 19. Jahrhundert in einzelnen Jahren Seuchen auftraten, dann war die Sterblichkeit in der Regel weitaus höher als während der Weltkriege des 20. Jahrhunderts. Vor 1860 lag die Sterblichkeit in Deutschland stets zwischen 25 und 28,4 Promille.[29]

Im Verlauf des Ersten Weltkriegs lag sie niedriger, sie überschritt im Deutschen Reich zwischen 1914 und 1917 niemals 21,5 Promille, 1918 ging sie um mehr als drei Punkte nach oben auf 24,8 Promille.[30] Diese zusätzliche Sterblichkeit war in erster Linie dem Auftreten der Grippe zuzuschreiben. Schlimmer noch: Da die Grippe die gleichen Jahrgänge dezimierte, die schon der Krieg und der Tod im Schützengraben stärker betroffen hatte als andere, trieb sie den Überalterungsprozess der Bevölkerung noch mehr voran. Gerade im Hinblick auf die Sterblichkeit der Jungen hat diese Grippe Spuren im wirtschaftlichen und gesellschaftlichen und wohl auch im individuell-seelischen Leben hinterlassen.

In der Bevölkerungspyramide der Deutschen ist der Einschnitt des Jahres 1918 viel deutlicher zu sehen als der eines jeden anderen Jahres, 1939 bis 1945 nicht ausgenommen. Die Folgen von rascher Überalterung sind bekannt: Sie vergrößert die Lasten des werktätigen Teils einer Bevölkerung, fördert das Sparen, nicht aber das Investieren von Kapital, unterstützt in allen Lebensbereichen den Konservatismus – und begünstigt dadurch den Aufruhr der Jungen –, sie drückt wie ein schweres Gewicht auf die jüngere Generation und erstickt schöpferische Initiativen. Und wo es weniger junge Menschen gibt, sinkt sicherlich auch die Nachfrage nach Gütern.

Welchen Einfluss hatte diese Pandemie auf den Kriegsverlauf?

Hat sie die Münchner Bevölkerung und die des Deutschen Reiches mürbe und kapitulationsbereit gemacht? Es besteht durchaus die Möglichkeit, dass die Grippepandemie vom Herbst 1918 maßgeblich auf die politischen wie militärischen Ereignisse bei Kriegsende und weit darüber hinaus eingewirkt hat. Sie beeinträchtigte die – ohnehin schon angeschlagenen – Mittelmächte sicherlich noch mehr als die künftigen Sieger und schwächte somit mittelbar den Willen der Bevölkerung, den Krieg weiterzuführen. »Zu den vielen Faktoren, die den Boden für einen grundlegenden Wandel bereit machen und die jede Widerstandskraft gegen eine Umwälzung schwächen, gehört ohne Zweifel auch die Grippeepidemie, von der Bayern in diesen Wochen heimgesucht wird«, schrieb der bayerische Historiker Heinrich Hillmayr.[31] Die Armeeführung verwendete – wohl nicht von ungefähr – »erstmals Anfang November 1918« das »Bild der Ansteckung und Verseuchung« zur Erklärung der militärischen Niederlage.[32]

Könnte diese schwere Seuche Deutschland heftiger getroffen haben als die anderen Krieg führenden Nationen? Das wäre nicht undenkbar. Die deutsche Wirtschaft darbte im Herbst 1918, sie produzierte schon im März 1918 nur noch 57 Prozent dessen, was sie 1913 hergestellt hatte, und die beiden schweren Grippewellen führten zu einem zeitweise immensen Arbeitsausfall.

Das Königreich Bayern und das Deutsche Reich brachen in den ersten Novembertagen zusammen, unmittelbar nachdem die Grippepandemie – und die Grippesterblichkeit – den Höhepunkt überschritten hatte.[33] Man wird nicht fehlgehen, wenn man die Grippepandemie als *einen* Faktor des Zusammenbruchs deutet, sie vielleicht als den letzten Tropfen betrachtet, der das Fass zum Überlaufen brachte. Als im Oktober 1918 an höchster Stelle darüber diskutiert wurde, ob das deutsche Volk sich in einer *Levée en masse* erheben und gegen den Feind wenden sollte, meinte Paul von Hintze, der bis 4. Oktober 1918 das Amt des Staatssekretärs des Auswärtigen Amtes innehatte und danach als Vertreter des Reichskanzlers beim Kaiser fungierte, er halte es für »eine Illusion, zu glauben […], das halb verhungerte, von schwerer Grippeseuche geplagte, durch militärische Aushebungen schon hundertmal ›ausgekämmte‹ und in seinem Patriotismus längst überforderte deutsche Volk würde sich jetzt noch einmal zum ›furor teutonicus‹ entflammen und zu einer ›levée en masse‹ formieren lassen.«[34]

Wenn Hunger und Grippe im Herbst 1918 eine *Levée en masse*, ein Volksaufgebot, unmöglich gemacht haben, dann darf man vermuten, dass sie auch wichtige Gründe für den Zusammenbruch waren.

Spätere Grippeepidemien

Die Grippepandemie von 1918/19, die Spanische Grippe, war die schwerste Seuche, die jemals innerhalb eines so kurzen Zeitraums über die Erde fegte. Aber auch in den folgenden Jahrzehnten wüteten globale Pandemien, allein in den 1920er Jahren gab es etliche kleinere Epidemien der Grippe in Deutschland. Im Winter 1932/33, als die Machtübernahme der Nationalsozialisten bevorstand, herrschte im Deutschen Reich die Grippe, als Hitler zum Kanzler ernannte wurde, lag Deutschland im Fieber. Der bayerische Romancier Oskar Maria Graf hat es in seinem Roman »Anton Sittinger« beschrieben.

Nach 1945 zogen noch zwei große Grippepandemien über den Globus, im Winter 1957/58 die asiatische Grippe und im Winter 1968/69 die Hongkong-Grippe. Beide forderten viele Todesopfer, wenngleich längst nicht so viele wie die Spanische Grippe. Heute fürchten Experten, dass eine künftige Grippepandemie noch sehr viel schlimmere Folgen zeitigen könnte als die Grippe von 1918/19.[35]

---

1   Peter Lahnstein, Adelbert von Chamisso. Der Preuße aus Frankreich, München 1984, S. 229 f.

2   John C. G. Röhl, Wilhelm II. Der Aufbau der Persönlichen Monarchie 1888–1900, München 2001, S. 266, 693.

3   Jakob Ruhemann, Die Influenza in dem Winter 1889/90 nebst einem Rückblick auf die früheren Influenzapandemien, Leipzig 1891, bes. S. 50–68.

4   K. David Patterson / Gerald F. Pyle, The Geography and Mortality of the 1918 Influenza Pandemic, in: Bulletin of the History of Medicine 65 (1991), S. 14 f. Über die Grippe 1918/19 in Indien: Ira Klein, Death in India, 1871–1921, in: Journal of Asian Studies 32/4 (1973), S. 639–659; Ian D. Mills,

Influenza in India during 1918–19, in: Indian Economic and Social History Review 23/1 (1986), S. 1–40 (nachgedruckt in: India's historical demography, hg. von Tim Dyson, London 1989, S. 222–260).

5 Eine ausführliche Bibliographie findet sich bei Jürgen Müller, in: Howard Phillips / David Killingray, Hg., The Spanish Influenza Pandemic 1918/19. New Perspectives, London / New York 2003, S. 300–350.

6 Josef Hofmiller, Revolutionstagebuch, Leipzig 1938, S. 17–21.

7 Klaus-Dieter Schwarz, Weltkrieg und Revolution in Nürnberg. Ein Beitrag zur Geschichte der deutschen Arbeiterbewegung (Kieler Historische Studien 13), Stuttgart o. J. (1969), S. 156; Karl-Ludwig Ay, Die Entstehung einer Revolution. Die Volksstimmung in Bayern während des Ersten Weltkrieges, Berlin 1968, S. 186 f.

8 Alfred Crosby, Epidemic and Peace 1918, Westpoint/Con. 1976, S. 70 ff.; Chicago: Marc Hieronismus, Krankheit und Tod 1918. Zum Umgang mit der Spanischen Grippe in Frankreich, England und dem Deutschen Reich, Berlin 2006, S. 196.; Über den Verlauf dieser Grippepandemie in den USA berichtet ausführlich John M. Barry, The Great Influenza. The Epic Story of the deadliest Plague in History, New York 2004.

9 W. Nussbaum, Die Grippe-Epidemie 1918/19 in der schweizerischen Armee, in: Gesnerus 38 (1981), S. 243–259.

10 Rupprecht von Bayern, Mein Kriegstagebuch, 3 Bde., hg. von Eugen von Frauenholz, München o. J. (1929), Bd. 2, S. 420; Erich Ludendorff, Meine Kriegserinnerungen 1914–1918, Berlin 1919, S. 514.

11 Ernst Jünger, In Stahlgewittern [1920] (Auswahl aus dem Werk in fünf Bänden 1), Stuttgart 1994, S. 270.

12 Dominik Richert, Beste Gelegenheit zum Sterben. Meine Erlebnisse im Kriege 1914–1918, hg. von Angelika Tramitz und Bernd Ulrich, München 1989, S. 358; Der Weltkrieg 1914–1918, hg. v. Deutschen Kriegsgeschichtlichen Forschungsanstalt, Bd. 14 a, Berlin 1944, S. 517.

13 Siehe Max Borst, Pathologisch-anatomische Beobachtungen zur »spanischen Grippe« 1918, in: Münchner Medizinische Wochenschrift 65 (1918), S. 1342 f.

14 W. Brasch, Ueber die Influenza-artige Epidemie im Juli 1918, in: MMW 65 (1918), S. 809–811.

15 Karl A. von Müller, Mars und Venus, Stuttgart 1954, S. 242.

16 Prinz Max von Baden, Erinnerungen und Dokumente, Stuttgart 1927, S. 503.

17 Wilhelm II., Ereignisse und Gestalten 1878–1918, Leipzig–Berlin 1922, S. 238.

18 Karl Hampe, Tagebuch, München 2004, Eintrag vom 20. Okt. 1918.

19 Statistisches Handbuch der Stadt München, hg. vom Statistischen Amt der Stadt München, München 1928, S. 14.

20 Ebd.

21 Bericht über das Allgemeine städtische Krankenhaus in Nürnberg für das
    Jahr 1918, o. O., o. J. (vermutlich Nürnberg 1919), S. 3–7.

22 Manfred Vasold, Die Influenzapandemie von 1918/19 in Nürnberg, in: Jahr-
    buch für fränkische Landesforschung 59 (1999), S. 355–374, hier: S. 369.

23 Siehe Borst (wie Anm. 13), S. 1342 f.; Prein (wie Anm. 5), S. 74 f., 105.

24 Siehe W. Frank, Ueber einige beachtenswerte Krankheitserscheinungen der
    derzeitigen pandemischen Influenza: In: Wiener Klinische Wochenschrift
    49 (1919), S. 1300–1302; W. Fischer (Halle/S.), Warum sterben an der Grippe
    gerade die kräftigsten Individuen?, in: Münchner Medizinische Wochen-
    schrift 65/46 (1918), S. 1155–1157; Bernhard Möllers, Was hat uns die letzte
    Grippeepidemie gelehrt?, in: Berliner Klinische Wochenschrift 56 (1919),
    S. 1081–1083.

25 Statistische Monatsberichte, hg. vom Statistischen Amte der Stadt Nürn-
    berg, Nürnberg 1918, S. 188.

26 Hans v. Hentig, Ueber den Zusammenhang von kosmischen, biologischen
    und sozialen Krisen, Tübingen 1920, S. 56.

27 Errechnet nach dem Statistischen Jahrbuch für den Freistaat Bayern,
    hg. vom Bayerischen Statistischen Landesamt 15, 1921, S. 40 f., 46 f., 50.

28 Bernhard Möllers, Grippe, in: Handbuch der Ärztlichen Erfahrungen im
    Weltkriege 1914/18, hg. von Otto von Schjerning, Bd. VII: Hygiene, hg. von
    Wilhelm Hoffmann, Leipzig 1922, S. 575.

29 W. Fischer / J. Krengel / J. Wietog, Sozialgeschichtliches Arbeitsbuch I.
    Materialien zur Statistik des Deutschen Bundes 1815–1870 (Statistische
    Arbeitsbücher zur neueren deutschen Geschichte 1), München 1982 S. 27.

30 Dietmar Petzina / Werner Abelshauser / Anselm Faust, Sozialgeschicht-
    liches Arbeitsbuch III. Materialien zur Statistik des Deutschen Reiches
    1914–1945 (Statistische Arbeitsbücher zur neueren deutschen Geschichte
    3), München 1978, S. 32. Vgl. Richard Bessel, Germany after the First World
    War, Oxford 1993, S. 224 u. Anm. 12.; Noch etwas höher – nämlich über
    26 Promille – war die Sterblichkeit 1918 in Österreich. Karl Bachinger /
    Hildegard Hemetsberger-Koller, Österreich von 1918 bis zur Gegenwart, in:
    Handbuch der Europäischen Wirtschafts- und Sozialgeschichte, Bd. 6, hg.
    von Wolfram Fischer, Stuttgart 1987, S. 523, Graphik.; Siehe auch Niall Fer-
    guson, Krieg der Welt. Was ging schief im 20. Jahrhundert?, Berlin 2006,
    S. 220 f., S. 798.

31 Heinrich Hillmayr, München und die Revolution von 1918/1919. Ein
    Beitrag zur Strukturanalyse von München am Ende des Ersten Weltkrieges
    und seiner Funktion bei Entstehung und Ablauf der Revolution, in: Karl
    Bosl, Hg., Bayern im Umbruch, München 1968, S. 453–504. Vgl. Volker
    Ullrich, Kriegsalltag. Zur inneren Revolutionierung der Wilhelminischen
    Gesellschaft, in: Wolfgang Michalka, Hg., Der Erste Weltkrieg. Wirkung,
    Wahrnehmung, Analyse, München 1994, S. 617 f.; »Dass die Deutschen
    dem Druck [der Alliierten und der aus den USA hinzuströmenden frischen

Soldaten] nicht standhalten konnten, war auch auf den ersten Ausbruch der so genannten ›spanischen Grippe‹ zurückzuführen«, schreibt John Keegan, Der Erste Weltkrieg. Eine europäische Tragödie, Reinbek 2000, S. 566. Als Ursprungland dieser Pandemie nennt Keegan »Südafrika« (ebd.). Diese Auffassung war damals weit verbreitet, wurde aber längst berichtigt.

32 So Wolfgang Schivelbusch, Die Kultur der Niederlage, Berlin 2001, S. 254. Als Erklärung für dieses Bild nennt Schivelbuch die bakteriologischen Erkenntnisse Robert Kochs in den 1870er und 1880er Jahren und jene Paul Ehrlichs – nicht jedoch die Grippe.

33 Erstaunlicherweise erreichte die Grippesterblichkeit auch viel weiter westwärts, in Bordeaux, in den Tagen nach dem 20. Okt. 1918 ihren Höhepunkt. Siehe P. Guillaume, La Grippe à Bordeaux en 1918, in: Annales de démographie historique, 1918, S. 167 f.

34 Zit. nach Gerhard Ritter, Staatskunst und Kriegshandwerk. Bd. 4: Das Problem des »Militarismus« in Deutschland, München 1968, S. 417 f. Siehe Michael Geyer, Insurrectionary Warfare: The German Debate about a *Levée en Masse* in October 1918, in: The Journal of Modern History 73/3 (2001), S. 459–527.

35 Die Neue Zürcher Zeitung vom 27.12.2006 spricht von geschätzten 62 Millionen Grippetoten und stützt sich dabei auf eine von der Harvard University durchgeführte Analyse.

Die »großen Killer« von heute

Drei schwere Infektionskrankheiten werden heute gern als die »großen Killer« bezeichnet, nämlich Tuberkulose, Malaria und die erworbene Immunschwächekrankheit AIDS. Weltweit sind diese Infektionskrankheiten heute wichtige Todesursachen, sie kosten jährlich sechs Millionen Menschen das Leben. Diese Krankheiten grassieren heute vor allem in Entwicklungsländern, wo ein immer größerer Anteil der Menschheit lebt, und sind dort sogar auf dem Vormarsch. Tuberkulose und Malaria haben in der Vergangenheit auch in unseren Breiten die Sterblichkeit Jahr für Jahr in die Höhe getrieben.

Die Tuberkulose

Nicht alle Infektionskrankheiten treten in Gestalt von Epidemien auf. Viele von ihnen, vor allem jene mit einer längeren Inkubationszeit oder solche, deren Kontagiosität niedrig und deren Übertragung umständlich und langwierig ist, sind eher ständig präsent, also endemisch, und fordern Jahr für Jahr ihre Opfer. Eine solche Krankheit ist die Tuberkulose, die lange Zeit sehr viele Todesfälle in Zentraleuropa verursachte. Die Zahl der Erkrankten liegt heute

(2005) weltweit bei mehr als 14 Millionen Menschen, etwa zwei Millionen sterben jährlich daran.

Die Tuberkulose kann den Menschen und einige Säugetierarten befallen, auch einige Vogelarten. Sie trat in unseren Breiten meist schleichend auf, als eine chronische Erkrankung. Lange Zeit war es nicht ganz sicher, ob sie ansteckend war, denn man wusste, dass Gesunde mit Tuberkulösen Umgang haben konnten, ohne selbst an dem Übel zu erkranken.

Die Tuberkulose – genauer: der Erreger der Tuberkulose, also das *Myobacterium tuberculosis* – kann verschiedene Organe befallen. Am häufigsten siedelt er sich in den Lungen an und zerstört dort das Gewebe – nicht von ungefähr sprach der Volksmund dann davon, dass einer »die Motten« hatte. Bedeutend seltener trat die Miliartuberkulose auf. Damit bezeichnet man eine auf dem Blutweg sich massiv ausbreitende Form der Tuberkulose, die alle Organe befällt, sie endete häufig und schnell mit dem Tod. Wenn die Tuberkulose rasch verlief, sprach man von »galoppierender Schwindsucht«.

Die Tuberkulose war in der Frühen Neuzeit in Mitteleuropa präsent, das Ausmaß ihrer Verbreitung ist für diese Zeit jedoch unbekannt. In der ersten Hälfte des 19. Jahrhunderts scheint sie noch zugenommen zu haben. Sie ließ die Kranken abmagern, daher nannte man sie auch Schwind- oder Zehrsucht. Die Infektion erfolgte meist durch Hustentröpfchen, die der Kranke abgab, oder auch beim gewöhnlichen Sprechen. Eine wichtige Rolle bei der Übertragung spielte im 19. Jahrhundert die Milch tuberkulosekranker Rinder.

Infektionskrankheiten sagen oft etwas aus über die Lebensumstände und die Umwelt, in denen ein Kranker lebte. Die Tuberkulose war, stärker als andere Infektionskrankheiten, eine klassenspezifische Krankheit, eine Krankheit der Unterschichten, der Schmalbrüstigen, der Hungerleider, übrigens auch bevorzugt der Männer. Sie traf häufiger die unterernährten Angehörigen spezifischer Berufsgruppen, zum Beispiel die sprichwörtlich hungrigen Schneider. Noch sehr viel häufiger waren Menschen von der Tuberkulose betroffen, deren Lungen schon durch ihre tägliche Arbeit staubgeschädigt waren, die Porzellanarbeiter etwa. Im Frankenwald starben in den Jahren vor dem Ersten Weltkrieg sage und schreibe zwei Drittel der Porzellanarbeiter an Lungentuberkulose.[1]

Warum solch eine massive Ausbreitung zu dieser Zeit? Die rasche Urbanisierung und die Hochindustrialisierung brachten für den Einzelnen gewaltige Belastungen mit sich. Die Industrie wurde aufgebaut, und das darf man wörtlich verstehen: Die Industrieanlagen mussten errichtet werden. Die Arbeitszeit war lang, 12 bis 14 Stunden am Tag, mit gut 3300 Arbeitsstunden im Jahr war sie gut doppelt so lang wie am Ende des 20. Jahrhunderts. In vielen Fabriken wurde auch sonntags gearbeitet. Im Deutschen Reich erreichte die jährliche Arbeitszeit erst gegen 1880 ihren Höhepunkt.[2] Urlaub war der breiten Bevölkerung bis über das Jahr 1900 hinaus unbekannt.

Über die Verbreitung der Tuberkulose in der Reichshauptstadt schrieb Rudolf Virchow: »In Berlin macht die Schwindsucht mehr als den neunten Theil aller Todesfälle und von den an der Schwindsucht Gestorbenen gehören fast 80 p. Ct. den arbeitenden Klassen an.«[3] »Die Statistik lehrt, daß 1/7 aller Menschen an Tuberkulose stirbt und daß, wenn nur die mittleren produktiven Altersklassen in Betracht kommen, die Tuberkulose ein Drittel derselben und oft mehr dahinrafft«, betonte Robert Koch in seinem Aufsatz über »Die Ätiologie der Tuberkulose«.[4] Von allen Infektionskrankheiten forderte im 19. Jahrhundert keine so viele Todesopfer wie die Tuberkulose, sie stand als Todesursache an oberster Stelle. In vielen großen Städten gingen um 1800 rund ein Fünftel oder gar ein Viertel aller Verstorbenen auf ihr Konto.[5]

»Die Fabrikarbeiter und Dienstmägde haben indessen die höchsten Ziffern. […] Die nächst höchsten Zahlen haben die Schuster […]; die Taglöhner […] die Schneider […]; die Schreiner […]; die Näherinnen«, schrieb ein süddeutscher Krankenhausarzt.[6] Die Tuberkulose war ganz eindeutig eine Krankheit, die sich umso verheerender erwies, je ärmer der Kranke war.[7] In der Mortalitätsstatistik des Nürnberger Krankenhauses stand die Tuberkulose lange an oberster Stelle, sie war dort in der Mitte des 19. Jahrhunderts für fast die Hälfte aller Todesfälle verantwortlich. Nürnberg rangierte, was die Tuberkulosesterblichkeit anbelangt, unter den deutschen Städten ziemlich weit oben.[8] Im Jahr 1880 starben in dieser Stadt 2573 Menschen, was einer Sterblichkeit von knapp 26 Promille gleichkam, davon waren 458 Tuberkulöse, also 17,8 Prozent der Verstorbenen.

Die absolute Zahl der Tuberkulosetoten wuchs in Nürnberg zunächst mit der Zahl der Bewohnerschaft noch immer an, sie stieg von 500 auf 600 Tote in den 1880er Jahren und bis weit über 800 in den 1890ern. Das war noch immer ein absoluter Anstieg, aber relativ bereits ein Rückgang. Schon im ersten Jahrzehnt des 20. Jahrhunderts fällt die Zahl der Tb-Toten in Nürnberg auf deutlich unter 800 (1909: 760).[9] Die Tuberkulose nahm in Nürnberg, wie anderswo in Deutschland, als relative Todesursache schon vor 1900 etwas ab. In den 1870er und 1880er Jahren lag die Tuberkulosesterblichkeit bei fünf Promille, in den folgenden zehn Jahren bei vier Promille.

Der Kampf des Einzelnen gegen die Tuberkulose war langwierig. Die Ärzte rechneten mit fünf bis sechs Jahren mittlerer Krankheitsdauer, bevor der Tod die Hand nach dem Kranken ausstreckte. In Deutschland gab es im ausgehenden 19. Jahrhundert – bei rund 50 Millionen Einwohnern – 800 000 bis 900 000 Tuberkulosekranke, davon starben jährlich 170 000 bis 180 000 oder gar an die 200 000. Von den elf Millionen Großstädtern starben im Jahr 1890 fast 35 000 an Tuberkulose.

Kochs Entdeckung des Tuberkuloseerregers (1881/82) schien zunächst kaum einen Einfluss auf die Möglichkeit einer Ausheilung zu haben. Zwar konnte man sich jetzt sicher sein, dass es sich um eine Infektionskrankheit handelte, folglich konnte man etwas gegen die Übertragung tun, doch ein wirksames Heilmittel ließ noch lange auf sich warten. Zunächst wurden ganz andere Dinge angewandt: eine relative Isolation der Kranken und eine bessere Ernährung sowie eine geringere körperliche Belastung.

Der Rückgang der Tuberkulose, der seit etwa 1880 zu beobachten ist, wurde begleitet von einer Erhöhung des allgemeinen Lebensstandards. Die Verhältnisse besserten sich langsam, und dies half die Tuberkulosesterblichkeit zu senken. Die Versorgung mit Lebensmitteln im Deutschen Reich wurde besser, der Fleischkonsum nahm von 35 kg in den 1880er Jahren auf mehr als 48 kg im neuen Jahrhundert zu.[10] Zuvor, während die deutsche Industrie auf ein neues Stadium zustrebte, hatte sie in erster Linie Maschinen hergestellt, nach 1880 stieß sie Jahr für Jahr mehr Konsumartikel aus. Das breite Publikum konnte nun mehr Güter kaufen, denn die Reallöhne wuchsen, zwischen 1880 und 1913 um gut 50 Prozent.[11] Wer 1880 noch anderthalb Stunden arbeiten musste, um sich ein Produkt leisten zu können, der konnte es 1913 schon nach einer Stunde Arbeit kaufen. Gerade zu Beginn des 20. Jahrhunderts erhielt dieser Prozess noch einmal einen kräftigen Schub.

Die Krankheit ging in den preußischen Städten, wo die Tuberkulosesterblichkeit geringer war als in den deutschen Städten insgesamt, bald deutlich zurück, zwischen 1875 und 1910 halbierte sie sich beinahe, während sie im selben Zeitraum in den deutschen Städten insgesamt etwas weniger stark abnahm.[12]

Gegen das Volksübel Tuberkulose halfen, so zeigen diese Entwicklungen, schon allgemeine Maßnahmen oder Veränderungen, vor allem die Verbesserung des Lebensstandards. Mehr Wohlstand und somit bessere Ernährung, Hygiene und körperliche Schonung der Kranken sowie die Isolation der Tuberkulösen und lange Kuraufenthalte in Lungenheilstätten, wie sie Ende des 19. Jahrhunderts von vielen Großstädten eingerichtet wurden – all diese Maßnahmen sorgten dafür, dass die Krankheit schrittweise eingedämmt wurde. Wohlgemerkt: Eine wirksame Therapie im engeren Sinne gab es nicht, in den Heilanstalten verbrachten die Kranken viel Zeit mit einfachen »Liegekuren«. Seit der Jahrhundertwende (1900) wurde eine Vielzahl von Lungenheilstätten eingerichtet, bis zum Jahr 1937 wuchs ihre Zahl im Deutschen Reich auf 240 Einrichtungen mit 28 751 Krankenbetten.[13]

Thomas Mann verfasste seinen weltbekannten Roman »Der Zauberberg« zu Beginn der 20er Jahre, der Roman spielt in einem Schweizer Lungensanatorium vor dem Jahr 1914 und er endet für viele seiner Hauptpersonen mit dem Tod.

Nach Kriegsende, in den Hungerjahren 1946/47, stieg die Zahl der Lungenkranken noch einmal an. Aber dann verlor dieses Menschheitsübel doch seine Bedeutung und seinen Schrecken. Nach dem Zweiten Weltkrieg haben Antibiotika wie das Streptomycin bei Tuberkulose sehr gute Heilerfolge gebracht. Nicht allen Tuberkulösen vermochte es zu helfen; aber am Ende der 1960er Jahre war die Zahl der an Tuberkulose Verstorbenen in der Bundesrepublik Deutschland auf unter 6 000 gesunken. Ganz anders ist es in den Ländern der sogenannten Dritten Welt, also dort, wo die Lebensumstände und der Lebensstandard noch immer so beschaffen sind wie in unserer Vergangenheit.

Malaria

Ein weiterer »großer Killer« der Gegenwart ist die Malaria. Sie ist heute, ähnlich wie Tuberkulose, weltweit auf dem Vormarsch, vor allem in Entwicklungsländern, wo sie Jahr für Jahr viele Menschenleben kostet. An Malaria sterben jährlich mehr als eine Million Menschen, 90 Prozent davon in Afrika. Die Zahl der jährlichen Neuerkrankungen beläuft sich nach Schätzungen der Weltgesundheitsorganisation auf etwa 500 Millionen Menschen. 40 bis 50 Prozent der Weltbevölkerung lebt in malariagefährdeten Gebieten, dieser Anteil wird mit der Erderwärmung noch ansteigen. Viele Erreger sind inzwischen immun gegen die Medikamente, die man gegen Malaria einsetzt.

Auch die Malaria war in Zentraleuropa früher nicht unbekannt, sie war im 19. Jahrhundert über weite Teile Deutschlands verbreitet.[14] Irrtümlicherweise wird die Krankheit immer wieder ausschließlich mit heißen Ländern in Verbindung gebracht, dabei war sie in einigen deutschen Regionen recht häufig. Das Klima Deutschlands ist so gemäßigt, dass die Anophelesmücke hier durchaus leben kann, wenigstens bis in etwa 500 m Meereshöhe.[15] In einer Stadt wie Frankfurt am Main war Malaria im 18. und 19. Jahrhundert eine sehr häufige Erkrankung; der junge Friedrich Schiller zog sich vermutlich in Mannheim die Malaria zu. Ulm an der Donau erlebte noch gegen Ende des 19. Jahrhunderts in einzelnen Jahren (z. B. 1891) größere Epidemien mit Hunderten von Fällen. [16] Die meisten Malariafälle traten im Frühsommer auf, am häufigsten bei Menschen, die am Wasser lebten oder arbeiteten – die Anopheles brütet in stehenden Gewässern –, und vor allem bei Männern.

In Mitteleuropa war ein Rückgang der Malaria etwa seit dem letzten Viertel des 19. Jahrhunderts zu beobachten. »Noch vor 30 Jahren hatte Norddeutschland an vielen Orten, namentlich in Flußniederungen, in den Marschländern, in Festungen, schwer unter Malaria zu leiden«, schrieb Robert Koch im Jahr 1900 und fuhr fort: »Die Krankheit hat aber seit jener Zeit bis auf den heutigen Tag in einer ganz wunderbaren Weise abgenommen, wie am deutlichsten aus der Armee-Statistik zu ersehen ist: Im Jahre 1869 hatte die Armee 13 563 Fälle von Malaria (54,5 Promille). [...] 1896 hatte die Armee 230 Fälle von Malaria (0,45 Promille). Die Malaria ist also in dieser Zeit auf weniger als ein Hundertstel zurückgegangen. Die Festung Spandau hatte 1874 3 853 Mann Besatzung mit 2 557 Malariafällen, [...] 1885 4 804 Mann Besatzung mit 111 Malariafällen.«[17] Im südlichen Rheinland, am Oberrhein, ging die Zahl der Malariafälle mit den Flussbegradigungen des Freiherrn von Tulla rasch zurück, jetzt wurde der Anophelesmücke buchstäblich das Wasser abgegraben. Die Malaria trat ab 1885 am Oberrhein nur noch selten auf.[18]

Viel stärker als Deutschland waren Italien und die anderen Mittelmeerländer von der Malaria betroffen. Aus dem Italienischen stammt auch der Krankheitsname, *mal'aria* bedeutet soviel wie »schlechte Luft« – schlecht ist die Luft insofern, als in ihr die Fiebermücke herumfliegt. Noch in den 1880er Jahren starben von 100 000 Italienern jährlich 182 an Malaria, im ganzen Land waren das 30 000 bis 40 000 Menschen. Der Staatsmann Benedetto Conte di Cavour, der mehr zur nationalstaatlichen Einigung Italiens beitrug als jeder andere Politiker, starb 1861 50-jährig in seiner Heimatstadt Turin an Malaria.

Robert Koch hat viele Monate in Italien verbracht, vor allem in den Maremmen, und dort über die Malaria geforscht. Aus Grosseto schrieb er am 5. Juni 1899 an einen Berliner Kollegen: »Uns geht es bis jetzt recht gut. Wir haben noch keine Vorsichtsmaßregeln gegen die Malaria ergreifen brauchen, weder Chinin noch Moskitonetze, die man merkwürdigerweise hier garnicht kennt. Die einzige Maßregel, welche der Einwohner von Grosseto anwendet, ist die Flucht. Sobald die Malaria anfängt, heftiger aufzutreten, dann geht jeder, der es nur irgend bewerkstelligen kann, fort; es bleibt in manchen Jahren nur der zehnte Theil der Einwohner zurück, und das Hospital ist trotzdem während der Fieberzeit überfüllt. In den nächsten Wochen wird dieser Zeitpunkt eintreten, und ich bin sehr gespannt darauf [...]. Aber in den Häusern und speciell in den Schlafräumen wimmelte es von Anopheles, die von gesogenem Blute strotzten. Trotzdem hatte keiner von ihnen Parasiten oder Sichelkeime in den Drüsen. Hier in Grosseto giebt es überhaupt keine Anopheles. Rätsel über Rätsel. Hoffentlich bringen die nächsten Wochen Aufklärung.«

Darauf antwortete ihm dieser Kollege aus Berlin: »Wunderbar genug ist, daß in Maccarese jetzt noch die Moskitos und ihre junge Brut fehlen. Hier in Berlin verhält sich das anders. Schon vor gut 4 Wochen fand ich im Walde flache Wassertümpel ganz wimmelnd voll von Mückenlarven, und vor 8 Tagen, als ich zum ersten Male wieder nach meiner Attacke herauskam, war es in den sumpfigen Waldparthien gar nicht mehr zum Aushalten vor zahlreichen und sehr bissigen Moskitos.«[19]

Der Erreger der Malaria wie auch der Übertragungsmodus wurden im Mittelmeerraum entdeckt. Der Franzose Alphonse Laveran (1845–1922), Sohn eines Militärarztes und selbst ein solcher, war seit 1878 in Algerien eingesetzt. Hier untersuchte er Malariakranke und begann über diese Krankheit zu forschen. 1880 entdeckte er etwas Ungewöhnliches. Er erblickte im Mikroskop kleine »Fäden«, die er für die Ursache der Erkrankung hielt. Er nannte sie *Plasmodium vivax*, weil sie sich so quicklebendig verhielten, heute wird diese Art als *Plasmodium malariae Laveran* bezeichnet. Laveran vertrat als erster die Auffassung, dieser Erreger durchlaufe wichtige Entwicklungsstadien außerhalb des menschlichen Körpers, nämlich in Stechmücken. Diese Erkenntnis wurde von Ronald Ross (1857–1932), einem englischen Mediziner, bestätigt. Ross erhielt 1902 den Nobelpreis für Medizin, Laveran fünf Jahre später.

In Italien machte sich der Arzt Angelo Celli (1857–1914) um das Zurückdrängen der Malaria verdient. Er kam aus der Nähe von Pesaro, studierte in Rom Medizin, praktizierte eine Weile bei Pettenkofer in München und seit 1883 in Rom. Zusammen mit seinem Landsmann Marchiafave untersuchte er den von Charles Louis Laveran beschriebenen Parasiten und nannte ihn *Plasmodium malariae* (1885). Celli führte im römischen Parlament einen energischen Kampf gegen die Malaria und für Vorbeugung und Verhütung; wichtige Gesetzesvorlagen stammen aus seiner Feder. In Italien beseitigten die Regierungen am Ende des 19. und im 20. Jahrhundert die stehenden Gewässer und Tümpel. Mit der Trockenlegung der Pontinischen Sümpfe nahmen die Fälle von Malaria in Italien rasch ab.

Wohlgemerkt, die Anopheles gibt es weiterhin in Mitteleuropa, aber nicht von der Mücke alleine geht die Gefahr aus, sondern lediglich von der Anophelesmücke, die zusätzlich den Krankheitserreger der Malaria in sich trägt. Die Anopheles gibt es in unseren Breiten nach wie vor, aber – und das ist entscheidend – sie trägt nicht das Malariaplasmodium in sich.

AIDS

Die erworbene Immunschwächekrankheit AIDS (Acquired Immuno-Deficieny Syndrome) könnte in Afrika schon in der Zwischenkriegszeit aufgetreten sein. Eine charakteristische Begleiterscheinung von AIDS, das nach dem Wiener Arzt Moriz Kaposi (1837–1902) benannte Sarkom, war bereits vor dem Zweiten Weltkrieg ausgerechnet im südöstlichen Afrika so häufig, dass sich in den 1940er Jahren erstmals ein wissenschaftlicher Kongress mit diesem Thema beschäftigte. Dieser Kongress tagte nicht in einer der europäischen Hauptstädte, sondern in Uganda. Das um diese Zeit noch immer seltene Sarkom wurde 1957 in einer Monographie von S. M. Bluefarb unter dem Titel »Kaposi's Sarcoma« ausführlich behandelt, viele Jahre bevor AIDS in Europa bekannt wurde.

AIDS trat im östlichen Afrika auf jeden Fall schon seit geraumer Zeit auf, allerdings war seine Verbreitung zunächst anscheinend gering. Der Erreger wurde vermutlich von Affen auf den Menschen übertragen. Am stärksten war die Krankheit lange in Uganda verbreitet, wo heute an die anderthalb Millionen Menschen von AIDS betroffen sind, fast zehn Prozent der Bevölkerung. In manchen Altersgruppen ist AIDS die häufigste Todesursache.

Im Jahr 2007 sind etwa 36 Millionen Menschen mit dem HI-(Human Immune-)Virus infiziert, davon 1,4 Millionen Kinder. Für das Jahr 2007 schätzen die Vereinten Nationen die Zahl der Menschen, die weltweit an AIDS sterben werden, auf 2,1 Millionen. Nach Aussagen der Organisation UNAids infizieren sich weltweit täglich etwa 6 800 Personen mit dem HI-Virus.[20] Vor allem in Afrika breitet sich dieses Übel weiterhin rasch aus. Europa gehört mit schätzungsweise 530 000 HIV-Positiven oder AIDS-Kranken zu den weniger stark betroffenen Regionen.[21]

AIDS ist insofern eine ungewöhnliche Erkrankung, als es eine sehr lange Latenzphase aufweist: Zwischen dem Eindringen des Erregers, eines Virus, in einen Organismus und dem Ausbruch der Krankheit vergehen gewöhnlich mehrere Jahre. Nicht bei jedem, der das HI-Virus in sich trägt – oder, mit anderen Worten, HIV-positiv ist –, bricht die Krankheit tatsächlich aus, aber wenn diese sich mit ihren Symptomen bei jemandem manifestiert, bedeutete dies noch vor wenigen Jahren über kurz oder lang den Tod. Heute gibt es neue, wirksame Medikamente, die den Ausbruch stark verzögern, aber zuvor waren zwei Jahre nach der Diagnosestellung vier von fünf HIV-Positiven nicht mehr am Leben.

AIDS hat in den 1980er Jahren ungemein viel Aufmerksamkeit auf sich gezogen, und es hat das Sexualverhalten verändert, zumindest in Europa, zumindest eine Zeitlang. AIDS kam in den frühen 1980er Jahren als eine ganz neuartige sexuell übertragbare Krankheit zu uns. Es hat sich anfangs rasch ausgebreitet, noch in den 1990er Jahren verdoppelte sich die Zahl der diagnostizierten Fälle binnen 18 bis 24 Monaten. AIDS war zunächst in erster Linie eine Krankheit von Hochrisikogruppen: männliche Homosexuelle und Drogenabhängige, die sich Drogen ins Blut spritzen, männliche Prostituierte und Hämophile, also Menschen, die gelegentlich mit fremdem Blut in Berührung kommen. Erst später begann AIDS auch stärker in die übrige Bevölkerung vorzudringen; aber es bevorzugte weiterhin jüngere Männer mit häufig wechselnden Geschlechtspartnern. Neuansteckungen treffen heute noch in Deutschland zum größeren Teil die genannten Hochrisikogruppen.

Nach Angaben des Robert-Koch-Instituts in Berlin wurden im Jahr 1994 noch 1 900 Neuerkrankungen gemeldet, vier Jahre später nicht einmal halb soviel, 800.[22] 1994 starben mehr als 2 100 Menschen an HIV- oder AIDS-bedingten Krankheiten in Deutschland, vier Jahre später, nach Schätzungen des Robert-Koch-Instituts, etwa 650.[23] In Mitteleuropa ist man heute, was die Eindämmung von AIDS betrifft, etwas optimistischer als vor zehn Jahren.

Das HI-Virus, das AIDS auslöst, ist ganz besonders heimtückisch, es umgeht das Immunsystem des Betroffenen und macht es unwirksam. Ausgerechnet der Faktor, der den Organismus gegen

Eindringlinge schützen soll, ausgerechnet dieser Mechanismus wird von dem Erreger ausgeschaltet.

Einige Infektionskrankheiten verstärken oder begünstigen sich somit gegenseitig. Das ist auch bei anderen chronischen Infektionskrankheiten der Fall: Ein geschwächter Organismus wird anfällig für andere Krankheiten, ein Lepröser stirbt leichter an einer Grippe als ein gesunder Mensch.

Die Weltgesundheitsorganisation vermutet, dass ein Drittel aller Weltenbürger den Erreger der Tuberkulose, das *Myobacterium tuberculosis,* in sich trägt, doch in Afrika sollen es mehr als drei Viertel sein. Wer mit dem HI-Virus behaftet ist und sich überdies noch den Tuberkuloseerreger zuzieht, dessen Aussichten sind doppelt schlecht. Tuberkulose ist die Todesursache Nr. 1 der HIV-Infizierten in Afrika. In Südafrika sind inzwischen mehr als 22 Prozent der Bevölkerung zwischen 15 und 49 Jahren HIV-positiv, dies könnte zu einer Tuberkuloseausbreitung führen. Im Jahr 2005 gab es 340 000 neue Tuberkulosefälle allein in Südafrika, ein Anstieg um mehr als acht Prozent gegenüber dem Vorjahr. In manchen Lagern sind zwei Drittel der Tuberkulosekranken auch HIV-positiv. Afrika ist ein von Krankheiten verwüsteter Kontinent.[24]

In Europa steht Deutschland hinsichtlich der Ausbreitung von AIDS etwa an zehnter Stelle. 1998 betrug die Zahl aller bis dato bekannten AIDS-Fälle in Deutschland knapp 18 000. Tatsächlich dürften es jedoch mehr gewesen sein, vermutlich an die 21 000. Die Zahl der Infizierten, bei denen sich die Krankheit noch nicht manifestiert hat, ist viel höher. In Deutschland sind (2007) nach Informationen des Robert-Koch-Instituts etwa 59 000 Menschen mit AIDS infiziert, davon sind 34 000 (58 Prozent) homosexuelle Männer. 2007 infizierten sich etwa 3 000 Personen neu mit dem HI-Virus, etwa fünf Prozent mehr als im Vorjahr. Neuinfektionen betreffen zu zwei Dritteln Männer, am häufigsten Homosexuelle. Anteilsmäßig sind viele Neuinfizierte in Deutschland lebende Ausländer. Über 40 Prozent aller an AIDS Erkrankten leben in einigen wenigen Großstädten in Westdeutschland. Heute besteht ein großes Problem darin, dass seit der Entwicklung eines HIV-verlangsamenden Medikaments die Schutzmaßnahmen nicht mehr so ernst genommen werden, vor allem jüngere Menschen erweisen sich als sehr risikobereit.

AIDS hat zu Beginn des 21. Jahrhunderts, vor allem in Osteuropa, in besorgniserregender Weise dort zugenommen, wo es zuvor weniger verbreitet war. In der Ukraine ist inzwischen fast ein Prozent der Bevölkerung damit infiziert. Im Jahr 2006 wurden in Osteuropa 130 000 Neuerkrankungen gemeldet, in Westeuropa waren es 30 000. Die große Mehrzahl der neu erkrankten Osteuropäer, etwa 60 Prozent, waren zum Zeitpunkt der Entdeckung ihrer Infizierung noch nicht einmal 20 Jahre alt.

Anfang der 1990er wurde prognostiziert, dass bis zum Jahr 2000 etwa 40 Millionen Menschen HIV-positiv sein würden, dies erwies sich später als zutreffend. 1997 lebten weltweit 30 Millionen HIV-Infizierte oder an AIDS bereits erkrankte Menschen, zwei Drittel davon in Afrika. Inzwischen gibt es weltweit mehr als 50 Millionen mit AIDS Infizierte, mehr als die Hälfte von ihnen lebt in Afrika, südlich der Sahara. Weltweit verloren seit dem ersten Auftreten von AIDS etwa 22 Millionen Menschen wegen dieser Krankheit ihr Leben, im Jahr 2004 starben 4,1 Millionen Menschen an AIDS.

---

1   Norbert Trebes, »… erhält ohne weiteres seine Entlassung.« Zur hundertjährigen Geschichte der Gewerkschaften im Frankenwald, Kronach 2003, S. 334.

2   Michael Balfour, The Kaiser and His Times, Harmondsworth 1964, 1975, S. 438.

3   Zit. nach Christian Andree, Rudolf Virchow, München 2001, S. 144.

4   Robert Koch, Die Ätiologie der Tuberkulose, in: Ders., Gesammelte Werke, Bd. 1/1, Berlin 1908, S. 428.

5   Ebd., S. 428–444.

6   Lorenz Geist, Das Allgemeine Krankenhaus der Stadt Nürnberg in den ersten zwanzig Jahren seines Bestehens 1845/46 mit 1864/65. Vom statistischen Standpunkt dargestellt, Nürnberg 1866, S. 97.

7   Jörg Vögele, Sozialgeschichte städtischer Gesundheitsverhältnisse während der Urbanisierung, Berlin 2001, S. 190–192.

8   Ebd., S. 198, 243, Tab. 3.9.

9   Statistisches Jahrbuch der Stadt Nürnberg 1, Nürnberg 1910, Tab. 73: Wichtige Todesursachen 1880–1909.

10 Wolfram Fischer, Deutschland 1850–1914, in: Handbuch der Europäischen Wirtschafts- und Sozialgeschichte, Bd. 5, hg. von Wolfram Fischer, Stuttgart 1985, S. 389, Tab. 17.

11   Gerhard A. Ritter / Klaus Tenfelde, Arbeiter im Deutschen Kaiserreich 1871 bis 1914, Bonn 1992, S. 492, Tab. 35.

12   Walter Kruse, Die Verminderung der Sterblichkeit in den letzten Jahrzehnten und ihr jetziger Stand, in: Zeitschrift für Hygiene und Infektionskrankheiten 25 (1897), S. 113–167, hier: S. 122.

13   A. Heymer, Die Tuberkulose, in: H. Dennig, Hg. Lehrbuch der Inneren Medizin, Bd. 1, Stuttgart ⁷1966, S. 178.

14   Dazu Friedrich Prinzing, Handbuch der medizinischen Statistik, Jena ²1931, S. 498–502. Siehe auch August Hirsch, Handbuch der Historisch-Geographischen Pathologie. Die Allgemeinen Acuten Infectionskrankheiten vom Historisch-Geographischen Standpunkte, Stuttgart 1881, S. 139–233; für die Malaria in Deutschland bes. S. 153 f.

15   Heinrich Prell, Anopheles und Malaria in Deutschland, in: Verhandlungen der Deutschen Gesellschaft für angewandte Entomologie, hg. von F. Stellwag, München 1919, S. 134–137.

16   Georg Theodor Steber, Die Malariasituation in Baden-Württemberg und Bayern früher und heute, med. Diss., Ulm 1985. Siehe auch Albert Schneller, Über die Verbreitung des Wechselfiebers in Bayern und dessen Abnahme in den letzten Jahrzehnten, Diss. med., München 1887.

17   Koch (wie Anm. 4), S. 428.

18   David Blackbourn, Die Eroberung der Natur. Eine Geschichte der deutschen Landschaft, München 2007, S. 129.

19   Zit. nach Bernhard Möller, Robert Koch. Persönlichkeit und Lebenswerk 1843–1910, Hannover 1950, S. 240.

20   Frankfurter Allgemeine Zeitung v. 21. Nov. 2007.

21   AIDS-Statistik, http://www.efg-hohenstaufenstr.de/downloads/tabellen/aids.htm

22   Frankfurter Allgemeine Zeitung v. 4. Mai 1999.

23   Süddeutsche Zeitung v. 27.11.2007.

24   John Illiffe, Geschichte Afrikas, München ²2000, S. 281.

Die gewonnenen Jahre

Seit der Mitte des 19. Jahrhunderts wurden die Infektionskrankheiten in Europa gewaltig zurückgedrängt, in etwas mehr als 100 Jahren nach 1880 hat sich die Lebenserwartung in Mittel- und Westeuropa verdoppelt. Ihre größten Erfolge konnte die moderne Wissenschaft bei der Bekämpfung der Infektionskrankheiten verzeichnen. Aus diesem Grund wurden viele Nobelpreise für Medizin an Forscher vergeben, die sich um die Aufklärung und die Bekämpfung der Infektionskrankheiten verdient gemacht haben: an Emil von Behring (1901), Ronald Ross (1902), Robert Koch (1905), Alphonse Laveran (1907), Paul Ehrlich (1908), Charles Nicolle (1928), Gerhard Domagk (1938), Alexander Fleming, Howard Florey und Ernst B. Chain (1945) und an Selman A. Waksman (1952).

Die Bedeutung der Infektionskrankheiten

Infektionskrankheiten traten in der Mitte Europas im 18. und noch im 19. Jahrhundert sehr häufig als Todesursachen auf. Belebte Krankheitserreger rissen gewöhnlich weit mehr als ein Drittel der Erwachsenen ins Grab. Wenn man noch die vielen Kleinkinder hinzuzählt, die an Infektionen im Magen-Darm-Trakt starben, also gleichfalls an den Auswirkungen von Mikroorganismen, so wird wohl in den meisten Jahren sogar mehr als die Hälfte aller Todesfälle der Tätigkeit von Mikroben zuzuschreiben sein.

Die Fortschritte werden deutlich, wenn man die Sterblichkeit in den Industriegesellschaften mit jener in den Entwicklungsländern vergleicht. In Europa, wo die Menschen im Durchschnitt viel älter werden, stehen auf Rang 1 und 2 aller Todesursachen keine Infektionskrankheiten, sondern Herzschwäche und Hirnschlag, in Afrika stehen diese auf den Plätzen 9 beziehungsweise 7.

Durchfallerkrankungen, am häufigsten die Folge von Infekten, finden sich in Afrika auf Rang 4 der Todesursachen, in Europa auf Platz 22. In Afrika steht als Todesursache an erster Stelle eine Infektionskrankheit, die Immunschwäche AIDS; in Europa nimmt diese Krankheit den 42. Rang ein. Die Tuberkulose steht in Afrika an 11. Stelle, in Europa auf Platz 23.[1]

Welchen Anteil hat die Heilkunst daran, dass die Infektionskrankheiten zurückgedrängt wurden und die Lebenserwartung stark anstieg? Kritische Mediziner und Medizinhistoriker weisen gern darauf hin, dass die Entdeckung von Erregern meist erst dann erfolgte, wenn eine Krankheit schon im Schwinden begriffen war. »Diphtherie war die einzige verbreitete Infektion, deren Rückgang durch eine spezifische Maßnahme, durch Impfung, bedingt war; bei den anderen verbreiteten Krankheiten (Tuberkulose, Lungenentzündung, Masern, Keuchhusten und Scharlach) ist die Sterblichkeit verhältnismäßig stark gesunken, bevor wirksames medizinisches Eingreifen möglich war«, schreibt der britische Medizinhistoriker Thomas McKeown. »Die Erfahrung der letzten zwei Jahrhunderte verweist darauf, daß die Zahl dieser Infektionsopfer auf einen Bruchteil ihrer früheren Höhe zurückgegangen ist, ohne daß medizinische Eingriffe erfolgten. Daraus kann man folgern, daß sie selbst ohne medizinischen Fortschritt weiter abgesunken wären, wenn auch bei manchen Krankheiten nicht so schnell.«[2]

Kritiker machen geltend, dass Krankheiten wie Cholera oder Typhus abdominalis, die durch verunreinigtes Trinkwasser verbreitet werden, mit der Überwachung der öffentlichen Wasserversorgung relativ leicht eingedämmt werden konnten. Bei Krankheiten, die auf dem Luftweg übertragen werden, sei dies wesentlich schwieriger gewesen. Dass die Sterblichkeit seit dem 19. Jahrhundert sank, habe zu einem beträchtlichen Teil (40 Prozent) mit dem Rückgang von Krankheiten zu tun, die durch die Luft übertragen werden, zu einem geringen Anteil (21 Prozent) mit Krankheiten, die durch das Wasser oder die Ernährung übertragen werden, und zu einem kleineren Teil (13 Prozent) sei es auf andere Infektionen zurückzuführen.[3]

Auch einige deutsche Medizinhistoriker teilen diese Haltung. Jörg Vögele bezweifelt, dass »die Bedeutung medizinischer Intervention für den Sterblichkeitswandel im späten 19. und frühen 20. Jahrhundert« sehr groß war, sie sei »nach wie vor ungeklärt«, schreibt er.[4]

Bei vielen Infektionskrankheiten ließ die Sterblichkeit nach, bevor der Erreger identifiziert oder gar ein wirksames Medikament entdeckt war – sei es, dass es gelang, den Erreger von menschlichen Populationen fernzuhalten, sei es, dass der Erreger an Virulenz verlor oder die menschliche Immunität im Lauf der Zeit zunahm. Meist war es gar nicht nötig, den Erreger im Mikroskop gesehen zu haben, um ihn bekämpfen zu können. Das Pockenvirus wurde erstmals in den 1930er Jahren im Elektronenmikroskop erblickt, als die Krankheit in Westeuropa durch vorbeugende Impfung seit Langem erfolgreich bekämpft wurde und hier fast keine Pockenfälle mehr auftraten. Trotzdem sollte man nicht übersehen, dass es ein Arzt war, Edward Jenner, der den Sachverhalt – die Immunität – durchschaute und der darauf drängte, in Europa die Impfung mit Kuhpockenlymphe einzuführen. Das Publikum und die Mächtigen, auch die in Deutschland, verhielten sich in den 75 Jahren nach der Veröffentlichung von Jenners Buch (1798) ziemlich gleichgültig. Fragen wir also, auf welche Weise die Infektionskrankheiten zurückgedrängt wurden und was die moderne Heilkunst und ihre Hilfswissenschaften dazu beitrugen.

Das Zurückdrängen der Infektionskrankheiten

Viele Krankheiten, auch Pest und Fleckfieber, hängen ursächlich sehr eng mit einem Mangel an öffentlicher wie privater Hygiene zusammen. Der Erreger des Fleckfiebers wurde erst im 20. Jahrhundert identifiziert, als das Fleckfieber in Deutschland in Friedenszeiten keine Bedeutung mehr hatte. Schon lange davor ahnte man, dass Ungeziefer den Erreger überträgt, daher richteten die Städte Desinfektionsanstalten ein. Den genauen Ablauf der Übertragung brauchte man dazu gar nicht im Einzelnen zu kennen, er wurde erst zu Beginn des 20. Jahrhunderts entschlüsselt.

Persönliche Hygiene half auch, eine »Schmutzkrankheit« wie Lepra zurückzudrängen. Dazu war die Entdeckung des Erregers eigentlich nicht notwendig; aber das Wissen, dass diese Seuche tatsächlich von einem Lebewesen verursacht wurde, half bei der Bekämpfung.

Bisweilen reichten einfache Techniken aus, um einer Infektionskrankheit auf die Spur zu kommen. Armauer Hansen genügten einfache Statistiken, er kam anhand des Vergleichs der Daten der ausgewanderten Norweger darauf, dass die Lepra unmöglich erblich sein könne, denn sonst hätte bei den Ausgewanderten in der Neuen Welt die Seuche wieder auftreten müssen. Und Ignaz Semmelweis half gleichfalls die banale Einsicht, dass in der einen Klinik viel mehr junge Mütter starben als in der anderen, die Ursache des Kindbettfiebers zu erkennen, obwohl er von Bakterien und Viren nicht das Geringste wusste. Aber beide waren Mediziner, die sich darüber Gedanken machten und die am Ende Erfolge vorweisen konnten.

Zu den wichtigsten und weitreichendsten städtischen Reformen des 19. Jahrhunderts zählen die Erneuerung der Wasserversorgung und die Kanalisation. Beide Maßnahmen haben gewaltig dabei geholfen, die allgemeine Sterblichkeit und insbesondere die der Säuglinge zurückzudrängen. »Die Angst vor der Cholera war die große Peitsche«, schreibt der Münchner Historiker Thomas Nipperdey.[5] Doch das ist nicht ganz zutreffend – die Cholera war nur einer der Impulse zur Sanierung der Städte, nicht weniger wichtig waren andere Infektionskrankheiten wie Typhus abdominalis. Die Städte begannen mit diesen Reformen, noch bevor Robert Koch 1883 im fernen Indien den Erreger tatsächlich entdeckte, Abwässer und Trinkwasser wurden fortan sorgfältig voneinander geschieden. Die Erneuerung der Wasserversorgung und die Kanalisation waren die wirksamsten Mittel gegen die im Trinkwasser übertragenen Choleraerreger. Mit dem Bau von Kanalisationen ließ die Cholera- und die Typhussterblichkeit schlagartig nach. In den deutschen Großstädten haben Ärzte im Verein mit Ingenieuren um diese Neuerungen gekämpft und die Stadtväter von deren Notwendigkeit überzeugt.

Schon ein Berliner Arzt des späten 18. Jahrhunderts, Ludwig Formey, der Leibarzt des preußischen Königs Friedrich Wilhelm II., klagte in seinem Buch »Versuch einer medicinischen Topographie von Berlin«, 1796, dass Berlin alljährlich 200 Todesopfer weniger haben könnte, wenn man endlich aufhören würde, die Nachteimer in die Spree zu kippen. Die Erkenntnis selbst war einfach, aber es war ein Arzt, der das Problem erkannte und Abhilfe forderte.

Virchows Kampf um Stadtsanierung

Das Zurückdrängen der Infektionskrankheiten war keine Leistung, die mit medizinischen Maßnahmen im engeren Sinne erbracht wurde. Die Sanierung der Städte mittels Einführung verbesserter Wasserzufuhr und Kanalisation hat viele Menschenleben gerettet, und dies waren keine medizinischen Maßnahmen, wohl aber Reformen, um die Mediziner gekämpft hatten. Wobei es nicht Ärzte im engeren Sinne waren, sondern Hygieniker wie Max Pettenkofer und Sozialmediziner wie Rudolf Virchow, die hier Großes geleistet haben.

Die allgemeine Verunreinigung großer Ansiedlungen vor 1870 war enorm, es hieß, man könne Großstadtmenschen an ihrem Geruch erkennen. Als die Unsauberkeit der Städte infolge des raschen Wachstums unerträglich wurde, traten Sozialmediziner auf den Plan und forderten eine Erneuerung der Trinkwasserzufuhr und eine Kanalisation. Rudolf Virchow, der ein Menschenalter lang im Berliner Stadtparlament und im Preußischen Landtag saß, einige Jahre auch im Reichstag, hat einen energischen Kampf um die Kanalisation geführt, sowohl in den politischen Institutionen als auch auf wissenschaftlichen Tagungen wie bei den Versammlungen der Deutschen Naturforscher und Ärzte, wo er immer wieder auftrat. Damals tobte ein heftiger Streit, ob man vielleicht – so die Vorstellung des Chemikers Justus von Liebig – Fäkalien noch gewinnbringend in der Landwirtschaft einsetzen könnte. Virchow hat Gutachten um Gutachten verfasst, um die Berliner Stadtväter zu überzeugen, dass eine moderne, leistungsfähige Kanalisation unumgänglich sei, wenn man die hohe Sterblichkeit in den großen Städten einschränken wollte.

Virchow klagte immer wieder darüber, dass die Bewohner eines Hauses an Typhus starben und begraben wurden und sogleich dem Vergessen anheimfielen. Sie wurden vergessen, von den Mitbewohnern wie von der Obrigkeit, und es bedurfte eines engagierten Mediziners, die Öffentlichkeit wachzurütteln. »Es gibt auch Wohnhäuser und Wohnorte, welche ihre Insassen tödten«, schrieb er. Für Virchow beruhte, wie er einmal feststellte, »[i]n der That [...] alle Hoffnung einer bessern Zeit auf der Ausbreitung der empirischen, naturwissenschaftlichen Methode.«[6]

Virchow betrachtete die Infektionskrankheiten als zumindest teilweise gesellschaftlich bedingt, daher verlangte er neben den hygienischen gesellschaftliche Reformen. Als Angehöriger seiner Generation wusste er noch nichts Zuverlässiges über Mikroorganismen; von Quarantäne und Desinfektion hielt er nicht viel. In seinem Bericht über die Fleckfieberepidemie in Oberschlesien verlangte er soziale Reformen, namentlich »Bildung mit ihren Töchtern Freiheit und Wohlstand.«[7] Virchow vertrat eine demokratische Auffassung, daher verlangte er Veränderungen beim Staat und in der Gesellschaft. »Politik ist nichts weiter als Medicin im Großen«, äußerte er im Revolutionsjahr 1848.

Die Einrichtung einer Kanalisation ist keine medizinische Maßnahme, das ist richtig; aber es waren Ärzte wie er, die sie immens gefördert haben, weil Mediziner besser als alle anderen erkannten, wie wichtig ein modernes Abwassersystem für die Gesundheit einer Bevölkerung ist.

Virchow wurde einmal vom Reichskanzler Otto von Bismarck zum Duell gefordert, weil er sich erlaubt hatte, im Preußischen Landtag Zweifel an der »Wahrheitsliebe« des Kanzlers zu äußern. Bismarck war als Duellant berüchtigt. Virchow lehnte es ab, sich auf einen solch feudalen Brauch einzulassen – er sei allenfalls bereit, als Waffe trichinendurchsetzte Würste einzusetzen, soll er gesagt haben. Er hatte kurz zuvor die Bedeutung der Trichinen erkannt und zu ihrer Vermeidung Schlachthöfe und Fleischuntersuchungen gefordert.[8]

Von der öffentlichen Hygiene zur modernen Bakteriologie

Die Erfolge der öffentlichen Hygiene und der Sozialmedizin kamen früher als die der Bakteriologie. Man kann diese Fächer nicht als Widersacher betrachteten, vielmehr als Ergänzungen.

Virchow und Robert Koch waren keine Gegner, wenngleich in ihren Persönlichkeiten wohl doch eine Art Gegenpol. Virchow war fast eine Generation älter als Robert Koch, und diese Generation der Älteren war politisch liberaler, weniger staatsfromm. Politisch stand Virchow sehr viel weiter links als Koch, der eher konservativ war, das Produkt einer späteren, kaiser- und reichsfreundlichen Zeit.

Die Nationalsozialisten haben nicht zuletzt mit ihrem Film »Robert Koch« (1940) Virchow gern als »Reaktionär« und Anti-Kontagionisten verunglimpft und Koch in den Himmel gehoben. Ihr oberster Führer warf gern mit Begriffen aus der Parasitologie um sich und missbrauchte sie für seine antisemitistische Propaganda; er rühmte sich selbst einmal, er »fühle [s]ich wie Robert Koch in der Politik. Der fand den Bazillus und wies damit der ärztlichen Wissenschaft neue Wege.« Er selbst, Adolf Hitler, habe »den Juden als den Bazillus und das Ferment der gesellschaftlichen Dekomposition« entdeckt.[9]

Robert Koch hatte seine großen Erfolge in den 1870er und 1880er Jahren, als andere schon bedeutende Vorarbeiten geleistet hatten. Er entdeckte den Erreger des Milzbrandes, später jenen der Tuberkulose. Das Heilmittel, das er herzustellen versuchte, das Tuberkulin, brachte allerdings nicht den gewünschten Erfolg. Die Tuberkulose ging schon in den letzten Jahrzehnten des 19. Jahrhunderts zurück. Der Lebensstandard begann damals zu steigen, die Jahresarbeitszeit zu sinken, und dies drückte die allgemeine Sterblichkeit, auch die von der Tuberkulose verursachte.

Als Robert Koch in den 1860er Jahren an der Universität Göttingen Medizin studierte, erfuhr er von Mikroorganismen fast nichts. Die Bakteriologie war damals gerade erst im Entstehen begriffen, wie auch die empirischen Naturwissenschaften noch immer in den Kinderschuhen steckten. Nur einer seiner akademischen Lehrer, der Anatom Jakob Henle (1809–1885), hatte die Bedeutung der Bakterien als Krankheitserreger schon erkannt und in seinen

Vorlesungen darüber gesprochen, ohne wirklich Genaueres zu wissen. Heute tragen die »Henle-Koch-Postulate« die Namen dieser beiden Wissenschaftler.

Geahnt hat man die Existenz von pathogenen Kleinstlebewesen schon lange davor, aber die großen Gelehrten der ferneren Vergangenheit konnten ihre Erkenntnisse nicht verifizieren, weil es an dem dafür notwendigen Instrumentarium fehlte.

Der junge Robert Koch fand die Welt dieser Kleinstlebewesen ein höchst interessantes Forschungsfeld. Er stand anfangs vor dem Problem, die Bakterien in genügender Größe sichtbar zu machen, damit er sie voneinander unterscheiden konnte. Zu Beginn seiner mikroskopischen Forschungen schrieb er erstaunt, es sei ihm »ganz rätselhaft, daß bei den verschiedensten Arten der Wundinfektionskrankheiten […] stets dieselben Mikroorganismen auftreten«.

In den Jahren 1876/77, als Koch in der preußischen Provinz Posen als Landarzt praktizierte, widmete er sich neben seiner täglichen Arbeit mit größtem Fleiß der Fotomikroskopie. Er besaß kein großes Forschungslabor, nicht einmal Elektrizität oder einen Kühlschrank, lediglich ein paar einfache Dinge, die er sich selbst angeschafft hatte. Für jede ersparte Mark kaufte der junge niedergelassene Arzt Mikroskope, Mikrotome und andere Geräte; jede freie Minute verbrachte er im Labor mit Forschungen. Koch verstand bald eine Menge von optischen Geräten und von den technischen Möglichkeiten der Anfärbung von Zellpräparaten. Er bemerkte, dass es bei den optischen Geräten nicht einfach um Vergrößerung ging, sondern um das Auflösungsvermögen der Linsen. Er trat mit den Herstellern von Mikroskopen in Briefkontakt, schilderte ihnen seine Probleme und bat sie um Rat und Hilfe. Um überhaupt die geeigneten Bedingungen für seine Bakterienkulturen zu schaffen, bedurfte es einer Vielzahl von Versuchen; er musste großen Fleiß aufwenden – und auf viel Glück hoffen.

Anfangs vermochte er auch nicht zu sagen, auf welche Weise diese Bakterien ihren Wirt schädigten. Gaben sie ein Gift ab oder war es einfach ihre Menge? Oder waren sie etwa gar nicht die Ursache, sondern nur eine Begleiterscheinung einer Krankheit? Er studierte das Wachstum dieser Bakterien und sah den Erregern gebannt zu. Koch hat bald den großen Nutzen der Fotografie erkannt. Er war der Erste, der Mikrofotografien von Bakterien anfertigte und sie veröffentlichte. Diese Fotos ermöglichten es ihm, die Erreger auch später noch in Ruhe zu betrachten. Außerdem bieten Fotos den großen Vorteil, dass man das Bild aufbewahren und es auch anderen Wissenschaftlern zeigen konnte. In der Mikrofotografie brachte er es zu großer Meisterschaft, obgleich es besonders schwierig war, »die beweglichen Kleinstlebewesen im Bild festzuhalten«.[10] Er hat Verfahren entwickelt, mit deren Hilfe dies gelang.

Koch besaß nicht nur unendlich viel Geduld, er war vor allem auch sehr geschickt im Umgang mit dem Mikroskop und dem Fotoapparat. Er verwendete als Erster die kurz zuvor von Ernst Abbé entwickelte Technik der Ölimmersion. Dabei gibt der Untersuchende in den Raum zwischen Deckglas und Objektivfrontlinse etwas Zedernöl, denn dies ermöglicht eine noch bessere Vergrößerung. In diesen Forschungen leistete er Pionierarbeit. Bestärkt wurde er von dem Breslauer Botaniker Ferdinand Julius Cohn (1828–1898), dem er die Ergebnisse immer wieder zur Begutachtung vorlegte. Für seine bakteriologischen Untersuchungen bestellte sich Koch bei Carl Zeiss ein Mikroskop. Die Linsen, die er verwendete, waren zu dieser Zeit überhaupt noch nicht im freien Handel erhältlich. Koch musste sich persönlich nach Jena begeben, um in ihren Besitz zu gelangen. Im Juli 1876 bestellte Koch einen mikrofotografischen Apparat nebst einem Beleuchtungsapparat. »Es ist mir nämlich gelungen«, schrieb er an Zeiss, »die Bakterien mit solchen Farbstoffen zu imprägnieren, welche ihre Form nicht verändern und sie ganz ausserordentlich deutlich erscheinen lassen.«

Eine weitere technisch-industrielle Neuerung half Koch weiter, und zwar aus dem Bereich der chemischen Industrie. Auch mit den verbesserten optischen Geräten konnte Koch nämlich anfangs die Mikroerreger gar nicht richtig erkennen, geschweige denn sie klar voneinander unterscheiden. Aber kurz zuvor, Mitte des 19. Jahrhunderts, hatten andere Forscher bemerkt, dass die Feinheiten von Geweben beim Mikroskopieren unvergleichlich besser herauskommen, wenn man die Zellgewebe anfärbt, bevor man sie unter das Mikroskop legt. Der Erlanger Anatom Joseph von Gerlach (1820–1896) führte die Färbetechnik in die Histologie ein und brachte diesen Wissenschaftszweig, wie auch die Bakteriologie, damit ein gutes

Stück voran. Es gelang ihm, verschiedene Zellkerne mit verschiedenen Farben anzufärben. Seine Farben gewann Gerlach noch aus Pflanzen.

Erst etwas später benützte der schlesische Gelehrte Carl Weigert (1845–1904) die neuen Anilinfarben, die dann auch Koch verwendete. »Die verschiedenen Farbstoffe, welche in der Mikroskopie und in der Färberei benutzt werden, habe ich versucht, aber von allen eignen sich die Anilinfarbstoffe am meisten zur Färbung der Bakterien«, schreibt Koch. »Letztere nehmen die Anilinfarben mit einer solchen Sicherheit, so schnell und so reichlich auf.«

In Deutschland stellte die chemische Industrie seit den 1860er Jahren Anilinfarben her. 1880 gelang es dem Chemiker Adolph von Baeyer, den Indigofarbstoff Anilin synthetisch zu produzieren, was sehr bald zu einer Preissenkung beitrug. Diese Anilinfarbstoffe erwiesen sich für Kochs Arbeit als überaus nützlich. Unzählige mühselige Versuche musste Koch unternehmen, ehe er die diversen Hilfsmittel richtig aufeinander abzustimmen und einzusetzen verstand. Auch misslangen ihm anfangs Versuche infolge von Unachtsamkeit, so waren z. B. die Deckgläser mit Karbolsäure gespült und daher verunreinigt. Schritt für Schritt kam er voran.

Koch hatte das Glück, dass die Chemie zu seinen Lebzeiten in Deutschland einen gewaltigen Aufschwung nahm. Zu Beginn der 1870er Jahre beschäftigten deutsche Chemiewerke nur einige 100, aber nach 1880 schon einige 1 000 und bald über 10 000 Mitarbeiter. Chemische Grundstoffe wie Schwefelsäure, Soda und Chlor wurden seit der Industriellen Revolution in großen Mengen verwendet, Deutschland war darin führend. Lange Zeit war England in der industriellen Nutzung der Chemie überlegen, das Deutsche Reich betrieb die Chemie anfangs stärker als reine Wissenschaft. Aber bald überholte Deutschland den Konkurrenten England auch in der Anwendung, vor allem die Farbstoffproduktion stieg in Deutschland sprunghaft an: Bereits 1877 entfiel die Hälfte der Welterzeugung an synthetischen Farben auf das Deutsche Reich, nach 1900 über 80 Prozent.

Die Herstellung von reinen Kulturen war anfangs nicht leicht, doch Koch fand neue Wege. Er ließ zunächst seine Bakterienkolonien auf Kartoffelscheiben wachsen. Allerdings musste er bald fest-

stellen, dass viele der pathogenen Keime dort nicht so recht gedie-
hen. Rein zufällig wurde er mit Agar-Agar bekannt, einem Polysac-
charid, das zuvor für die Marmeladeherstellung verwendet wurde.
Die Anregung, dass man diese Masse als Nährboden verwenden
könnte, stammte von einer Hausfrau, von Fannie E. Hesse, einer
gebürtigen Amerikanerin, die 1874 mit ihrem Mann nach Deutschland gezogen war. Fannie Hesse hatte selbst von den Kenntnissen
einer niederländischen Bekannten profitiert, die ihr Wissen wiederum aus Java mitgebracht hatte. Fortan verwendete Robert Koch
Agar-Agar als Nährboden.

Koch untersuchte vielerlei Medien, die reich an Bakterien waren. Mit seiner Arbeit über die von ihm begründete Plattentechnik
führte er erneut binnen kürzester Zeit eine bedeutende methodische
Verbesserung der Labortechnik ein, die er 1881 im ersten Band der
»Mittheilungen aus dem Kaiserlichen Gesundheitsamte« veröffentlichte. Im Sommer 1881 nahm Robert Koch als deutscher Delegierter
auf dem 7. Internationalen Medizinischen Kongress in London teil,
er demonstrierte dabei seine neue Plattentechnik und auch andere
Laborverfahren, die er entwickelt hatte. Der französische Chemiker
Louis Pasteur (1822 1895) kommentierte Kochs Demonstration mit
den Worten, dies sei ein großer Fortschritt.

Gleich nach seiner Rückkehr aus London infizierte Robert Koch
am 18. August 1881 zwei Meerschweinchen mit tuberkulösem Gewebe. Koch war sich von Anfang an darüber im Klaren, dass seine
Vorgänger den Erreger, den er hinter der Tuberkulose vermutete,
bislang nicht gefunden hatten, weil dieser mit den traditionellen
Methoden nicht so leicht darzustellen war. Der Erreger gedieh einfach auf den bislang verwendeten Nährböden nicht richtig. Erst
beim 271. Versuch konnte Koch unter dem Mikroskop winzig kleine,
schlanke, leicht gekrümmte Stäbchen erkennen, das *Mycobacterium
tuberculosis*. Es ist äußerst schwer anzufärben, weil es wie von einer
Wachsschicht umgeben ist. Außerdem wächst es so langsam, dass
der Forscher sehr viel Geduld aufbringen musste. Erst der Vorschlag
seines Assistenten Paul Ehrlich (1854–1915), es einmal mit anderen
Färbemitteln zu versuchen, erlaubte es Koch, den Tuberkuloseerreger darzustellen.

Robert Koch hat als Bakteriologe Großartiges geleistet, auch und gerade mit Blick auf seine Neuerungen in der Labortechnik. Und doch verlangt jede wissenschaftliche Erkenntnis danach, ersetzt oder verbessert zu werden. Noch in der Nacht nach diesem Vortrag untersuchte Paul Ehrlich Kochs Färbemethode und zeigte, dass die Eigenschaften von Methylenblau sich noch verstärken ließen, wenn man etwas Anilin dazugab. Danach gelang es dem Heidelberger Arzt Franz Ziehl (1857–1926) und später Dr. Friedrich Neelsen (1854–1894) in Rostock, weitere und geeignetere Anfärbemethoden für den Tuberkuloseerreger zu finden. Innerhalb eines Jahres entwickelten sie ein nach Ziehl und Neelsen benanntes neues, besseres Verfahren. Wenig später, 1884, erarbeitete der dänische Mediziner Christian Gram (1853–1938) eine neue Möglichkeit der Anfärbung; fortan unterschieden die Bakteriologen zwischen grampositiven und gramnegativen Bakterien. Die gramnegativen Bakterien sind allgemein stärker resistent gegen Antibiotika als die grampositiven, gramnegative Bakterien sind gewöhnlich gefährlicher als grampositive.

Robert Koch hatte, wie alle seine Zeitgenossen, unter den Härten der Industrialisierung und Urbanisierung zu leiden, und doch zählte er zu den Begünstigten, weil er schon früh von diesen Umwälzungen profitierte. Robert Koch leistete Großes, ohne Zweifel, aber man darf nicht übersehen, dass eine Reihe von bahnbrechenden Erfindungen Kochs Leben begleitete und seine erfolgreiche Forschertätigkeit überhaupt erst möglich machten.

Von der Bakteriologie zur Immunologie und Serologie

In Kochs engster Umgebung entstanden ganz neue Fachgebiete, die Immunologie und die Serologie. Die hier die größten Leistungen vollbrachten, Paul Ehrlich, Emil von Bering und August von Wassermann, waren Kochs Assistenten, zwei von ihnen wurden im ersten Jahrzehnt des 20. Jahrhunderts mit einem Nobelpreis für Medizin ausgezeichnet, Wassermann wurde nominiert.

Die Bakteriologie machte am Ende des 19. Jahrhunderts große Fortschritte. Die Vertreter der jungen Wissenschaft bemerkten damals, dass diese pathogenen Mikroorganismen zwar Krankheiten verursachen, dass aber der Körper sich gegen die Eindringlinge mithilfe seines Immunsystems zu wehren vermag. Der Körper der Wirbeltiere, so lautete die neue Einsicht, setzt sich gegen die Krankheitserreger zur Wehr, indem er spezifische Antikörper produziert. Diese lassen sich in der Regel im Blutserum eines befallenen Tieres nachweisen. Das Immunsystem reagiert zielgerichtet auf den jeweiligen Eindringling. Dazu produziert es spezielle Eiweiße, die den Eindringling bekämpfen, eben die Antikörper. Ein neuer Forschungszweig entstand, die Immunologie und die Serologie. Aufgabe der Serologie war es nun, diese Antikörper zu identifizieren. Hier eröffneten sich vollkommen neue vorbeugende und therapeutische Möglichkeiten.

Gerade im Kampf gegen Diphtherie gelangen der Medizin große Erfolge. Die Diphtheriesterblichkeit erreichte in Deutschland in den letzten Jahren des 19. Jahrhunderts ihren Höhepunkt – mit der Entdeckung eines Serums durch den Berliner Arzt Friedrich Löffler nahm ihre Bedeutung rasch ab.[11] Löffler war ein Mitarbeiter von Robert Koch in dessen Berliner Hygiene-Institut. Er entdeckte 1882/84 den Erreger der Diphtherie. Ein paar Jahre später entwickelten Emil von Behring und sein Mitarbeiter Kitasato ein wirksames Antitoxin gegen Diphtherie, dies war eine der wichtigsten Entdeckungen aus dem Bereich der Immunologie.

In den folgenden Jahren wirkte in Kochs Laboratorien August Wassermann auf diesem neuen Forschungsfeld. Mitte der 1890er Jahre entwickelte er eine Impfung zur Verhütung der Schweineseuche, sie war für die Landwirtschaft von großer praktischer Bedeutung. Wassermann war ein hervorragender Forscher und zugleich Lehrer. Er verstand es, auch für ein größeres Publikum von Nicht-Fachleuten etwas zu Papier zu bringen, er konnte allgemeinverständlich schreiben. Er konnte sogar eine Sache populär darstellen, ohne dabei Wichtiges auszulassen. August Wassermann entwickelte den nach ihm benannten Test (1906), mit dem man die Syphilis diagnostizieren konnte.

Die Antibiotika

Heute verbindet man wohl Infekte und Infektionskrankheiten mit den Antibiotika, die selbstverständlich den Durchbruch bei der

Bekämpfung von bereits ausgebrochenen Infekten bedeuteten. Die Antibiotika können Heilung bringen, aber meist nur einzelnen Personen, den Erkrankten. Wichtiger waren in der Vergangenheit die vorbeugenden Mittel – als da sind: Bekämpfung der Schmutzes, Trinkwassererneuerung und Förderung der Immunität durch Impfung. Trotzdem sollen hier auch das Penicillin und die neuen Antibiotika nicht zu kurz kommen, denn das Penicillin revolutionierte die Heilkunst im 20. Jahrhundert in unvorstellbarer Weise.

Der junge schottische Arzt Alexander Fleming (1881–1955) interessierte sich zunächst für die Chirurgie. Als junger Chirurg hatte er viele Wundinfektionen zu versorgen, das weckte sein Interesse für die Bakteriologie. Er entschloss sich, künftig im Labor über die Aktivität von Bakterien zu forschen. Während im Ersten Weltkrieg Millionen junger Menschen an den Infektionen von Schusswunden starben, forschte Fleming in Frankreich über pathogene Keime. Er konnte bald nachweisen, dass zwei sehr häufige Infektionskrankheiten im Felde, Wundbrand und Tetanus, von Mikroorganismen verursacht werden, die sich im Erdreich aufhalten. 1924 entdeckte er die antibakterielle Wirkung des körpereigenen Ferments Lysozym.

Im September 1928 machte Fleming zufällig eine seltsame Beobachtung: Er hatte im Labor auf flachen Glasschalen eine Staphylokokkenkultur angesetzt und eines Morgens sah er, dass, von ihm gänzlich unbeabsichtigt, ein graugrüner Schimmelpilz eingedrungen war und die Umgebung dieses Eindringlings frei war von Staphylokokken. Dieser Pilz, so schien es, vernichtete die pathogenen Staphylokokken. Fleming veröffentlichte seine Beobachtung im folgenden Jahr in einer Fachzeitschrift, und da der eingedrungene Schimmelpilz *Penicillium notatum* hieß, bezeichnete er dies als den »Penicillin-Effekt«. Die Möglichkeit, damit Krankheitskeime zu bekämpfen, erwähnte er nicht. Der Aufsatz wurde von Fachleuten zur Kenntnis genommen, aber auch sie zogen keine weiteren Folgerungen daraus. Fleming bat darum, ihm einige Mitarbeiter zu geben, damit er den Sachverhalt gründlicher erforschen könne, dem wurde nicht entsprochen.

Vorläufig vermochte man mit seiner Einsicht also nicht viel anzufangen. Vielleicht hatte das auch damit zu tun, dass die keimtötende

Wirkung des *Penicillium notatum* schon früher beschrieben worden war. Flemings Entdeckung fußte ja eigentlich auf älteren Beobachtungen: Die Bakteriologie hatte schon davor mikroskopisch kleine Lebewesen als Krankheitsverursacher erkannt und Louis Pasteur hatte 1877 bemerkt, dass einige Bakterienarten sich gegenseitig in ihrem Wachstum behindern. Wenig später stellten Wissenschaftler fest, dass pathogene Keime im Körper von höheren Tieren Widerstände aktivieren, ihr Körper wehrt sich gegen diese Eindringlinge mithilfe seines Immunsystems.

In Großbritannien erfuhr man bald davon, dass ein deutscher Mediziner, Gerhard Domagk (1895–1964), mit einem Sulfonamid, dem Prontosil, gute Heilerfolge erzielt hatte. Domagk beschäftigte sich schon als Student mit Bakteriologie und Immunologie. Er wollte etwas finden, womit er die natürlichen Abwehrkräfte von Kranken stärken könnte, denn er hatte beobachtet, dass Patienten mit Infektionskrankheiten bei sorgsamer Pflege und guter ärztlicher Betreuung von selbst gesunden können. Er erkannte die Wirkung des retikuloendothelialen Systems, das durch Phagozytose Fremdkörper aufnehmen kann. Domagk gelang der Nachweis, dass man die Phagozytose, also die Aufnahme von Fremdkörpern in das Zellinnere, im retikuloendothelialen System von Mäusen durch Infektion mit Staphylokokken beeinflussen kann, das war die Grundlage für das Prontosil (1934/35). Möglicherweise hat dieser Erfolg weitere Antibiotika-Forschungen in England erst einmal verzögert. Domagk erhielt für seine Leistungen den Nobelpreis.

Am Vorabend des Zweiten Weltkrieges forschten in England zwei junge Naturwissenschaftler über keimtötende Organismen, mit denen man Krankheitskeime – wie diese Staphylokokken – vernichten konnte. Der eine, Howard Florey, ein Pathologe, kam aus Australien; der andere, Ernst B. Chain, war ein aus Deutschland geflüchteter jüdischer Chemiker. 1938 stießen sie auf Flemings Arbeiten. Angeregt von dessen Erkenntnissen setzten sie es sich in den Kopf, aus Schimmelpilzen antibakterielle Substanzen zu gewinnen. Sie unternahmen Versuche in vitro und experimentierten mit Tieren. 1940, während über England der Luftkampf tobte, veröffentlichten sie einen Bericht über die Isolierung von Penicillin und die keimtötende Wirkung, die der Extrakt auf Bakterien hatte. Im folgenden

Jahr wurde erstmals ein Kranker mit diesem Penicillin erfolgreich behandelt.

Zwischen den Großmächten herrschte Krieg und es gab unzählige Verwundete, die ein solches Antibiotikum dringend benötigten. Mit dem neuen Heilmittel ließen sich auch Infektionskrankheiten wie Scharlach, Tripper und Syphilis, Wundinfektionen, Meningitis, Diphtherie, Kindbettfieber und Pneumonie gut behandeln. Aber die Herstellung von Penicillin war teuer und umständlich, denn dafür waren viele tausend Liter Flüssigkeit notwendig, die mit mikroskopisch kleinen Pilzen versetzt waren. 1942 begann in Großbritannien und den USA die Massenproduktion von Antibiotika.

Die Grundlagen für diese Entdeckung hatte Alexander Fleming gelegt, auch wenn er die Möglichkeiten, aus dem Schimmelpilz ein Heilmittel zu entwickeln, nicht zu Ende gedacht hatte. Seine Forschungen fanden jetzt höchste Anerkennung: 1945 erhielt er, zusammen mit den beiden anderen Forschern, den Nobelpreis für Medizin. Fleming war sich stets im Klaren darüber, dass er nur einen kleinen Teil zu diesem großen Fortschritt beigetragen hatte.

Was bewirken Antibiotika bei Bakterien? Penicillin blockiert das aktive Zentrum eines Enzyms, das von einer Reihe von Bakterien für den Aufbau der Zellwand eingesetzt wird. Andere Antibiotika setzen an der Cytoplasmamembran an, sie behindern die Proteinsynthese oder die Nukleinsäuresynthese. Kein Antibiotikum wirkt gegen alle Arten von Bakterien. Mit diesen Einsichten war ein wichtiger Durchbruch geschafft. Bald wurden neue Antibiotika gefunden. Selman Abraham Waksman (1888–1973), ein gebürtiger Russe, der als junger Mann in die USA ausgewandert war, begann sich sehr früh mit Agrarwissenschaften und Bodenmikrobiologie zu beschäftigen. Er isolierte Substanzen aus Bodenorganismen, dabei stieß er auf weitere Antibiotika: 1940 isolierte er bei seinen Forschungen das Actinomycin und 1943 das Streptomycin, das dann vor allem im Kampf gegen den »großen Killer« Tuberkulose mit Erfolg eingesetzt wurde. Dafür bekam er 1952 den Nobelpreis für Physiologie und Medizin.

Mehr als die Hälfte der modernen Antibiotika – das Streptomycin, Neomycin, Erythromycin, Aureomycin und Tetracyclin nicht ausgenommen – werden von Bodenbakterien der Gattung Streptomyces gebildet, von Aktinomyceten, welche die Konkurrenzmikroben beeinträchtigen. Pharmaunternehmen gewinnen aus diesen niederen Arten Antibiotika. Im Deutschland der Nachkriegszeit produzierte man bald weitere neue Antibiotika mit großer Breitenwirkung. Die Wirkung der Breitbandantibiotika hemmt die Proteinsynthese der pathogenen Keime.

Schon Alexander Fleming hatte eine Schwachstelle der Antibiotika beobachtet – die Tatsache nämlich, dass es gegen diese Mikroorganismen, deren Tätigkeit sich gegen andere Mikroorganismen richtet, auch Widerstände gibt, sei es, dass einzelne pathogene Keime dafür nicht empfänglich sind, sei es, dass sie sich durch eine Mutation der Wirkung entziehen. Fleming entdeckte schon in den frühen 1940er Jahren resistente Staphylokokken-Stämme, gegen die sich Penicillin als wirkungslos erwies.

Ähnliche Erfahrungen machten japanische Ärzte in den 50er Jahren, als gerade neue Breitband-Antibiotika entwickelt wurden. Sie gewahrten, dass Shigella-Infektionen penicillinresistent waren, und kamen bald darauf, dass einige Bakterienarten Enzyme bilden, die bestimmte Antibiotika zerstören.

Lebewesen sind überaus anpassungsfähig und Bakterien bilden da keine Ausnahme. Mikroorganismen aus dem Reich der Bakterien lassen sich mit Antibiotika gut beeinflussen, aber für viele andere Keime, namentlich für die Viren, trifft dies nicht zu, daher stellt sich die Grippe nach wie vor als ein Problem dar.

Mithilfe der Antibiotika wurden seit dem Zweiten Weltkrieg sehr viele Menschenleben gerettet. Noch vor wenigen Jahrzehnten kam eine schwere Sepsis, wie sie gar nicht so selten auftritt, einem Todesurteil gleich. Heute kann sie meist geheilt werden.

Schlussgedanken

Wie wurden nun diese Seuchen bei uns in Europa besiegt oder doch zurückgedrängt? Eine einzige Antwort ist da nicht möglich, denn jede Seuche wurde durch eine andere Maßnahme vertrieben. Von größter Wichtigkeit war die Hygiene, auch die Hygiene der Wohnhäuser und der Wohnräume. Sie verdrängte viele Infektionskrankheiten aus unseren Breiten. Typhus, Ruhr und Cholera wurden

durch die Erneuerung der Wasserzufuhr und die Kanalisation besiegt.

Viele andere konnten mit Schutzimpfungen wirkungsvoll eingedämmt, ja am Ende sogar weltweit überwunden werden, wie die
Pocken. Auch die Masern, Poliomyelitis und Diphtherie wurden
dank der Impfung eingedämmt. Scharlach konnte mithilfe von Antibiotika wirkungsvoll bekämpft werden.

Tuberkulose wurde in Europa besiegt, als die Industriegesell-
schaft eine höhere Produktivität erlangte, die eine Verbesserung
der Lebensumstände und geringere physische Belastungen für
den Einzelnen mit sich brachten. Manch eine Infektionskrankheit,
wie die Grippe, kann zwar mittels Impfung nicht durchschlagend
bekämpft, wohl aber doch in ihren Auswirkungen eingedämmt
werden. Geschlechtskrankheiten können durch »sicheren Sex«
wirkungsvoll in Schach gehalten werden, Einzelfälle von Erkrankung zudem mithilfe von Antibiotika. Wer sich eine solche Krankheit oder auch eine Pneumonie zuzieht, wird für ein Antibiotikum
dankbar sein.

Es ist kein Zufall, dass dort, wo die Lebenserwartung heute am
höchsten ist, zugleich der Stand der Heilkunde am ausgereiftes-
ten ist. Seuchen gab es auch im 19. und selbst im 20. Jahrhundert.
Aber sie vermochten die Sterblichkeit nicht mehr so in die Höhe
zu treiben wie in den Zeiten davor. Noch im 19. Jahrhundert war
die Sterblichkeit in Friedenszeiten gewöhnlich höher als während
der Weltkriege im 20. Jahrhundert, das Jahr 1945 einmal ausgenommen. Die Seuchen waren jetzt besser beherrschbar als davor. Im 20.
Jahrhundert zeigte die Sterblichkeit auch nicht mehr diese riesigen
Ausschläge nach oben, selbst in Epidemiejahren wie 1918 war die
allgemeine Sterblichkeit nur gering erhöht.

Dank der erfolgreichen Bekämpfung der Infektionskrankheiten
stieg die Lebenserwartung, und diese Entwicklung hält weiter an.
Beispielhaft zeigt sich dieser Trend an der Altersgliederung der Verstorbenen in Österreich:

Alter	1752/54	1855/64	1927	1991
0–4	56,6	48,2	19,1	1,0
5–9	4,8	3,0	1,3	0,1
10–19	2,8	4,2	2,9	0,5
20–29	4,2	6,0	5,5	1,4
30–39	4,6	6,3	5,4	1,6
40–49	5,4	6,3	7,7	3,6
50/darüber	21,7	26,1	58,2	91,8

Tab. 1: Altersgliederung der Verstorbenen, Wien 1752/54 und 1855/64 und Österreich 1927 und 1991 (Anteile in Prozent) [12]

Am Vorabend des Ersten Weltkrieges waren die Menschen noch immer relativ jung, wenn sie ins Grab sanken, 80-Jährige waren nach wie vor die Ausnahme. Dieser Weg in Richtung einer sehr hohen Lebenserwartung erfuhr in der zweiten Hälfte des 20. Jahrhunderts noch einmal einen gewaltigen Schub: 1936 lebten im Deutschen Reich vier 100-Jährige, am Ende des Jahrhunderts sollen es an die 10 000 gewesen sein.[13]

---

1 Peter Wenk / Alfons Renz, Parasitologie. Biologie der Humanparasiten, Stuttgart 2003, S. 300.

2 Thomas McKeown, Die Bedeutung der Medizin. Traum, Trugbild oder Nemesis, Frankfurt/M. 1982, S. 219 f. Siehe ders./G. Brown, Medical Evidence Related to English Population Changes in the Eighteenth Century, in: Population Studies 9 (1955/56), S. 119–141, bes. S. 139 f.

3 McKeown, Bedeutung (wie Anm. 2), S. 48, 63.

4 Jörg Vögele, Sozialgeschichte städtischer Gesundheitsverhältnisse während der Urbanisierung, Berlin 2001, S. 324. Vgl. ebd., S. 336–338. Siehe Reinhard Spree, Soziale Ungleichheit vor Krankheit und Tod. Zur Sozialgeschichte des Gesundheitsbereichs im Deutschen Kaiserreich, Göttingen 1981, S. 134.

5 Thomas Nipperdey, Deutsche Geschichte 1866–1918. Bd. I: Arbeitswelt und Bürgergeist, München 1990, S. 159.

6 Rudolf Virchow, Autoritäten und Schulen, in: Archiv für pathologische Anatomie und Physiologie und für klinische Medicin 5 (1853), S. 1.

7   Rudolf Virchow, Mitteilungen über die in Oberschlesien herrschende Typhus-Epidemie, Darmstadt 1968, S. 223.

8   Vgl. Richard J. Evans, Death in Hamburg, Harmondsworth. Society and Politics in the Cholera Years 1830–1910, 1987, S. 174.

9   Zit. nach Martin Broszat, Hitler und die Genesis der Endlösung: Aus Anlaß der Thesen von David Irving (1977), in: ders., Nach Hitler. Der schwierige Umgang mit unserer Geschichte, S. 58, Anm. 20.

10   Thomas Schlich, »Wichtiger als der Gegenstand selbst.« Die Bedeutung des Photografischen Bildes in der Begründung der bakteriologischen Krankheitsauffassung durch Robert Koch, in: Martin Dinges / Th. Schlich, Hg., Neue Wege in der Seuchengeschichte, Stuttgart 1995, bes. S. 143.

11   Vgl. Walter Kruse, Die Verminderung der Sterblichkeit in den letzten Jahrzehnten und ihr jetziger Stand, in: Zeitschrift für Hygiene und Infektionskrankheiten 25 (1897), S. 113–167, bes. S. 117 f.

12   Leopold Steiner, Das Sterbealter der Bewohner der Leopoldstadt (1700–1735). Wiener Geschichtsblätter 32 (1947) 145 ff.; Sigismund Peller, Zur Kenntnis der städtischen Mortalität im 18. Jahrhundert mit besonderer Berücksichtigung der Säuglings- und Tuberkulosesterblichkeit (Wien zur Zeit der ersten Volkszählung). Zeitschrift für Hygiene und Infektionskrankheiten 90 (1920) 227 ff.; Gustav Otruba, Lebenserwartung und Todesursachen der Wiener. Jahrbuch des Vereins für Geschichte der Stadt Wien 15/16 (1959/60) 209–223; Statistisches Handbuch für die Republik Österreich.

13   Joachim Müller-Jung, Turne bis zur Urne – eine deutsche Vision, in: FAZ v. 6. Okt. 2004, der Autor bezieht sich dabei auf eine Schätzung der Bundesärztekammer.

Abbildungsnachweis

S. 17 Die westlichen Teile Eurasiens und Nordafrika, ca. 1835–1838
Aus: Daniel Panzac, La Peste dans L'Empire Ottoman: 1700–1850
(Collection Turcica 5), Leuven: Peeters 1985, S. 40, Karte Nr. 23.

S. 27 *Der Krankheitsverlauf in Verbindung mit der Körpertemperatur*
Aus: Bericht der Kommission des kaiserlichen Gesundheitsamtes zur
Erforschung der Pest, Berlin 1899.

S. 29 *Beziehungen der Rattensterblichkeit zur Pestmortalität des Menschen*
Aus: Wilhelm Kolle, Pest, in: ders. / Heinrich Hentsch, Die experi-
mentelle Bakteriologie und die Infektionskrankheiten, Berlin / Wien:
Urban & Schwarzenberg 1906, S. 227.

S. 58/59 *Pestbazillen im Buboausstrichpräparat / Involutionsformen des Pest-*
bazillus / Pestkolonien auf der Oberfläche von Gelatine / Kettenbildung
der Pestbazillen in Bouillon
Aus: Wilhelm Kolle, Pest, in: ders. / Heinrich Hentsch, Die experimentelle Bakteriologie und die Infektionskrankheiten, Berlin / Wien:
Urban & Schwarzenberg 1906,

S. 81 *Johann Jacob Hoch: Kranke, sterbende und tote Franzosen in Mainz*
1813/14
© Landesmuseum Mainz, Inv. Nr. GS 1982/98 (Ursula Rudischer).

S. 101 *Ausbreitungsverlauf der Cholera*
Aus: Putzger – Historischer Atlas, Berlin: Cornelsen [103]2001, S. 83.

S. 137 *Fortgeschrittene Verstümmelung bei einer seit mehr als 12 Jahren*
bestehenden Lepra
Darstellung einer fortgeschrittenen Verstümmelung der Hände mit
Verlust der Phalangen, Absorption, Luxation und Ankylose
Aus: Aussatz – Lepra – Hansen-Krankheit. Ein Menschheitsproblem
im Wandel (Kataloge des Deutschen Medizinhistorischen Museums
4), Ingolstadt 1982, S. 23, Abb. 6–8.

S. 138 *Ehemalige Leproserie in St. Göran/Visby*
Aus: Aussatz – Lepra – Hansen-Krankheit. Ein Menschheitsproblem
im Wandel (Kataloge des Deutschen Medizinhistorischen Museums
4), Ingolstadt 1982, S. 139, Abb. 28.

S. 139 *Lepraklapper als akustisches Warnsignal*
Aus: Aussatz – Lepra – Hansen-Krankheit. Ein Menschheitsproblem
im Wandel (Kataloge des Deutschen Medizinhistorischen Museums
4), Ingolstadt 1982, S. 145.

S. 175 *Überblick über die Todesursachen bei Kindern in London im 17./18.*
Jahrhundert
Aus: Johann Peter Süßmilch, Die göttliche Ordnung, Bd. II, Berlin
1765, S. 410.

S. 176   *Familiengrab des Nürnberger Reisenden Hans Wurfbein*
© Manfred Vasold, 1998.

S. 189   *Daniel Chdowiecki: »Der Totentanz«*
© akg-images, Bildnr. 3-C1-Z4-10-B.

S. 209   *Säuglingssterblichkeit in Österreich*
Aus: Roman Sandgruber, Ökonomie und Politik (Österreichische
Geschichte), Wien: Ueberreuther 1995, S. 208.

S. 212   *Säuglingssterblichkeit in Nürnberg*
Aus: Bericht über die Gesundheitsverhältnisse und Gesundheitsanstalten in Nürnberg, hg. vom Verein für öffentliche Gesundheitspflege Nürnberg unter Mitwirkung des Stadtmagistrats, Nürnberg
1910.

S. 227   *Hautmoulage, papulöse Syphilis*
© Charité: Institut für Mikrobiologie und Hygiene; Humboldt-Uni-
versität zu Berlin: HZK; Herrenkind, ID 7784.

S. 236   *Abnahme der klassischen Geschlechtskrankheiten*
Statistisches Bundesamt, Wiesbaden.

S. 242   *»La Grippe« – Flug über Europa*
Aus: die waage. Zeitschrift der Grünenthal GmbH, Aachen 32 (1993),
S. 67.

S. 245   *Sarah Leyck: »Weihnachtsabend«*
© akg-images, Bildnr. 2-F15-A1-1890-4

S. 263   *Grippesterblichkeit bei Pflegepersonal im Städtischen Krankenhaus
Nürnberg*
Aus: Bericht über das allgemeine Städtische Krankenhaus Nürnberg,
Nürnberg o.J. (vermutlich 1919), S. 7.

Der Verlag hat sich bemüht, alle Abdruckgenehmigungen einzuholen.
Bei eventuellen Nachfragen wenden Sie sich bitte an den Verlag.

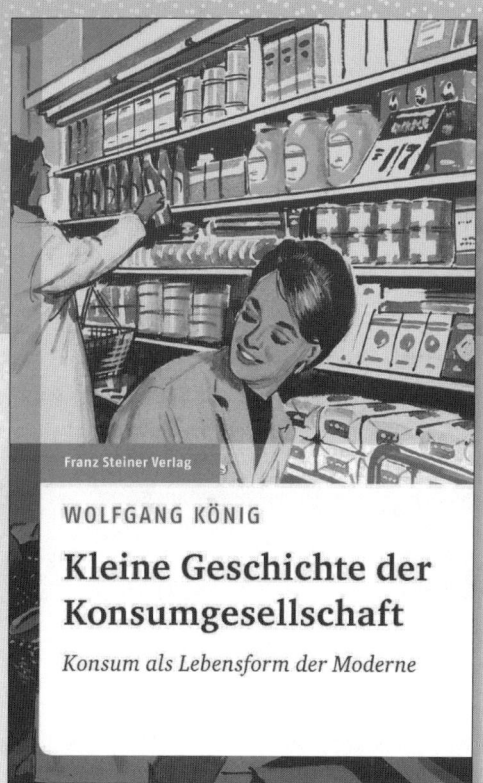

Kleine Geschichte der Konsumgesellschaft

Konsum als Lebensform der Moderne

Von Wolfgang König
Ca. 330 Seiten,
14 s/w Abbildungen,
Gebunden mit
Schutzumschlag.
ISBN 978-3-515-09103-9

Steigende Ölpreise und der Klimawandel verleihen der Debatte, ob der Konsum die Welt regieren darf, neue Schärfe – und werfen die Frage auf, wie lange wir uns unseren Lebensstil noch leisten können.

Konsum als Güterverbrauch hat es zu allen historischen Zeiten gegeben. Doch geht es heute längst nicht mehr nur um die Befriedigung materieller Bedürfnisse, um Kleidung, Ernährung und Wohnung: Konsumverhalten ist heute ein Ausdruck von Persönlichkeit und Lebensstil. Wolfgang König schildert, wie der Konsument zur soziokulturellen Leitfigur des 20. Jahrhunderts werden konnte – und wie er nun in eine Sackgasse gerät.

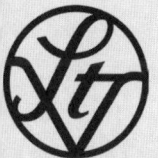

Franz Steiner Verlag
Birkenwaldstraße 44 · 70191 Stuttgart
Telefon: 0711 / 25 82 - 0 · Fax: 0711 / 25 82 - 390
E-Mail: service@steiner-verlag.de
Internet: www.steiner-verlag.de

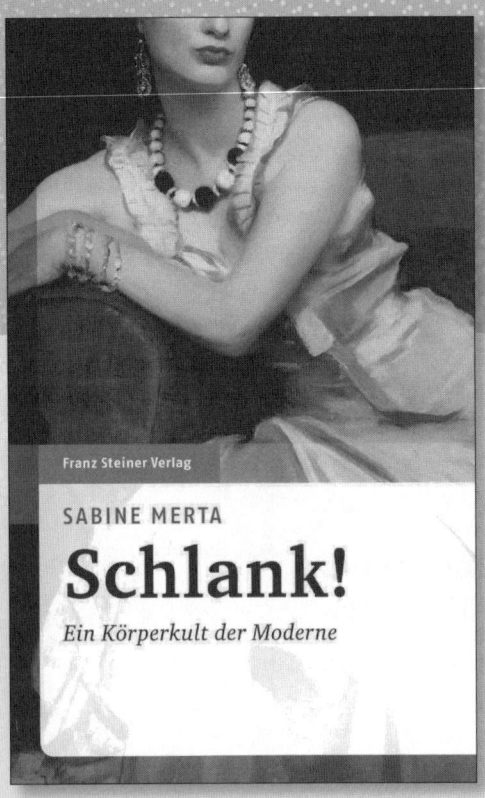
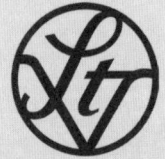